ENVELHECER COM SAÚDE

Andrew Weil, M.D.

ENVELHECER COM SAÚDE

Um guia para o bem-estar
físico e espiritual

Tradução de
ALYDA CHRISTINA SAUER

Título original
HEALTHY AGING
A Lifelong Guide to Your Physical and Spiritual Well-Being

Copyright © 2005 Andrew Weil
Todos os direitos reservados.

Tradução da edição brasileira publicada mediante
acordo com Alfred A. Knopf, uma divisão da
Random House, Inc., Nova York, NY, EUA.

Direitos mundiais para a língua portuguesa
reservados com exclusividade à
EDITORA ROCCO LTDA.
Avenida Presidente Wilson, 231 – 8º andar
20030-021 – Rio de Janeiro – RJ
Tel.: (21) 3525-2000 – Fax: (21) 3525-2001
rocco@rocco.com.br
www.rocco.com.br
Printed in Brazil/Impresso no Brasil

preparação de originais
FÁTIMA FADEL

revisão técnica
DRA. LIANE FLORES

CIP-Brasil. Catalogação-na-fonte.
Sindicato Nacional dos Editores de Livros, RJ.

W439e
Weil, Andrew
Envelhecer com saúde: um guia para o bem-estar físico e espiritual/Andrew Weil; tradução de Alyda Christina Sauer. – Rio de Janeiro: Rocco, 2006.
– (Saúde dia-a-dia)

Tradução de: Healthy aging: a lifelong guide to your physical and spiritual well-being
ISBN 85-325-2025-1

1. Envelhecimento. 2. Idosos – Saúde e higiene. I. Título. II. Série.

06-0480
CDD – 612.67
CDU – 612.67

SUMÁRIO

Introdução 7

PARTE UM
A ciência e a filosofia
do envelhecimento saudável

1. Imortalidade 15
2. Xangrilás e fontes da juventude 38
3. Medicina antienvelhecimento 61
4. Por que envelhecemos 83
5. A negação do envelhecimento 106
6. O valor do envelhecimento 121
7. Interlúdio: Jenny 147

PARTE DOIS
Como envelhecer dignamente

8. Corpo I: O meio quilo da prevenção 155
9. Corpo II: A dieta antiinflamatória 168
10. Corpo III: Suplementos 194
11. Corpo IV: Atividade física 213
12. Corpo V: Descanso e sono 231
13. Corpo VI: Contato físico e sexo 241
14. Mente I: Estresse 245
15. Mente II: Pensamentos, emoções, atitudes 255
16. Mente III: Memória 264
17. Espírito I: Essência imutável 272
18. Espírito II: Legado 280

Programa de doze pontos para o envelhecimento
saudável 287

Glossário 289
Apêndice A: A dieta antiinflamatória 295
Apêndice B: Sugestões de leitura, recursos
e suprimentos 300
Nota sobre medicina integrativa 307
Notas 309
Agradecimentos 319

INTRODUÇÃO

Em 2002, fiz sessenta anos. Para comemorar a data, meus amigos organizaram uma festa surpresa para mim. Depois das festividades, chegou a hora de refletir, e ao fazer isso cheguei a uma conclusão nada agradável. Estou mais próximo do tempo em que minha energia e meus poderes vão diminuir, quando perderei a minha independência. Sessenta anos é mais ou menos a idade em que os órgãos do corpo começam naturalmente a falhar, quando os primeiros sinais dos males relacionados à velhice começam a surgir.

Mal percebo o meu envelhecimento no dia-a-dia. Quando me vejo no espelho de manhã, meu rosto e minha barba branca parecem os mesmos do dia anterior. Mas nas fotografias dos anos 70 minha barba está completamente preta. Examinando as fotografias antigas, não posso deixar de notar a mudança física que ocorreu no curso desses últimos trinta anos. Se prestar bem atenção, observo outras mudanças no meu corpo. Mais dores e mazelas, menos disposição para enfrentar os desafios das viagens, menos vigor de vez em quando. E a minha memória não é mais o que costumava ser. Ao mesmo tempo, apesar de todas essas provas, tenho a sensação de que uma parte de mim não mudou nada, na verdade sinto que é a mesma desde quando tinha seis anos de idade. E quase todos aqueles com quem converso sobre o envelhecimento dizem que têm experiência semelhante.

Alguns anos atrás, fui à 25.ª reunião da minha turma do ensino médio, a única reunião de classe à qual compareci na vida. Não via a maioria dos meus colegas desde nossa formatura, em 1959. Alguns estavam exatamente do jeito que eu lembrava, não tinham mudado quase nada, combinavam bem com as imagens guardadas na minha memória de um quarto de século atrás. Outros pareciam tão envelhecidos que mal conseguia descobrir pontos de correspondência com as imagens que tinha deles na minha cabeça. Qual seria a diferença? Por que alguns indivíduos se modificam tanto por fora com a idade, e outros não? Ou, em outras palavras, por que costuma haver essa discrepância entre a idade cronológica e a idade biológica? Eu creio que a resposta tem a ver com interações complexas da genética com o ambiente. Também acredito, com base em provas que analisei, que podemos controlar alguns desses fatores.

Não concordo com essa visão de que a velhice nos atropela em um determinado ponto da vida, seja aos sessenta anos ou em qualquer outro marco cronológico. Encontro pesquisadores, médicos e outros que acreditam que nós nascemos, crescemos rapidamente e chegamos à maturidade, e então ficamos vivendo num platô mais ou menos confortável até o início do declínio. Todos chamam esse período do declínio de *senescência*, e consideram esse período distinto e separado de onde estávamos antes. Se levarmos em conta apenas os aspectos físicos da vida, especialmente com relação às células, essa será uma visão plausível.

As células dos organismos velhos são diferentes das células dos jovens, e as observações dessas diferenças são a base da biogerontologia, a nova ciência da biologia do envelhecimento. São os biogerontólogos que promovem a idéia de que o envelhecimento é uma fase programada de declínio que segue o platô da maturidade. Na visão deles, a senescência é uma fase discreta da vida celular que coincide com a perda da capacidade das células de se multiplicarem. As células senescentes ainda podem executar muitas das funções da vida, mas não podem se reproduzir. Quando os pesquisadores retiram as células dos organismos, sejam eles plantas ou animais, e as cultivam em tubos de ensaio, a senescência logo domina essas culturas, as células deixam de se dividir e as culturas morrem. (Na vida humana, a senescência corresponde ao período de declínio funcional que precede a morte, com o surgimento de doenças relacionadas ao envelhecimento.)

Em contrapartida, quando as células se tornam malignas, muitas vezes ficam imunes à senescência. Os biólogos se referem a essa mudança como *imortalização*. É uma das características mais curiosas e importantes do câncer, que descreverei com mais detalhes adiante. Essa característica aponta para uma possibilidade igualmente curiosa e importante quanto ao envelhecimento, de o mecanismo do envelhecimento nas células possivelmente ter evoluído como uma defesa contra o câncer. Tumores malignos podem ser imortais a nível celular, mas têm o potencial de incapacitar e de matar prematuramente organismos inteiros, isto é, antes de esses organismos poderem passar adiante seus genes e contribuir com a sobrevivência e a evolução da espécie. Para que a vida continue, a prevenção dos tumores malignos deve ser uma prioridade.

Em todo caso, acho mais útil pensar no envelhecimento como um processo de mudança contínua e necessária que começa na concepção. Nas palavras de um filósofo oriental:

O sol ao meio-dia é o sol em declínio;
A pessoa ao nascer é a pessoa morrendo.

Em qualquer momento que você esteja nessa continuidade do envelhecimento, é importante aprender como viver de modo apropriado para maximizar a saúde e a felicidade. Esse deve ser um objetivo essencial para todos. O que é apropriado quando você tem vinte anos provavelmente não será apropriado quando você tiver cinqüenta.

Mas também quero dizer desde o início que não acredito que o envelhecimento é reversível. Assumindo essa posição, compreendo que estou assumindo um risco perante aqueles que querem ouvir que o envelhecimento *é* reversível, que todos nós vamos envelhecer magnificamente bem. Eu poderia dizer essas coisas, mas não vou. Se quiser ler isso, vá a qualquer livraria e encontrará uma infinidade de livros que tratam de variações desse tema.

A realidade é que a velhice traz mudanças desagradáveis, entre elas dores e males, diminuição do vigor, da capacidade de cura, da acuidade sensorial, da tonicidade muscular, da densidade óssea e da energia sexual; ocorrem déficits de memória; chegam as rugas; perda da beleza, dos amigos, da família e da independência; passamos a depender mais dos médicos e dos remédios, e vem também o isolamento social. Podemos mascarar os sinais externos desse processo, ou tentar manter nossos hábitos antigos apesar dele, mas não podemos modificar o fato de que estamos todos caminhando na direção do declínio físico e da morte. O melhor que podemos fazer – e é muito – é aceitar essa inevitabilidade e procurar se adaptar a ela, e ter a melhor saúde que podemos ter em todas as idades. A meu ver, a negação do envelhecimento e a tentativa de lutar contra ele são medidas contraproducentes, o fracasso em compreender e aceitar um aspecto importante da nossa experiência. Essa reação é o principal obstáculo para o envelhecimento digno. Envelhecer dignamente significa deixar a natureza seguir seu curso enquanto fazemos todo o possível para retardar o aparecimento das doenças relacionadas com a idade, ou, em outras palavras, viver o máximo de tempo, com a máxima qualidade de vida possível e depois ter um rápido declínio no fim da vida.

E há muitas boas notícias a dar sobre o envelhecimento também. Felizmente a maioria de nós não terá de envelhecer como nossos pais e avós envelheceram. Temos acesso a tratamentos médicos melhores para as doenças relacionadas à velhice e maior conhecimento sobre como evitá-las. Nós nos alimentamos melhor. Temos acesso a suplementos para a nossa dieta que produzem efeitos benéficos na saúde, assim como outros produtos e serviços capazes de nos ajudar a enfrentar os desafios da idade. Compreendemos a importância da atividade física e da administração do estresse. E o resultado disso é que já vemos cada vez mais pessoas que passaram dos setenta anos que parecem e agem como a maioria costumava parecer e agir aos cinqüenta ou sessenta, e um número maior de octogenários que ainda são ativos, saudáveis e que aproveitam a vida.

Além disso, acredito que o envelhecimento traz recompensas além dos desafios e das perdas. Neste livro, quero direcionar sua atenção para as áreas da sua experiência em que "velho" e "bom" são sinônimos. O que é que nos comove na presença das árvores velhas? Por que vinhos e uísques antigos são muito mais valorizados do que os novos? O que há nos queijos envelhecidos que os torna tão melhores? Por que a idade é benéfica para alguns violinos? Por que algumas antiguidades são tão valiosas? Quero que você pense nas qualidades dessas coisas que a idade desenvolve e depois procure as qualidades correspondentes nas pessoas.

Sim, o envelhecimento pode trazer fragilidade e sofrimento, mas também pode trazer profundidade e riqueza de experiências, complexidade do ser, serenidade, sabedoria, e uma espécie característica de poder e graça. Não vou dizer que esta ou aquela dieta, que esta ou aquela série de exercícios, ou que esta ou aquela erva vão torná-lo mais jovem. Mas vou tentar convencê-lo de que é desejável aceitar o envelhecimento como ele é para poder dar qualquer outro passo a fim de aprimorar a sua saúde por toda a vida. Para envelhecer com dignidade, temos de parar de negar a realidade do envelhecimento, e aprender e praticar o que temos de fazer para manter nosso corpo e nossa mente funcionando bem em *todas* as fases da vida.

O primeiro passo para envelhecer com dignidade é encarar o processo de frente e compreender o que ele é.

PARTE UM

A ciência e a filosofia do envelhecimento saudável

1
IMORTALIDADE

> Pergunta: Se pudesse viver para sempre, você viveria, e por quê?
> Resposta: Eu não viveria para sempre, porque não devemos viver para sempre, porque, se tivéssemos de viver para sempre, viveríamos para sempre, mas não podemos viver para sempre, e é por isso que eu não viveria para sempre.
>
> – Miss Alabama, no Concurso da Miss EUA de 1994

Nossas atitudes diante do envelhecimento e nossas reações às mudanças que o envelhecimento provoca na nossa aparência são totalmente determinadas pela noção de que caminhamos inexoravelmente para a morte. Não tenho intenção de escrever sobre a morte ou sobre o medo de morrer neste livro, mas acho impossível evitar mencionar essas duas coisas como fontes que são dos nossos sentimentos negativos em relação ao envelhecimento, inteiramente baseados no medo.

Algumas espécies envelhecem mais devagar do que nós, outras mais depressa. Tenho convivido com cães há muitos anos e observo como eles crescem, ficam velhos e morrem. Enquanto escrevo este livro, estou olhando para uma fotografia de alguns anos atrás, de dois dos meus ridgebacks rodesianos nos degraus da frente da minha casa no sul do Arizona. Um é um jovem macho, Jambo, que não podia ter mais de um ano na foto. Ele está de pé, elegante, bonito, com toda a vitalidade da juventude. O outro é uma fêmea, B.T., que devia ter 15 anos, muito velha para essa raça de cachorro grande. Ela está deitada, com a cara completamente branca. Logo depois ela já não conseguia mais se levantar. Eu a ajudei nesse seu declínio, mas finalmente tive de matá-la, um dia antes do seu 16º aniversário.

Jambo agora está com oito anos, ainda no auge, continua elegante, bonito e cheio de vida, com uma personalidade profundamente amistosa, que faz dele um companheiro ideal. Quase todas as pessoas que o conhecem comentam que ele é muito bonito, uma combinação perfeita de força e beleza. Às vezes, quando estou lendo na cama à noite, eu o convido para subir e sentar ao meu lado por alguns minutos. Se acaricio o peito dele de uma certa forma, ele olha para o teto e estica o pescoço numa postura de contentamento que acho muito bonita. Mas, quando está nessa posição, não deixo de notar os primeiros pêlos brancos no seu queixo de pêlos pretos. E sempre que vejo isso também não consigo evitar de notar que há mais pêlos brancos do que da última vez.

Sei por experiência própria que esse branco anuncia as mudanças que estão chegando, e que um dia ele também ficará grisalho, com as cãs da velhice. E, quando vejo esses sinais da idade no seu queixo forte, penso no desaparecimento dos pêlos pretos do meu rosto, na inalterável passagem do tempo, na inexorabilidade das mudanças nos corpos físicos à medida que decaímos. Penso na dor da perda de antigos companheiros, na separação dos seres que eu amo e que me amam, no medo que sinto desse fim, e na tristeza que nunca se pode separar da alegria da experiência humana. E tudo isso nasce da observação de alguns pêlos brancos no queixo do meu cachorro.

Todos nós sentimos a finitude da vida e todos nós fantasiamos viver para sempre. Então será que é de se admirar que nos esforcemos tanto para negar o fato do nosso envelhecimento com cosméticos, cirurgia plástica e ilusões verbais ("Você está parecendo muito mais jovem!"), e que fiquemos tão entusiasmados com propostas de tratamentos antienvelhecimento que dizem que podem interromper, ou até fazer o relógio andar para trás?

A imortalidade é um conceito muito atraente, mas fico pensando quantos de nós já pensou no significado e nas implicações dela, que não resultam em nada tão simples. Se você vivesse além da projeção normal de vida, como seria a sua vida? Convido o leitor a examinar a imortalidade comigo através das lentes da biologia. Além de emoldurar essa conversa sobre envelhecimento saudável, esse exame lhe dará a chance de conhecer as últimas descobertas de cientistas que estudam o processo do envelhecimento. Todos os conselhos práticos que dou na Parte Dois deste livro se baseiam nessas evidências científicas* e se fundamentam numa filosofia que rejeita a imortalidade e a juventude eterna como objetivos que não valem a pena.

Existe uma tensão entre mortalidade e imortalidade em todos os níveis do nosso ser, desde as células até a nossa psique. A compreensão disso ajuda a aceitar a realidade do envelhecimento e nos motiva a aprender como fazer isso da melhor forma possível.

Vamos começar com a imortalidade a nível celular. Até 1961, os pesquisadores acreditavam[1] que, pelo menos em teoria, as células normais, retiradas do corpo e cultivadas em laboratórios, deviam ser capazes de crescer e se dividir para sempre se suas necessidades fossem atendidas, se recebessem suprimento constante de alimento e se seus dejetos fossem removidos. Naquele ano, Leonard Hayflick e Paul Moorhead no Instituto Wistar, na Filadélfia, demonstraram que isso não acontecia, que todas as células normais possuem um limite fixo no número de vezes que podem se dividir para substituir a si mesmas. E hoje em dia esse número é conhecido como o limite Hayflick. Hayflick, atualmente professor de anatomia na Faculdade de Medicina da Universidade da Califórnia, San Francisco, é um dos maiores biogerontólogos. Seu livro *How and Why We Age* [Como e por que envelhecemos], primeira edição de 1994, é o melhor que encontrei sobre o assunto. Recomendo enfaticamente sua leitura.

---

* Para maior conveniência ao leitor, depois do texto há um glossário com alguns dos termos científicos usados por mim.

Acontece que o limite Hayflick varia de espécie para espécie, e muitas vezes tem correlação com a perspectiva de vida. Com um limite Hayflick de cerca de cinqüenta divisões celulares, os seres humanos são os mamíferos que vivem mais. Os ratos, que vivem mais ou menos três anos, têm um limite de 15 divisões. Para as galinhas, com perspectiva de vida média de 12 anos, o número é 25. No extremo da longevidade, a tartaruga de Galápagos, que pode viver 175 anos, tem um limite Hayflick de 110.

No entanto as células HeLa podem se dividir indefinidamente[2]. Elas não envelhecem. Continuam a crescer e a se dividir enquanto tiverem nutrientes, oxigênio, espaço e meios para se livrarem das suas excreções. As células HeLa foram as primeiras células humanas a serem cultivadas em laboratório, com sucesso em larga escala. Dada a sua longevidade, elas revolucionaram a pesquisa biológica e médica e rapidamente se estabeleceram em laboratórios pelo mundo todo. As células HeLa ignoram o limite Hayflick para as células humanas. Em certo sentido, são imortais.

Sempre pensei que o nome "HeLa" fosse a composição das letras iniciais do nome de uma mulher, Helen Lane, que diziam ser a fonte original das células. Mas isso não era verdade. A verdadeira fonte foi Henrietta Lacks, uma mulher afro-americana pobre de Baltimore, cuja história foi revelada anos depois de as suas células já estarem se reproduzindo em números prodigiosos por toda parte.

Lacks nasceu numa família de catadores de tabaco na Virgínia, mudou-se para Baltimore em 1943 aos 23 anos de idade, casou-se e teve cinco filhos, um logo atrás do outro. Então, no início de 1951, ela notou que estava com um sangramento vaginal anormal. Foi a uma clínica no Hospital Johns Hopkins, onde um médico encontrou um tumor com aparência ameaçadora, do tamanho de uma moeda de um quarto de dólar, no colo do útero. Ele biopsiou o tumor e enviou a amostra do tecido para diagnóstico. Era maligno. Pouco tempo depois, Lacks retornou à clínica para iniciar a radioterapia, mas antes da primeira aplicação tiraram outra amostra de tecido do tumor e dessa vez enviaram para George Gey, chefe de pesquisas com cultura de tecidos do Johns Hopkins.

Gey, com sua mulher, Margaret, estava tentando encontrar células humanas que crescessem bem fora do corpo. Seu maior objetivo era estudar o câncer para encontrar uma cura. A biópsia de Henrietta Lacks deu-lhe exatamente o de que precisava. As células cancerosas dela cresciam em tubos de ensaio como nenhuma outra célula havia crescido, vigorosa e agressivamente. É claro que isso não era bom augúrio para a doadora. Em poucos meses, o tumor de Lacks havia se disseminado por todo o corpo, criando metástases em todos os órgãos, até que finalmente ela faleceu padecendo de muitas dores numa ala racialmente segregada do Hospital Johns Hopkins no dia 4 de outubro de 1951, oito meses depois do diagnóstico. Nesse mesmo dia, George Gey apareceu em cadeia nacional na televisão para anunciar sua descoberta sobre a pesquisa do câncer. Ele segurou um frasco com as células de Lacks diante das câmeras e as chamou, pela primeira vez, de células HeLa.

E logo as células HeLa tiveram uma enorme demanda. Os Gey enviaram frascos delas para colegas, que enviaram para outros colegas e em pouco tempo as células cancerosas de Henrietta Lacks já estavam se multiplicando em laboratórios do mundo inteiro. Elas tornaram possível o desenvolvimento da primeira vacina contra a pólio, foram usadas para o estudo dos efeitos das drogas e da radiação, de mecanismos genéticos e de muitas doenças, e até foram enviadas para o espaço no ônibus espacial para ver como a cultura de células humanas se reproduzia com gravidade zero. Se as células HeLa fossem contadas no mundo todo, o total representaria muitas e muitas vezes mais do que o peso do ser humano ao qual pertenciam originalmente.

A saga de Henrietta Lacks gera questões sociais e éticas constrangedoras, porque ela jamais deu consentimento consciente para suas células serem usadas dessa forma, nem ela nem a família dela jamais receberam compensação pela utilização de suas células (e só descobriram tudo isso 24 anos depois do fato), e nenhum dos cientistas que trabalharam com as células HeLa reconheceu a contribuição dela. Mas isso é outra história[3].

Por que as células HeLa continuam vivas, talvez para sempre, quando o ser humano que as produziu já morreu há muito tempo e quando a maioria das células envelhece depois de um número limitado de divisões? O que determina o número de vezes que as células de diferentes organismos podem se subdividir? As respostas estão codificadas no DNA, nosso material genético. O DNA está contido em estruturas com forma de hastes, chamadas de cromossomos, dentro do núcleo de cada célula. Quando as células vão se dividir para se reproduzirem e formar mais tecidos, os cromossomos têm de se replicar, de modo que cada célula-filha tenha a mesma informação genética da sua célula-mãe. As espirais de DNA que compõem os cromossomos se desenrolam de modo que o código genético possa ser copiado para formar seqüências duplicadas, mas cada vez que esse processo ocorre algo se perde: um pedaço da ponta de cada seqüência.

As pontas dos cromossomos ficam numa região distinta do DNA chamada de telômero. Esse nome vem do grego e significa "corpo mais distante". Os telômeros foram comparados às pontas de plástico dos cadarços de sapatos, mas não é uma boa comparação, já que não há proteção. Em vez disso, o telômero é uma seqüência repetida de seis "letras" (aminoácidos) do código do DNA – TTAGGG – que podem ser traduzidas em inglês para THEEND. Essa seqüência se repete milhares de vezes numa célula jovem. O mecanismo de replicação do DNA é tal que uma porção do telômero se perde a cada divisão celular. No limite Hayflick, a extensão do telômero restante é insuficiente para permitir mais duplicações das seqüências do DNA sem resultar em sérios danos genéticos. Por isso não há mais divisão celular, deixa de existir a vida reprodutiva. Em vez disso, ocorre o envelhecimento e, depois de um tempo, a célula morre.

A descoberta dos telômeros e de sua possível relação com o tempo máximo de vida dos organismos tem sido um dos avanços mais importantes no campo da genética e da biogerontologia. Tem permitido aos pesquisadores resolver um dos grandes mistérios do câncer, isto é, de que forma as células cancerosas se tornam imortais e continuam se dividindo até matar o organismo no qual surgiram. Em 1985, as doutoras Carol Greider e Elizabeth Blackburn[4] registraram a descoberta da telomerase, uma enzima que acrescenta outras unidades de seis letras aos telômeros, compensando a perda normal durante a divisão celular. Primeiro a encontraram num animal microscópico, unicelular, chamado de *Tetrahymena* que vive em lagos de água fresca e em rios e que é comumente usado em pesquisa genética, mas desde então a telomerase já foi encontrada em muitos organismos multicelulares, inclusive nos seres humanos. Apesar de quase nunca ocorrer em células normais, a maioria das células cancerosas produz essa enzima.

Malignização é um processo complexo que envolve a supressão de alguns genes e a ativação de outros, às vezes como reação a agentes carcinogênicos, outras vezes não. Células malignas não reagem a controles gerais de crescimento e desenvolvimento, e são uma ameaça às suas vizinhas normais, mas há uma grande distância entre a malignização de uma ou muitas células e um câncer clinicamente significativo com potencial para matar seu hospedeiro. Muitas células cancerosas morrem porque sua genética e seu metabolismo ficam irremediavelmente desordenados, ou porque se tornam maiores do que o seu suprimento de sangue. Outras são eliminadas pelos sistemas de defesa do organismo. Aquelas que sobrevivem correm contra o limite Hayflick, a menos que adquiram a habilidade de produzir telomerase. Um gene responsável pelo aparecimento de telomerase está presente em muitas células, mas se mantém inativo. (Vou explicar mais adiante por que ele existe.) Se uma célula cancerosa consegue ativar esse gene e assim produzir a enzima para alongar os telômeros, ela pode se dividir indefinidamente, dando vida a um clone de células malignas que depois de algum tempo se tornam um tumor detectável.

Era isso que estava acontecendo no colo do útero de Henrietta Lacks. As células HeLa devem seu crescimento ilimitado à telomerase. A manifestação da telomerase provavelmente não é o único caminho para a imortalidade da célula, porque 10% dos tumores parecem capazes de reconstruir seus telômeros sem ela. É evidente que encontram alguma outra produção dos genes para atingir esse mesmo fim. À medida que os pesquisadores se aprofundam nos mínimos detalhes da perenidade celular, novas possibilidades de diagnóstico e tratamento do câncer podem surgir. A detecção da telomerase em amostras de tecido pode anunciar a presença de câncer nos seus estágios iniciais e ainda curáveis. Se pudermos descobrir um modo de suprimir o aparecimento da telomerase, desligar o gene que controla isso, talvez possamos tornar as células cancerosas mortais novamente e interromper seu crescimento inexorável. Isso pode levar tempo demais para constituir um tratamento primário, mas pode ser muito útil como abordagem de acompanhamento para prevenir metástases, sem a toxicidade da quimioterapia convencional.

Eu disse que ia explicar por que o potencial para a produção de telomerase existe na maioria das células, apesar de não se realizar. O motivo é que algumas células benignas precisam dessa enzima e a usam no curso do crescimento e desenvolvimento normais. Alguns exemplos são as células-tronco embrionárias (que comandam o crescimento dos embriões e que podem ser tiradas deles), células-tronco adultas (que persistem em alguns tecidos de organismos maduros) e células reprodutivas (capazes de criar novos organismos)[5]. Deixarei a descrição das células reprodutivas – óvulos e espermatozóides – para mais tarde. As células-tronco embrionárias são células universais com potencial para se multiplicarem e se diferenciarem de forma ilimitada. Elas podem gerar qualquer tipo de células de um organismo, desde as células da pele até células do sangue e do tecido nervoso. (Ou seja, todas as células partem delas.) Em geral, quanto mais diferenciadas e especializadas são as células, menor o seu potencial para se replicar e mudar. As células do músculo cardíaco e dos neurônios no cérebro são as mais especializadas do corpo. Elas estão na extremidade oposta do espectro das células-tronco embrionárias. Suas funções são limitadas e altamente concentradas, elas não podem se dividir ou substituir, e quando morrem estão permanentemente perdidas.

No entanto os dois tipos de células contêm o genoma humano completo em seus cromossomos. A diferença está em quais genes se manifestam – são ativados – e quais não. Nas células-tronco muitos genes são ativados e esses mesmos genes são desligados nas células maduras, entre elas o gene que manifesta a telomerase. O trabalho das células-tronco embrionárias termina com a construção de um novo organismo completo. Nesse ponto é importante que a atividade delas cesse. Elas podem evoluir para células-tronco adultas, que descrevo a seguir, mas não há mais lugar para essas células universais cheias de energia e onipotentes num organismo desenvolvido. Na verdade, se elas persistem, podem dar origem a lesões cancerosas de crescimento muito acelerado que surgem em crianças e adultos jovens, e que têm origem diversa dos cânceres que ocorrem com mais freqüência nas pessoas mais velhas.

Os cânceres da infância incluem retinoblastoma (olho), neuroblastoma (glândula supra-renal) e tumor de Wilms (rim). Embora horrorosas, essas doenças são muito suscetíveis à quimioterapia e à radiação, por causa do elevado índice de divisão celular. (Quimioterapia e radiação têm como alvo as células que se subdividem.) Considera-se que os cânceres da infância nascem das células embrionárias, mais uma vez enfatizando o relacionamento íntimo entre imortalidade e tumores malignos.

As células-tronco embrionárias têm andado muito no noticiário hoje em dia, pois os pesquisadores avaliam a possibilidade de usá-las para regenerar tecidos e órgãos danificados e para tratar de doenças relacionadas ao envelhecimento, como o mal de Parkinson. Essa linha de investigação provocou a ira do direito religioso, que se opõe a toda pesquisa que envolve embriões humanos e conseguiu interromper os subsídios do governo para o trabalho com células embrionárias. A pesquisa patrocinada por empresas privadas nessa área certamente vai continuar. Os cientistas mantidos pelo governo talvez tenham de desviar a atenção para o trabalho com células-tronco adultas, que não exigem embriões como fonte, mas são muito mais limitadas em sua potencial utilidade na medicina.

O osteossarcoma, ou câncer ósseo primário, é um exemplo de um câncer que acomete adultos jovens. A idade típica do início da doença é entre dez e vinte anos. Deve ter também sua origem nas células-tronco, mas é mais provável que seja proveniente de uma célula-tronco adulta aberrante. Muitos tecidos adultos, mas nem todos, contêm essas células "primitivas" relativamente raras que possuem o potencial de se diferenciar em todas as células que compõem aquele tecido. Por exemplo, as células-tronco na medula óssea, além de se replicarem, também são precursoras de todas as diferentes variedades de glóbulos brancos, glóbulos vermelhos e células que originam as plaquetas do sangue. Células-tronco adultas no tecido conjuntivo podem gerar células ósseas, cartilaginosas, musculares e adiposas (gordurosas). As células-tronco adultas não são tão universais em sua capacidade de diferenciação como as células-tronco embrionárias, mas mesmo assim são maravilhosamente criativas. E ainda têm o potencial negativo de gerar tumores de crescimento acelerado.

Hoje os médicos fazem transplantes de células-tronco adultas para regenerar a medula óssea em pacientes selecionados com câncer, um grande avanço sobre o método antigo de transplantar a própria medula. (A medula óssea é a fonte de glóbulos vermelhos, glóbulos brancos e plaquetas.) Em alguns casos de leucemia, linfoma e mieloma múltiplo, os transplantes de células-tronco podem salvar vidas. O método é colher essas células especiais da medula óssea ou da circulação sangüínea, depois destruir a medula existente (e quaisquer células malignas que ela abrigue) com altas doses de quimioterapia, radiação, ou as duas coisas. Normalmente isso resultaria em morte rápida, mas, quando as células-tronco são injetadas na corrente sangüínea, vão direto para a medula descongestionada e regeneram todas as linhagens de células necessárias, todas livres da doença.*

---

* Existe outra fonte potencial de células-tronco do sangue: é o sangue do cordão umbilical de um recém-nascido. Esse sangue pode ser colhido logo após o nascimento, congelado e guardado para um possível uso futuro por aquela pessoa ou por outra com sangue e tipo de tecido compatíveis. Pais e mães deviam ser estimulados a exigir esse procedimento de segurança.

Mas isso é apenas o começo do que as células-tronco são capazes de realizar. Se você fizer uma pesquisa sobre "células-tronco" na Internet, terá uma idéia das possibilidades atuais e futuras. As células-tronco podem fornecer a cura de doenças que sempre foram consideradas incuráveis (como a doença de Alzheimer e o diabete juvenil), recuperar a audição em casos de surdez neural e até possibilitar a regeneração da medula espinhal. Escrevi isto em outro texto:

> O músculo do coração que se perde por causa da interrupção da circulação do sangue num ataque cardíaco não é substituído por músculo. A cura ocorre na forma de uma cicatriz fibrosa, mas não há regeneração do tecido original. O mesmo acontece com os neurônios no cérebro. As células musculares cardíacas e nervosas são tão especializadas na sua função – tão diferenciadas – que parecem ter perdido a capacidade de se multiplicar. No entanto mesmo nessas células vitais talvez existam botões para serem descobertos que podem ativar as seqüências certas de DNA no núcleo. Se a ciência começar a se concentrar no sistema de cura, isolando e aprendendo seus mecanismos... não será impossível que os médicos um dia possam ativar a regeneração de corações, cérebros e medulas espinhais danificados. E será realmente uma nova era da medicina voltada para a cura.[6]

A chave para essas possibilidades maravilhosas agora parece ser o aproveitamento e direcionamento de células potencialmente imortais que existem no corpo, tanto no desenvolvimento embrionário como na maturidade. Mas devo lembrar aos leitores mais uma vez que existe uma ligação entre a imortalidade e o câncer. Uma visão da imortalidade é o crescimento desenfreado das células HeLa que mataram sua hospedeira. As células-tronco embrionárias e adultas devem manter seus limites preestabelecidos para evitar esse tipo de desastre. É possível que elas manifestem a telomerase de forma transitória, durante as fases de crescimento ativo, e depois desliguem sua produção quando o crescimento rápido não é mais necessário.

Há outra linha de pesquisa da telomerase que também licita esperanças e temores. Agora é possível inserir o gene dessa enzima nas células que não o têm e assim capacitar as células maduras para alongar seus telômeros e rejuvenescer. Isso tem obtido sucesso com os fibroblastos humanos,[7] células encontradas na derme que possuem algum potencial das células-tronco adultas. Os fibroblastos fabricam as fibras elásticas e o colágeno que dão o tônus à pele, e também podem se diferenciar ao longo de diversos caminhos para produzir células que compõem a gordura, os ossos, as cartilagens e os músculos lisos. A senescência dos fibroblastos – conseqüência da perda dos telômeros – está por trás da deterioração da pele com a idade e pode ser a causa das mudanças relacionadas ao envelhecimento em outros tecidos gerados por essas células.

Algumas provas disso vêm de estudos de uma doença hereditária rara, a síndrome de Werner, caracterizada pelo envelhecimento acelerado, pelo menos de algumas partes do corpo. Os sintomas da síndrome de Werner aparecem na adolescência e incluem catarata, perda e embranquecimento do cabelo, desgaste da pele, osteoporose e aterosclerose aceleradas e maior suscetibilidade ao câncer (provavelmente resultado da deterioração do sistema imunológico). As vítimas dessa síndrome raramente chegam aos cinqüenta anos e então têm a aparência de pessoas com o dobro dessa idade. A pele prematuramente envelhecida é o mais impressionante. Os fibroblastos retirados da pele de pacientes com síndrome de Werner e cultivados em laboratório apresentam telômeros anormalmente curtos e senescência prematura. Mas, se o gene que fabrica a telomerase é injetado nesses fibroblastos doentes dentro do tubo de ensaio, eles rejuvenescem. Seus telômeros ficam mais longos, os fibroblastos recuperam todas as suas funções e podem até se tornar imortais *sem apresentar sinais de malignidade*.

Essa experiência levanta algumas possibilidades importantes. Primeiro, aponta para o fato de que a imortalização das células não é necessariamente sinônimo de câncer, apesar de muitas vezes andar de mãos dadas com ele. A imortalidade através da telomerase é uma ferramenta adquirida e utilizada, muitas vezes com conseqüências terríveis para os organismos, pelas células que se tornam malignas. Nas células benignas pode levar ao rejuvenescimento com conseqüências benignas para os organismos, desde que a produção da enzima possa ser controlada – isto é, ativada quando necessário e desativada quando não.

Segundo, a experiência sugere que os tratamentos para os danos causados pela síndrome de Werner podem estar próximos, não só para a degeneração da pele, mas possivelmente para problemas mais sérios. Por exemplo, é a atividade anormal dos fibroblastos que provoca o espessamento do músculo liso nas paredes das artérias. Isso, por sua vez, estreita o interior das artérias e é uma das mudanças que contribui para a manifestação da aterosclerose. (Muitos pacientes com síndrome de Werner morrem de doenças cardiovasculares.)

Terceiro, existe a possibilidade de se criar um método eficiente para rejuvenescer a pele. Para muitas pessoas as rugas, o adelgaçamento e a flacidez da pele com o passar dos anos estão entre os efeitos mais angustiantes do envelhecimento, e uma indústria de cosméticos que vende bilhões de dólares de produtos e serviços trata dessa angústia. Muitos desses produtos e serviços não valem nada. (Falarei deles mais adiante.) Mas imagine se a pele pudesse realmente ficar jovem de novo, com fibroblastos rejuvenescidos e imortais, prontos e capazes de alimentá-la, enrijecê-la, reparar os danos e fazê-la brilhar. Isso pode estar no horizonte. Imagine só as ramificações – médicas, cosméticas e comerciais!

E finalmente podemos divisar a distante possibilidade de um sistema usual de medicina regenerativa que utilizará a manipulação genética para capacitar os fibroblastos e outros tipos de células básicas para reparar danos inatos ou adquiridos em muitos órgãos e tecidos, de modo a tratar doenças como fibrose pulmonar, aterosclerose, osteoporose e doenças degenerativas do cérebro com mais eficiência e segurança. A pesquisa com fibroblastos e telomerase dá uma idéia de um aspecto potencial do que a medicina do futuro poderia ser; extraordinariamente benéfica.

Mas mais uma vez quero deixar aqui um aviso de cuidado e preocupação. A imortalidade celular é fascinante, mas também acho perturbadora, especialmente quando é invocada como a chave para o prolongamento da vida. Vou citar um especialista no assunto, o professor S. Jay Olshansky da Escola de Saúde Pública da Universidade de Illinois em Chicago. Olshansky é co-autor[8] (com Bruce A. Carnes) de *The Quest for Immortality: Science at the Frontiers of Aging* [A busca da imortalidade: A ciência na fronteira do envelhecimento], um excelente livro e também um dos principais autores (os outros são Carnes e Hayflick) da "Declaração de Posição sobre o Envelhecimento Humano"[9] (Position Statement on Human Aging), publicada em 2002. A intenção da "Declaração de Posição" era contradizer muitas afirmações feitas pelos proponentes da medicina antienvelhecimento. Foi assinada por dúzias de cientistas e especialistas em geriatria, inclusive eu, e mereceu muita publicidade. Eis o que a declaração diz sobre telômeros e longevidade:

> Provas concretas demonstraram que o comprimento dos telômeros desempenha um papel na determinação do tempo de vida dos fibroblastos humanos normais e de alguns outros tipos de células normais. No entanto, o aumento do número de vezes que uma célula se divide pode predispor as células à formação de tumores. Assim sendo, apesar de o encurtamento dos telômeros poder representar um papel na limitação da expectativa de vida das células, não há evidência de que o encurtamento dos telômeros desempenha qualquer papel na determinação da longevidade humana.

O crescimento das células numa cultura pode ter pouco a ver com o comportamento das células no corpo, e a possibilidade de rejuvenescer os fibroblastos com telomerase talvez nos diga pouca coisa sobre a nossa capacidade de manipular a expectativa da vida humana. Aqui ocorre uma divisão no pensamento científico. Alguns consideram a telomerase uma versão moderna da fonte da juventude. Outros são céticos. Eu vou esperar para ver.

Agora quero examinar uma terceira categoria de células potencialmente imortais, aquelas que executam a função da reprodução. Todas as células do corpo, exceto os óvulos e os espermatozóides têm conjuntos duplicados de cromossomos, um de cada genitor. Quando as células se dividem assexuadamente, os cromossomos são reproduzidos em sua totalidade e cada célula-filha herda o mesmo conjunto duplicado. Mas quando as células reprodutivas – óvulos e espermatozóides – se formam, os conjuntos se dividem e cada um deles vai para uma célula-filha. Assim, as células reprodutivas possuem a metade do número de cromossomos das células somáticas (do corpo), de modo que quando um óvulo e um espermatozóide se fundem, o óvulo fertilizado – e todas as células derivadas dele, exceto as células reprodutivas da próxima geração – terá um grupo genético de cada genitor.

Em essência, a reprodução sexual é como embaralhar as cartas do baralho genético, de modo que a prole terá um conjunto diferente das características herdadas dos pais. Poucos organismos, como as leveduras, não precisam da reprodução sexuada. Eles simplesmente fazem despontar células-filhas com genes idênticos que surgem espontaneamente. Mas a natureza tem favorecido muito o método sexual[10] porque ele confere grandes vantagens para as espécies, se não para os indivíduos.

No deserto onde moro, na periferia de Tucson, Arizona, o cacto mais perigoso é o cacto gigante, *jumping cholla* (*Opuntia fulgida*), parente do mais conhecido e muito menos perigoso opúncia, que já é bem agressivo se você tropeçar nele. Os cactos gigantes têm caules redondos e unidos, armados com espinhos assustadores que são maravilhas da engenharia botânica. São tão pontiagudos que furam a pele e a carne profundamente com a menor pressão, e são cobertos por barbelas invertidas microscópicas que torna a remoção extremamente difícil e dolorosa. Seres humanos desavisados – e cães e outros animais – que entram em contato com essa planta muitas vezes acabam com um monte desses espinhos enfiados na coxa ou no braço. Isso é surpreendente, quando nem se tem noção de ter encostado neles. Parece que uma parte inteira do cacto saltou da planta para cima de você. Na verdade os *jumping chollas* não saltam, mas seus caules espinhentos e unidos se quebram com o mais leve esbarrão. O que acho que acontece é que um contato mínimo com a planta faz com que alguns espinhos furem a pele e, antes mesmo de esse fato ficar registrado na nossa consciência, temos um movimento súbito reflexo do braço ou da perna, que faz com que uma parte inteira do caule se separe da planta e se prenda profunda e firmemente no nosso corpo.

 Essa é de fato uma estratégia de reprodução muito bem-sucedida do cacto gigante, porque aquele pedaço destacado do cacto se enraíza e dá origem a uma nova planta assim que o ser humano ou animal o arranca e larga no solo do deserto. Essa é uma "reprodução vegetativa" – sem mistura genética – e é a base de propagação das variedades desejadas de plantas com partes, enxertos e brotos, em vez da colheita e plantação das sementes. A reprodução vegetativa preserva as características genéticas da planta que provê o tecido somático. O cacto gigante é muito bom nisso. Alguns trechos do deserto de Sonora são basicamente florestas de cactos gigantes, muito difíceis de atravessar sem botas reforçadas e extremo cuidado. Na verdade essa espécie de cacto é tão eficiente no seu meio de reprodução que perdeu a capacidade de se reproduzir sexualmente. Forma conjuntos de frutos com sementes como as outras espécies de *cholla*, mas as sementes são estéreis. Todos os cactos gigantes nesse vasto deserto são clones com genética idêntica.

Até aqui, tudo bem. O cacto gigante deveria ser considerado uma espécie muito bem-sucedida. Certamente há muitos deles, todos parecem saudáveis, e pelo fato de "saltar" em qualquer coisa que esbarre neles, reproduzem-se feito loucos. No entanto são extremamente vulneráveis. A variação genética é a principal garantia da natureza contra a mudança ambiental. Se o ambiente do deserto de Sonora se modificasse – se ficasse muito mais frio ou úmido, por exemplo, ou se uma nova doença fúngica que atacasse cactos aparecesse –, isso talvez significasse a condenação dos cactos gigantes. Toda a população podia ser dizimada muito depressa, e os *Opuntia fulgida* ficariam então relegados à longa lista das espécies extintas que fracassaram em continuar vivendo no planeta Terra.

A vida aqui evoluiu em ambientes hostis e mutantes, e não há motivo para acreditar que as coisas ficarão mais fáceis. O sexo embaralha as cartas genéticas para criar uma extensa variedade de possibilidades, de modo que alguns indivíduos sobrevivam a um cataclismo ambiental mesmo se a maioria não for capaz. Dessa forma a espécie permanece, embora alguns indivíduos morram. O sexo é uma estratégia muito útil para a perpetuação da vida no nível das espécies, mas cobra um preço muito alto dos indivíduos, a saber, a morte. Qualquer discussão sobre a imortalidade deve examinar essa troca.

Em *The Quest for Immortality*, Olshansky e Carnes escrevem: "Os genes é que são imortais, não os corpos que os carregam. Os genes, os maiores viajantes do tempo, transcendem as fronteiras do tempo que mede os limites impostos ao nosso corpo mortal."[11] O DNA e os genes dentro dele são imortais. Têm codificadas as instruções para a construção dos corpos mortais que servem para perpetuá-los. O DNA nas nossas células é o capítulo atual de uma linhagem contínua que está ligada ao primeiro DNA que surgiu na Terra. A maioria dos cientistas acredita que essa molécula auto-replicante evoluiu espontaneamente de compostos orgânicos simples que se acumularam na água sob as condições físicas bem diferentes que existiam na Terra no passado distante. Uma minoria dissidente acredita que o nosso planeta foi semeado com DNA vindo de algum outro lugar, que essa molécula exclusiva chegou do espaço e passou a utilizar os elementos brutos da Terra para construir corpos mortais para atender aos seus propósitos.

Em todo caso, as células reprodutivas que carregam o DNA para a próxima geração são os veículos da imortalidade do DNA, mas não são elas mesmas imortais. Os óvulos que não são fertilizados morrem logo depois da ovulação, e os espermatozóides têm um período muito curto de vida. Mas esses dois tipos de células possuem genes funcionais da telomerase e, se esses genes tiverem alguma deficiência, a fertilização normal fica comprometida. É claro que, quando acontece a fertilização, o zigoto resultante depende da telomerase para efetuar a explosiva divisão celular, para crescer e se tornar um embrião. Além disso, as células reprodutivas são especiais de outra forma, o que as torna tremendamente interessantes para os biogerontólogos: os sistemas de recuperação do DNA são significativamente mais eficientes do que os das células somáticas.

Uma teoria do envelhecimento postula que um acúmulo de erros no DNA das células somáticas é a causa radical da mudança degenerativa[12]. Partindo desse ponto de vista, o enrugamento da pele, o endurecimento das artérias, a perda das células do cérebro e outras características que distinguem os seres humanos velhos dos seres humanos jovens correspondem aos danos cumulativos do DNA com o passar do tempo e as conseqüentes falhas no conteúdo e na tradução das instruções genéticas nas células. Não há dúvida de que o DNA é suscetível a danos. Suas seqüências podem ser quebradas ou deformadas por uma variedade de agentes químicos (como radicais livres, que discutirei mais tarde) e agressões energéticas (como os raios ultravioleta do sol, raios cósmicos e raios X). Acidentes no curso normal da replicação do DNA também podem resultar em mutilações genéticas. Se a divisão celular ocorre antes do reparo, o dano é passado para as células-filhas e os erros genéticos se acumulam.

Para se proteger dessas calamidades, o DNA contém instruções para manufatura de enzimas capazes de se auto-reparar e de neutralizar os agentes potencialmente danosos. A vida celular representa uma batalha contínua entre as forças que danificam o DNA e os mecanismos de reparação do DNA. Thomas Perls, M.D.,[13] que estudou genética da longevidade em Harvard, diz que o que é notável de tudo isso é o quanto vivemos hoje em dia, com a hostilidade ambiental e a multiplicidade de forças que geram erros no DNA. "O espanto não se deve ao fato de que envelhecemos e morremos, mas sim ao fato de viver a vida tão bem como vivemos", ele diz.

Se as células somáticas precisam se proteger contra danos do DNA, pense só como isso é muito mais importante para as células reprodutivas, que têm de passar o DNA de geração para geração da forma mais intacta possível. Os mecanismos de reparo do DNA nas células reprodutivas têm de estar na melhor forma de funcionamento possível o tempo todo. Compreender esses mecanismos nas células reprodutivas pode nos capacitar a impulsioná-los nas células somáticas, e assim promover o rejuvenescimento de tecidos e órgãos de outra forma, que não dependa da telomerase. Essa é mais uma possibilidade no horizonte da medicina.

Ao escrever sobre a imortalidade, eu me ative quase sempre ao nível celular. Mas quais são as possibilidades de imortalidade para o organismo? Ou então, se não da imortalidade, da longevidade aumentada?

Mais uma vez encontro motivos para se ter cuidado. Uma possibilidade grotesca é descrita no mito grego de Titonus. A deusa Aurora (Eos) tem um caso com Ares, amante de Afrodite. Para punir Aurora, Afrodite faz com que ela se apaixone por belos mortais. Aurora encontra dois deles, Titonus e Ganimede, mas o deus supremo, Zeus, também deseja Ganimede e tira o jovem do Olimpo para ser seu serviçal. Zeus se oferece para compensar Aurora pela perda de Ganimede prometendo realizar um desejo dela. Aurora deseja que Titonus seja imortal e esquece de pedir para ele permanecer eternamente jovem. O resultado é que Titonus vive para sempre, mas envelhece sem parar até se tornar um ancião, uma criatura toda enrugada e sofredora. Aurora o prende para que passe a eternidade assim, mas em algumas versões da história ele é transformado num grilo ou gafanhoto e mantido numa gaiola. (Esses insetos são símbolos de longevidade em algumas culturas.)

A medicina moderna já é capaz de produzir resultados titonianos – estender a vida sem preservar a saúde – e, se dominar técnicas para estender dramaticamente a vida das células, dos tecidos e dos órgãos, as conseqüências para os organismos podem ser horríveis. Tenha cuidado ao desejar uma extensão da vida sem pensar bem nos detalhes de como será sua vida mais longa.

Suponhamos que algum poder possa realizar o seu desejo de juventude e saúde eternas ao longo de um número ilimitado de anos. Por quanto tempo você suportaria isso?

Escritores e filósofos ao longo da história já especularam sobre a possibilidade da imortalidade. Quase todos chegaram à conclusão de que seria intolerável. Um romance que é um dos meus favoritos e que toca nesse assunto é *The Sibyl*,[14] escrito em 1956 pelo laureado com o Nobel Pär Lagerkvist, uma história que pode ser resumida como a do judeu errante que conhece uma sacerdotisa sem hábito do Oráculo de Delfos. No livro o personagem judeu procura a sacerdotisa para ajudá-lo a compreender e acertar as contas com seu destino peculiar. Tinha recusado a Jesus o pedido para encostar um pouco na casa dele e descansar, antes de continuar a arrastar a cruz a caminho da crucificação. "Pensei que se um homem condenado, um homem tão infeliz, encostasse na minha casa, poderia trazer má sorte. Por isso disse para ele seguir em frente e que não o queria na minha casa."

"Como não posso descansar a cabeça na sua casa a sua alma será para sempre amaldiçoada..." foi a resposta de Jesus. "Por ter me negado isso, sofrerá punição maior do que a minha:

jamais morrerá. Vai vagar por este mundo por toda a eternidade e não encontrará descanso."

Muito mais tarde, quando o judeu errante começa a compreender o peso daquelas palavras, esse homem verdadeiramente infeliz vislumbra seu futuro:

> Era estranho. Ele havia dito que eu viveria para sempre, que eu nunca ia morrer. Que estranho... Por que devo me preocupar com isso? Não foi sempre o meu mais caro desejo jamais ter de morrer, não morrer nunca? Então por que não me alegrei com isso? Por que não fiquei contente?
> ... "para toda a eternidade, não encontrará descanso."
> Nunca pensei nisso antes, mas agora parecia estar começando a ter uma noção do que era a eternidade. Que ela me privaria de ter uma vida. Que era em si mesma a danação, a heresia, que por si só profanaria a minha alma.
> Eternidade... Não tem relação nenhuma com a vida, pensei. É o contrário de toda a vida. É algo sem limites, infinito, um mundo de morte que o vivo tem de vislumbrar horrorizado. Era ali que eu tinha de morar? Era para isso que essa coisa tinha sido dada para mim? "Por toda a eternidade..." Essa foi minha sentença de morte: a mais cruel que se poderia imaginar.

A conclusão de todos os filósofos e escritores que consideram a imortalidade é a mesma do infeliz personagem de Lagerkvist. O envelhecimento e a morte dão sentido à vida. Sem eles a vida acabaria se tornando uma coisa horrível, intolerável. Podemos desejar viver mais do que a distribuição bíblica de três vintenas de anos mais dez, ou mais do que a expectativa de vida um pouco maior das pessoas que nascem hoje nos países do mundo industrializado e que usufruem das bênçãos da medicina moderna. Com certeza podemos legitimamente esperar que os prejuízos e a decadência da idade avançada cheguem bem tarde em nossas vidas e que o declínio e a morte sejam breves e tranqüilos. Mas almejar a juventude eterna e a isenção da morte a mim parece a maior das tolices.

Tratei de diversas visões da imortalidade neste capítulo, e todas reforçam a conclusão dos escritores e filósofos, mesmo que não tivessem acesso à informação que está sendo descoberta pelos biogerontólogos hoje. A primeira é a identidade da imortalidade celular com os tumores malignos. Quando as células se tornam imortais, são cancerosas. Elas ignoram as regras que governam o crescimento e o desenvolvimento normais dos organismos, comportam-se de modo perigoso e egoísta, e acabam destruindo os organismos nos quais aparecem. A segunda é a esterilidade da vida sem sexo e morte, como foi ilustrada pelo cacto gigante e sua incapacidade de se adaptar a uma mudança no meio ambiente. A terceira é o desastre titoniano: a prisão no sofrimento inevitável da vida sem possibilidade de libertação. Uma quarta é o destino do judeu errante, privado de tudo que faz a vida real valer a pena pela vida eterna na Terra.

Quis apresentar essas idéias no início do livro devido ao tremendo poder que tem o conceito do antienvelhecimento sobre as mentes contemporâneas. A medicina antienvelhecimento é a principal corrente na medicina moderna, que agora se prolifera em periódicos, convenções, clínicas, terapeutas e mercados muito ágeis de produtos e serviços. Os que propõem o antienvelhecimento podem não estar oferecendo exatamente a imortalidade ou a juventude eterna, mas estão obviamente se valendo do anseio por esses resultados, disseminado em todo o mundo. Vou examinar o movimento antienvelhecimento com mais detalhes num capítulo mais adiante porque tenho a nítida sensação de que ele impede que muita gente chegue a uma aceitação saudável e positiva do envelhecimento e da mortalidade.

Alfred, Lorde Tennyson (1809-1892) escreveu um poema chamado "Tithonus". O início diz o seguinte:

As florestas envelhecem, as florestas envelhecem e tombam,
Os vapores varrem seu peso para o solo,
Chega o homem e cultiva o campo e ali se deita,
E depois de muitos verões morre o cisne.
A mim apenas a cruel imortalidade
Consome; murcho lentamente em seus braços...

Volte ao início deste capítulo e leia as palavras da Miss Alabama. Talvez descubra mais sabedoria nelas agora do que da primeira vez que as leu.

2
XANGRILÁS E FONTES DA JUVENTUDE

> Xangrilá jamais havia oferecido tanta beleza
> aos seus olhos; o vale se estendia além da beirada
> do rochedo e a imagem era de um lago profundo e sereno
> que combinava com a paz dos próprios pensamentos.
>
> – *James Hilton*, Horizonte perdido *(1933)*[1]

Em *The Quest for Immortality*, Olshansky e Carnes identificam três categorias de lendas universais e bem difundidas sobre a vida eterna e a eterna juventude. Chamam essas lendas de *antediluvianas, hiperbóreas* e *fontes*.[2]

As fantasias antediluvianas ("anteriores ao dilúvio") são de uma era antiga em que as pessoas supostamente viviam muito mais do que hoje em dia, ou viviam para sempre, ou ficavam eternamente jovens. As lendas hiperbóreas ("além do vento norte") descrevem as mesmas coisas, mas as atribuem a locais remotos ou mágicos, protegidos das influências corruptoras do mundo conhecido. As histórias de fontes (isto é, fonte da juventude) descrevem substâncias mágicas que revertem o envelhecimento e negam a morte.

Há sólidas evidências científicas de que as pessoas hoje em dia vivem mais do que nunca, e até que a expectativa de vida do ser humano vem lentamente aumentando no curso da evolução. Não há provas científicas de maior longevidade em qualquer era passada.[3] Afirmações bíblicas indicam que Matusalém e outros faziam os centenários parecerem jovens, mas são histórias concretamente desfeitas pelas descobertas dos paleontólogos.

Também não existe qualquer motivo para se acreditar que pessoas que vivem muito habitam em alguma região específica do mundo. (Mas vou tratar aqui de alguns lugares que me parecem dignos de estudo em busca das pistas para o envelhecimento saudável.)

As lendas das fontes não são tão fáceis de ignorar. A telomerase e as células-tronco podem estar muito distantes do que Ponce de León tinha em mente quando percorreu as Índias Ocidentais em 1513 em busca de Bimini e sua fonte mágica (foram nativos do atual Porto Rico que contaram a história para ele), mas hoje estamos trabalhando com um material que pode ter algumas dessas propriedades rejuvenescedoras fabulosas. Esse assunto merece escrutínio mais profundo, porque é o tema usado pelos propagandistas de produtos e serviços antienvelhecimento.

Antes de tratar disso, quero citar rapidamente uma lenda moderna de longevidade e juventude duradoura que capturou a imaginação coletiva do mundo – pelo menos do mundo ocidental –, em meados do século XX. O romance de James Hilton, *Horizonte perdido*, publicado em 1933, parece ser puramente hiperbóreo em sua descrição do lamastério de Xangrilá, escondido em esplendor pristino no vale da Lua Azul, em algum lugar além das altitudes do Himalaia. Acontece que também é uma história de fonte, já que os habitantes atribuem sua extraordinária saúde e vida longa em parte a uma planta nativa, detalhe muitas vezes ignorado pelos comentaristas. Isso acontece com Conway, o herói do livro, logo depois da sua chegada: "Ele gostava da cozinha chinesa, com suas nuances sutis de sabor, e sua primeira refeição em Xangrilá havia, portanto, criado uma familiaridade bem-vinda. Suspeitava também que talvez contivesse algum tipo de erva ou droga para aliviar a respiração, pois além de sentir a diferença nele mesmo, pôde observar maior desenvoltura de seus companheiros convidados."[4] O ingrediente secreto é mais tarde identificado como "a frutinha *tangatze*, à qual atribuíam propriedades medicinais, mas que era muito popular por causa do leve efeito narcótico que produzia".[5]

Padre Perrault,[6] frade capuchinho e Alto Lama de Xangrilá, que combina os aspectos mais benignos do cristianismo com os do budismo e que vivera alguns séculos, diz para Conway que, quando chegou ao mosteiro, "mergulhou direto em rigorosa autodisciplina curiosamente combinada com indulgência ao narcótico", ou, em outras palavras, "tomar a droga e fazer exercícios de respiração profunda". Por isso a extrema longevidade dos habitantes desse paraíso mágico se deve tanto a uma substância como ao isolamento das influências nocivas de um mundo que é tóxico em todos os níveis: físico, mental e espiritual.

O livro de Hilton deve ter exercido uma atração especial sobre a geração prestes a ser engolida pela Segunda Guerra Mundial, mas me parece que o charme dessas duas possibilidades permanece atemporal e universal. Se ao menos pudéssemos neutralizar os ataques tóxicos do mundo à nossa volta, talvez pudéssemos evitar, ou ao menos mitigar, a devastação do tempo. E devem existir remédios para protelar o envelhecimento e a morte.

Alguns anos atrás, pesquisadores foram para diversas regiões remotas numa tentativa de verificar notícias de extraordinária longevidade. Três dessas regiões eram Abkhazia no Cáucaso, da antiga União Soviética; Hunzakut, um vale no Paquistão; e Vilcabamba, no Equador. O único lugar que conheci pessoalmente foi o terceiro, que não me pareceu diferente de nenhuma outra aldeia dos Andes que visitei no Equador.

Nos três casos, as notícias se revelaram improváveis,[7] porque não havia certidões de nascimento confiáveis. De fato, surgiram provas de que os idosos nessas regiões exageravam a idade por diversos motivos, e até de que alguns deles usavam as datas de nascimento de irmãos mais velhos já falecidos. Em Abkhazia, os investigadores descobriram um padrão nítido de falsificação de certidões de nascimento com apoio do Estado, para divulgar a idéia da longevidade incomum como recurso nacional e atração turística.

Antes de a comunidade científica chegar a um consenso sobre a falta de provas dessas afirmações, muitos artigos apareceram na imprensa popular sobre o estilo de vida dos moradores dessas três regiões, buscando o que havia de comum entre eles. A maioria dos habitantes dessas regiões, como já era de se esperar, eram fisicamente ativos até a velhice. De fato seus estilos tradicionais de vida exigiam isso, porque tinham de pastorear animais, recolher lenha, carregar água e arar os campos. Eles comiam bem, mais alimentos frescos do que os ocidentais típicos, e nada de comida de lanchonetes ou alimentos processados. Os abkhazianos promoviam banquetes com freqüência, onde serviam frutas locais, legumes, verduras e carnes, assim como iogurte, que muitas vezes é tido como rejuvenescedor mágico. Eles também consumiam álcool nessas festas. Em todas as regiões, os fortes laços comunitários eram evidentes e os primeiros investigadores deram muito valor à contribuição desses laços para a suposta longevidade incomum dessas pessoas.

Algumas dessas práticas são características óbvias de estilos de vida saudáveis e podem muito bem aumentar a probabilidade de se ter um envelhecimento com classe. Eu particularmente penso que a atividade física constante e os fortes laços sociais e comunitários são fatores muito importantes. E não estou sozinho nisso. Em 1998, John W. Rowe, M.D., e Robert L. Kahn, Ph.D., escreveram *Successful Aging*, um resumo do Estudo do Envelhecimento na América da Fundação MacArthur, iniciado em 1987.[8] Dezesseis cientistas de áreas diferentes colaboraram nesse projeto, que incluiu estudos de mais de mil idosos ativos. Os cientistas identificaram a manutenção da atividade física em toda a vida e a manutenção das ligações sociais e intelectuais como as duas características comuns de destaque no estilo de vida desses idosos. Essas características eram mais proeminentes do que qualquer padrão de dieta alimentar ou do que o uso de suplementos alimentares.

Os estudos feitos com pessoas centenárias tornaram-se mais comuns à medida que mais pessoas em todo o mundo têm chegado a viver cem anos.[9] No Japão, nos Estados Unidos e na Escandinávia, o aumento da percentagem de centenários nesses últimos anos tem sido dramático. Na verdade, nesses países os idosos mais velhos constituem o segmento da população que mais rápido aumenta. A maioria deles são mulheres e também a maioria está debilitada, mas alguns em forma notável. Há traços em comum a serem descobertos no estilo de vida, nas atitudes ou no comportamento desses idosos mais velhos e saudáveis?

Hoje já existem alguns centros de estudo de pessoas centenárias – em Okinawa, na Alemanha, nos Estados Unidos e em outros países. Um problema que ocorre com esse tipo de pesquisa é que os critérios de recrutamento das pessoas muitas vezes não são claros, e suscitam dúvidas quanto a amostras de qualquer população serem representativas. Não é fácil conduzir estudos sobre pessoas centenárias, e as que acabam sendo cobaias podem ser mais saudáveis e mais funcionais do que as outras, deixadas de fora. A única maneira de corrigir tal preconceito na seleção é estudar *todos* os indivíduos com cem anos ou mais, numa região geográfica definida.

Nos Estados Unidos, os estudos com centenários recentemente foram assumidos pela coordenação central do Centro de Gerontologia da Universidade da Georgia, sob a direção de Leonard W. Poon.[10] Poon observa que não existe isso de centenário típico. "Não se pode fazer generalizações com essas pessoas excepcionais, porque cada uma é diferente da outra. Os centenários continuam a nos surpreender, por isso agora as surpresas são a regra." No entanto a equipe dele nos dá uma imagem composta dos "peritos em sobrevivência", que significa aqueles que passaram do centésimo aniversário, vivendo independentes ou semi-independentes, ativos em suas comunidades e com saúde mental e física relativamente boa. Segundo o estudo da Universidade da Georgia, seria uma mulher com educação fundamental que "mora sozinha ou com os filhos, tem uma renda anual de 4 mil a 7 mil dólares, tem problemas de visão e audição, toma dois medicamentos por dia, não quer ser internada, é voluntariosa, quer tudo do seu jeito, e em geral está satisfeita com a vida".

A conclusão a que chego observando dados desses centros é que os centenários existem nos mais diversos tipos de lugares – urbanos e rurais, montanhosos e ao nível do mar, na costa e no interior, industrializados e não industrializados. Essa descoberta é um contra-argumento para a possibilidade de que alguma combinação específica de fatores ambientais – ou proteção contra eles – favorece a longevidade e o envelhecimento saudável. E também não existe qualquer prova dos estudos das populações de que alimentos, suplementos ou outras substâncias específicas tenham alguma influência na vida além dos cem anos. Nenhum Xangrilá, nem nenhuma frutinha *tangatze* aparecem nos dados.

Mas antes de mudar de assunto gostaria de levá-lo a uma rápida viagem para um dos lugares que visitei, que se vangloria de ter um número extraordinariamente elevado de idosos e centenários saudáveis, onde os registros de nascimentos são autenticados e a pesquisa científica identificou algumas correlações de estilo de vida interessantes. Esse lugar é Okinawa,[11] no extremo sul das ilhas japonesas, a região é uma cadeia de ilhas subtropicais que se estende por mil quilômetros através do mar da China Oriental, quase até Taiwan. Esse arquipélago foi durante muito tempo uma nação independente, ativa e pacífica conhecida como o Reino dos Ryukyus, que manteve fortes laços culturais com o sudeste da Ásia. O Japão anexou o território em 1879 e impôs sua cultura e idioma, mas até hoje muitos okinawanos não se consideram japoneses. A aparência física, a dieta alimentar e as tradições os associam da mesma forma ao Sudeste Asiático e ao Japão.

Os japoneses atualmente gozam da maior expectativa média de vida de qualquer grupo populacional do planeta: 79,9 anos. E, dentro da população japonesa, os okinawanos são o subgrupo com vida mais longa, cuja expectativa de vida média é de 81,2 anos. Fiz três viagens para Okinawa para investigar alguns fatores que contribuíam para essa extraordinária longevidade e para o número elevado de idosos saudáveis e ativos nas ilhas.

Okinawa é um lindo paraíso tropical do Pacífico, com praias de areia branca, o mar é turquesa e o céu, livre de poluição. O povo é geneticamente diferente dos japoneses. Para mim, alguns parecem cambojanos. Alimentam-se de uma dieta bem diferente da tradicional dieta japonesa, com bem menos sal, mais carne de porco e mais tofu, por exemplo. (A carne de porco em Okinawa é cozida um longo tempo para tirar a maior parte da gordura. O tofu tem mais gordura do que as versões tradicionais japonesas e é o melhor que já provei em qualquer lugar.) Os okinawanos também comem muitos pratos incomuns e usam condimentos que acreditam fazer bem à saúde e à longevidade. Alguns deles são os *mozuku*, uma alga fina e marrom (*Nemacystus decipiens* e *Cladosiphon okamuranus*), em geral na forma de conserva; *goya*, ou melão-amargo (*Momordica charantia*); *ukon*, ou açafrão (*Curcuma longa*), em geral como chá frio e sem açúcar; e batata-doce roxa – sim, roxa – (*beni imo*), rica em pigmentos antioxidantes. Os okinawanos gostam de bebidas alcoólicas – não do vinho de arroz, o saquê do Japão, mas uma aguardente local, *awamori*, destilada do arroz e envelhecida em jarros de cerâmica. E bebem muito chá, em geral de jasmim, não o chá verde do Japão.

Uma das melhores lembranças que tenho de Okinawa é de quando explorava o mercado central em Naha, a capital, um labirinto aparentemente interminável de barracas vendendo os alimentos mais diversos, coloridos e estranhos, tudo, desde cobras marinhas venenosas desidratadas até todos os tipos de verduras comestíveis e algas, e uma profusão de produtos feitos com as batatas-doces roxas. Essa a principal e mais variada dieta.

É tentador se concentrar em alguns desses alimentos, condimentos e bebidas exóticas como causas da longevidade em Okinawa. O melão-amargo merece atenção especial porque faz parte da cultura deles.[12] Essa fruta de aparência estranha, que parece um pepino cheio de verrugas, é um agente hipoglicêmico natural e muito eficiente. Reduz a taxa de açúcar no sangue (glicemia) e pode ajudar a evitar o diabetes e o desenvolvimento de resistência à insulina ocasionado pela dieta rica em carboidratos de rápida digestão. É tão apreciado pelos okinawanos que, além de consumi-lo sempre em refogados, eles também bebem jarras do suco caracteristicamente amargo feito na hora. (Um copo de garapa de cana-de-açúcar logo depois ajuda a descer mais fácil.) Também fazem efígies da fruta para decorar as vitrines das lojas. Comprei um enfeite de chaveiro feito de melão-amargo numa loja na periferia de Naha e assisti às palhaçadas do Homem Goya na televisão de Okinawa. É um personagem de desenho animado famoso, cujo corpo é um melão-amargo.

O açafrão[13] é uma das ervas mais estudadas hoje em dia, atrai muita atenção por suas qualidades antiinflamatórias e de proteção contra o câncer. Os pigmentos roxos em frutas e legumes ampliam as defesas do organismo contra o estresse oxidante e seu efeito de envelhecimento. (Vou explicar o estresse oxidante quando tratar da teoria do envelhecimento dos radicais livres mais adiante neste livro. É a carga total imposta aos organismos pelas reações de oxidação do metabolismo normal combinada com a toxicidade do meio ambiente.) Tenho certeza de que essas peculiaridades dietéticas são benéficas para os okinawanos, mas duvido de que sejam completa ou mesmo predominantemente responsáveis pela longevidade.

Como a maioria das populações que por tradição vivem da pesca e da agricultura, os okinawanos são mais ativos fisicamente do que a maioria dos moradores das cidades ocidentais. Até há pouco tempo a obesidade era incomum entre eles, assim como a hipertensão e a aterosclerose. Os okinawanos ainda podem respirar ar puro e beber água pura, cada vez mais raros no mundo de hoje. Eles também gozam de outra raridade: a coesão de uma cultura que dá valor aos laços comunitários e que se esforça para incluir os membros mais velhos na sua trama social.

De fato, os centenários em Okinawa e seus filhos mais velhos são considerados tesouros vivos nessa população que não mede esforços para incluí-los em todas as atividades comunitárias. São vistos com regularidade em conferências sobre o envelhecimento e a longevidade, em outros eventos cívicos e em locais freqüentados por turistas japoneses. (Okinawa é um destino cada vez mais procurado pelo turista japonês, especialmente agora que ficou famosa entre eles como a Xangrilá da vida real.) Por exemplo, a aldeia Ogimi no norte da ilha principal é conhecida por seus idosos centenários, saudáveis e ativos, e se promove como centro de longevidade. Estive num memorável almoço lá, num restaurante que serve pratos saudáveis e tradicionais da região, inclusive suco fresco de *goya*. Algumas mulheres com mais de noventa anos ocupavam mesas em volta, tagarelando, dando risada, mais do que dispostas a revelar seus segredos de vida saudável com os comensais. E, no caminho, uma mulher de 95 anos trabalhava no seu jardim, afofando a terra com uma enxada.

"Em Okinawa não existe a prática dos jogos de adivinhar a idade que inevitavelmente provaram ser a derrocada dos outros competidores ao título de Xangrilá. Toda cidade, toda aldeia tem um sistema de registro das famílias (*koseki*) que tem gravado estatísticas de nascimentos, casamentos e mortes com precisão desde 1879."[14] Foi isso que três médicos escreveram, dois americanos e um okinawano, em *The Okinawa Program*, o melhor livro sobre o assunto. Todos eram co-investigadores no Estudo dos Centenários de Okinawa.

Os okinawanos também não são reticentes quanto a revelar a idade, contraste com a nossa cultura. Em maio de 2003, levei a minha mãe, com 92 anos de idade e relutando bastante em informar isso para as pessoas, para Okinawa comigo. Numa recepção da conferência sobre medicina psicossomática na qual fui palestrante, um certo número dos tesouros vivos estava presente, como de costume. Cada um deles, ao ser apresentado para a minha mãe, iniciava a conversa declarando a sua idade e perguntando a dela. "Olá, eu tenho 96, quantos anos você tem?" Foi um grande choque cultural para minha mãe, mas depois de um tempo acho que passou a ser um alento para ela perceber os benefícios de viver numa cultura em que a velhice é motivo de muito orgulho.

No fim da conferência, voamos de Naha para uma ilha da periferia, Ishigaki, ainda mais isolada de influências nocivas, e de lá pegamos um barco, com amigos japoneses e okinawanos, para a ilha Taketomi, um lugar minúsculo muito popular para turistas porque é mantido rigidamente no estilo antigo: casas antigas, nenhum carro, transporte a pé ou carrinhos puxados por búfalos e muitas pessoas idosas e saudáveis que agora fazem a fama de Okinawa. Nosso pequeno grupo foi para a casa de um homem que acabava de comemorar seu 101º aniversário. Ele morava sozinho e parecia ter boa saúde, só que era bem surdo. Eu teria imaginado que sua idade devia estar em torno dos oitenta e poucos. Uma vizinha dele, que tinha mais de oitenta foi se juntar a nós. Ela parecia ter cerca de setenta anos. E cuidava do centenário, verificando se ele comia direito, por exemplo, e atendendo o telefone para ele. Parecia claro que a devoção dela por ele era o principal motivo da sua vitalidade. Todos sentamos nos degraus da entrada para nos conhecer.

Na parede da casa do idoso, havia artigos de jornal e documentos sobre a sua comemoração *kajimaya*, uma instituição exclusiva de Okinawa.

> [*Kajimaya*]... é organizado pela comunidade para marcar formalmente a transição de um dos seus cidadãos para a idade de 97 anos. Há uma crença popular em Okinawa de que a pessoa com vida longa adquire algum tipo de poder sobrenatural através da saúde e da longevidade, e que os outros podem compartilhar esse poder participando dessa cerimônia. Isso é chamado de *ayakaru* e significa compartilhar a sorte de uma pessoa. As pessoas procuram tocar ou apertar a mão do celebrante idoso.[15]

O símbolo associado ao *kajimaya* é o cata-vento, o brinquedo de criança feito de pás de papel dobrado presas a um palito e que giram com a brisa. Todos que comparecem à festa têm um. Isso porque os okinawanos acreditam que aos 97 anos a pessoa entra na segunda infância, tempo de livrar-se de todas as responsabilidades, tempo para aproveitar a vida e para receber o cuidado dos outros. Aprendi que uma causa comum de rivalidade entre irmãos nos lares tradicionais de Okinawa é a briga para ver quem vai cuidar dos pais idosos – problema que não é nada comum no Ocidente.

Nosso centenário na ilha Taketomi certamente parecia estar se divertindo. Se tivesse de usar uma palavra para descrevê-lo, seria "alegre". Ele era risonho, flertava com a minha mãe, dizia que queria uma namorada americana, exibia seus louvores por ser um centenário e até pegou um pequeno instrumento de cordas para tocar enquanto cantava uma canção. Quando a minha mãe perguntou quais eram as suas recomendações para ter uma vida longa e saudável, ele respondeu: "Seja feliz." Ele disse que adorava a sua ilha, sua casa, seus amigos e seus vizinhos, não tinha arrependimentos e que não lhe faltava nada.

Isso é tudo muito bom, mas devo mencionar que os okinawanos que têm mais de sessenta anos passaram por períodos de provações terríveis e rupturas sociais, a começar pelos anos que antecederam a Segunda Guerra Mundial, quando os militares japoneses ocuparam e fortificaram a ilha principal e recrutaram seus cidadãos. A Batalha de Okinawa, que durou de abril a junho de 1945, foi uma das mais sangrentas de toda a guerra, a única travada em território japonês. Mais pessoas morreram nela do que todas as que foram mortas com as bombas atômicas em Hiroshima e Nagasaki, inclusive 100 mil civis okinawanos, além dos 107 mil recrutas japoneses e okinawanos. Esse desastre foi seguido pela ocupação americana, que só terminou quando o território voltou a ser administrado pelos japoneses, em 1972. Desde então, as bases americanas continuaram a ocupar grande parte de Okinawa, ponto inflamável, social e politicamente, para os ilhéus.

Portanto, diferente do Xangrilá do *Horizonte perdido*, Okinawa não ficou exatamente isolada dos males do mundo, e quaisquer fatores da longevidade de seus cidadãos tiveram de conviver com o estresse e o caos social que eles experimentaram por toda a segunda metade do século XX. Eu estive lá, conheci os pesquisadores que estudavam a questão e li os artigos científicos relevantes. Acho que a explicação para o extraordinário fenômeno do envelhecimento saudável nessas ilhas especiais é complexa – uma combinação de genética, meio ambiente, dieta, cultura e outras mais, e que é impossível separá-las. Mesmo assim aproveito as minhas experiências em Okinawa para fazer recomendações sobre envelhecimento saudável no fim deste livro. E infelizmente tenho de informar que a longevidade de Okinawa agora está começando a diminuir,[16] à medida que mais gente se muda para Naha e para outros centros populacionais, consomem comida ocidental, inclusive *fast-food*, e passam a viver como o resto de nós. De fato, enquanto as mulheres de Okinawa continuam mantendo a primeira posição de longevidade no Japão, os homens okinawanos caíram para o 26º lugar em um tempo assombrosamente curto.

Quero mencionar rapidamente outra ilha com população de idosos bem velhos e muito saudáveis, digna de nota. É a Sardenha, no mar Mediterrâneo, ao largo da costa oeste da Itália. Não encontramos os sardenhos idosos ao longo da costa Esmeralda, ou de outros balneários recém-ocupados para servir aos turistas e aos iates de visitantes. Eles vivem no interior remoto e montanhoso, e são muito menos estudados e conhecidos do que suas contrapartidas em Okinawa. Uma peculiaridade da longevidade dos sardenhos é que homens e mulheres são igualmente representados. Em todos os outros grupos de centenários que foram estudados, as mulheres ultrapassam os homens em número bem desproporcional. Não se sabe por que os sardenhos não obedecem a esse padrão. Os idosos saudáveis da Sardenha adotam – e não é nenhuma surpresa – uma dieta alimentar mediterrânea, têm muita atividade física, respiram ar puro, possuem fortes laços comunitários e, como acontece em

Okinawa, provavelmente não devem o seu sucesso a nenhum fator isolado.

As lendas de fontes da juventude estão muito vivas e bem hoje em dia. Em todas as épocas e em todas as culturas as pessoas imaginaram e buscaram substâncias capazes de adiar ou negar a morte. O néctar bebido pelos deuses indianos e olímpicos é um exemplo. A palavra deriva de raízes indo-européias que significam "além da morte". O hormônio do crescimento humano (HGH) é uma das muitas substâncias que as pessoas usam hoje em dia, com a esperança de atingir esse mesmo objetivo.

A crença nas substâncias que revertem o envelhecimento é tão disseminada e bem enraizada que uma quantidade incalculável de tempo, energia e recursos já foi gasta e ainda é para a descoberta, a promoção e a mercadologia de possíveis candidatas. Na verdade o uso dessas substâncias é um aspecto bem central da medicina antienvelhecimento contemporânea, que comentarei no próximo capítulo.

Se tivessem me perguntado alguns anos atrás se havia algo como a fonte da juventude botânica, química ou farmacológica, eu teria respondido sem pestanejar: "Não!" Poderia falar das muitas plantas consideradas tônicos de longevidade, especialmente na Ásia, como exemplos que não funcionam de fato como a propaganda diz. Já escrevi sobre o ginseng,[17] provavelmente a mais importante, em nível comercial, desse grupo. Aqui eu gostaria de dar uma visão crítica de duas outras ervas que os leitores não devem conhecer tão bem, uma um cogumelo, a outra a raiz de uma planta nativa das regiões árticas da Eurásia.

Reishi[18] é o nome japonês do *Ganoderma lucidum*, um cogumelo diferente, que dá nos troncos das árvores, que os chineses chamam de *ling zhi*. Tanto na China como no Japão, o reishi tem uma longa história de utilização como medicina popular e uma história igualmente longa e rica como objeto de reverência pelos taoístas, contadores de histórias e artistas. Existem muitos nomes interessantes para ele nessas duas culturas e na Coréia, entre eles cogumelo da imortalidade, cogumelo árvore da vida, e cogumelo dos 10 mil anos, todos sugerindo propriedades de prolongamento da vida. Muitas pinturas seculares chinesas retratam o reishi. O cogumelo é reconhecido imediatamente pelo seu chapéu único (em geral com forma de coração, com zonas concêntricas, e tão brilhante que parece coberto de laca). Nessas pinturas, sábios e imortais em geral seguram o cogumelo nas mãos. Imagens dele foram entalhadas nas portas do Palácio Imperial em Beijing, bordadas nas túnicas que os imperadores chineses usavam, tecidas em belas tapeçarias de seda, e pintadas em pergaminhos valiosos que adornavam as paredes dos palácios.

O *Ganoderma lucidum* é membro da família de fungos com poros, cogumelos de prateleira que crescem em árvores vivas ou mortas e que ajudam a reciclar material orgânico nas florestas. Os cogumelos reishi são bonitos e atraentes, dão em grande variedade de cores e formas. Além disso, não apodrecem. Talvez essa característica tenha levado os xamãs taoístas, obcecados na procura de ervas da longevidade e segredos da imortalidade, a usá-los. O reishi não é tóxico, mas é duro e amargo demais para ser consumido como alimento. Pode ser picado para fazer um chá medicinal em água fervente e, com base na observação dos efeitos que provoca nessa forma, os filósofos médicos chineses o classificaram como droga superior e o recomendaram para aumentar a resistência e prolongar a vida. O cogumelo era raro na natureza, o que pode ter ampliado sua reputação, mas é fácil cultivá-lo e hoje é produzido em grande escala na China, na Coréia, no Japão e na América do Norte.

A literatura médica contém numerosos relatórios de pesquisa sobre o reishi, inclusive os resultados de estudos em animais e seres humanos. Com base nesse trabalho, alguns médicos ocidentais agora recomendam o cogumelo por seus efeitos antiinflamatórios significativos, sem qualquer dos efeitos colaterais das drogas correspondentes. Ele também melhora o sistema imunológico e por isso representa terapia complementar muito útil para pessoas com câncer e AIDS. A demanda de consumo criou um mercado muito ativo do reishi e de produtos feitos com ele. Podemos encontrá-los em todas as lojas de produtos naturais.

Infelizmente, nenhuma pesquisa sobre reishi documenta qualquer propriedade de prolongamento da vida. Tomar um agente natural antiinflamatório pode ser útil, porque muitas doenças relacionadas à velhice parecem ter suas causas em inflamações indevidas e persistentes (veja o Capítulo 9). O reforço para o sistema imunológico também é uma boa idéia, dado aos excessivos ataques do meio ambiente à saúde. Mas devo concluir que não existe base científica para a antiga crença chinesa de que o *Ganoderma lucidum* é uma fonte da juventude na forma de um fungo.

Outra planta que é candidata a possuir poderes maravilhosos é a raiz-do-ártico,[19] também conhecida como raiz-dourada e raiz-rosa, a parte subterrânea da *Rhodiola rosea*, nativa das altas latitudes do hemisfério norte. Parente da uva-de-cão-menor e da planta jade, é perene, com raiz grossa muito fragrante quando cortada. Na Escandinávia, na Sibéria, na Mongólia e na China, entre outros lugares, os povos tradicionais valorizavam a raiz como remédio para aumentar a força física e a resistência, tratar de doenças crônicas, aumentar a fertilidade e garantir o nascimento de filhos saudáveis. Buquês da raiz são oferecidos de presente até hoje para casais de noivos nas remotas aldeias da Sibéria.

Modernamente, cientistas russos confirmaram a identidade botânica da origem da raiz-dourada, estudaram sua composição química e investigaram suas propriedades em seres humanos e em animais. Pesquisas mais recentes estão sendo feitas na Suécia. A raiz *Rhodiola rosea* contém um grupo de compostos distintos chamados rosavins que são pelo menos em parte responsáveis pelas propriedades notáveis da planta. Essas propriedades incluem efeitos antifadiga, antiestresse, anticâncer, antioxidante, estimulador do sistema imunológico e da sexualidade. Além disso, a raiz-do-ártico estimula a atividade de vários neurotransmissores do cérebro, o que talvez explique sua reputação de promover clareza e acuidade mentais. Também é capaz de melhorar o humor e a memória, e de reduzir o risco da perda de memória relacionada à idade. A toxicidade é baixa.

Sinto-me bem à vontade para prever que a raiz-do-ártico vai se tornar mais conhecida na Europa e nos Estados Unidos, que a pesquisa científica vai continuar a documentar seus benefícios e que pode ficar provado que ela reverte algumas perdas nas funções do sistema nervoso central que ocorrem com a idade. Eu mesmo já usei e gosto dos seus efeitos. Mas dificilmente poderá reverter o envelhecimento.

A raiz-do-ártico, o reishi, o ginseng e muitos outros produtos naturais são conhecidos como tônicos ou adaptogênicos,[20] este último termo criado por dois farmacologistas soviéticos em 1968 para descrever as substâncias atóxicas que, não especificamente, aumentam a resistência do organismo a uma vasta gama de influências danosas e normalizam suas funções. Praticantes da tradicional medicina chinesa diriam que os tônicos reforçam o funcionamento da esfera de defesa do corpo. Farmacologistas ocidentais veriam a modulação da imunidade como mecanismo de ação. Tônicos eficientes têm um lugar assegurado num estilo de vida saudável, criado para reduzir os riscos das doenças crônicas e para aumentar as chances de se ter uma velhice saudável e produtiva. Recomendo conhecê-los, experimentá-los e descobrir um ou alguns para tomar todos os dias como estratégia de longo prazo. E mesmo fazendo essa recomendação, e tomando religiosamente a minha raiz-do-ártico, o meu reishi e outros cogumelos tônicos asiáticos, sei que nenhuma dessas substâncias vai reverter, interromper ou desacelerar o processo do envelhecimento em si. O repertório de tônicos de ervas e adaptogênicos, por mais extenso que seja, não contém a tão procurada fonte da juventude.

Então vamos nos concentrar nas coisas mais fortes, especialmente nos hormônios, aqueles compostos poderosos produzidos no corpo que regulam os processos vitais básicos do metabolismo, do crescimento e da maturação. Muitos hormônios são usados na medicina e talvez considerados agentes antienvelhecimento. Será que a fonte que buscamos jorra suplementos hormonais?

O melhor candidato nesse grupo é o hormônio do crescimento (HGH),[21] conhecido dos cientistas desde a década de 1920, quando foi descoberto na glândula pituitária (hipófise). Distúrbios na produção do hormônio do crescimento já eram conhecidos muito antes dos próprios hormônios. Gigantismo e acromegalia por excesso e nanismo por falta. (O gigantismo ocorre por excesso de produção do HGH na infância. A acromegalia, caracterizada pelo aumento da cabeça, das mãos e dos pés, ocorre quando há excesso do hormônio nos adultos.) Quando o hormônio do crescimento humano tornou-se disponível na forma de extrato das glândulas pituitárias dos cadáveres, o tratamento eficaz contra o nanismo passou a ser possível. Mas essa forma de tratamento foi interrompida repentinamente no início da década de 1980, quando alguns pacientes desenvolveram a doença de Creutzfeldt-Jakob (CJD), a variação humana da encefalopatia espongiforme que equivale à doença da vaca louca no gado. A CJD é provocada por partículas de proteínas infecciosas (príons). As pituitárias dos cadáveres são ligadas a restos do hipotálamo, parte do cérebro que produz os compostos que controlam a secreção dos hormônios da pituitária. Alguns desses tecidos cerebrais vieram de pessoas infectadas com CJD, e os príons da CJD acabaram nas fórmulas de hormônio do crescimento dadas para pacientes com nanismo.

Felizmente, em 1985, depois de um breve hiato, uma fonte de HGH não cadavérica tornou-se disponível, manufaturada com a tecnologia de recombinação do DNA. De fato, passou ao alcance de muitos, divulgada pela engenharia genética e pelos laboratórios farmacêuticos. Isso estimulou os médicos a buscar novas aplicações para o HGH, apesar de o hormônio ter de ser injetado diariamente por longos períodos de tempo, e de ser muito caro. O custo anual de um tratamento é de cerca de 14 mil dólares e os laboratórios que o produzem não sofrem concorrência, de modo que o preço permanece alto.

A primeira nova utilidade da forma manufaturada do HGH foi no tratamento de crianças com baixa estatura. Isso gerou imediatamente a preocupação com o fato de um poderoso hormônio estar sendo usado com objetivo cosmético e não medicinal. Algumas crianças com baixa estatura podem ter deficiência de HGH; a maioria produz tudo de que precisa e é apenas geneticamente baixa. Se você utilizar para essas crianças injeções diárias de HGH até seus ossos longos amadurecerem, elas ganharão altura. O tratamento parece seguro mas ainda é controverso.

Muito mais controvertida é a afirmação mais recente de que o hormônio do crescimento pode reverter mudanças associadas à idade na composição do corpo e, portanto, agir como um rejuvenescedor geral. A atribuição dessas propriedades ao HGH estão por toda a Internet, e em muitos livros e artigos destinados aos profissionais de saúde e ao público. Todos se reportam à publicação de 5 de junho de 1990, de um artigo do dr. Daniel Rudman et al. no *New England Journal of Medicine*. O título do artigo era "Efeitos do hormônio do crescimento humano em homens com mais de sessenta anos de idade".[22] O dr. Rudman, então pesquisador na Faculdade de Medicina de Wisconsin, estudou 21 homens saudáveis, com idades que iam de 61 a 81 anos. Aplicou em 12 desses homens, três vezes por semana, injeções de HGH durante seis meses e observou um aumento significativo de massa muscular e densidade óssea e diminuição da massa de tecido adiposo, comparando com o universo de controle, os homens que não receberam o tratamento.

Os cientistas já sabem há muito tempo que a produção do hormônio do crescimento na glândula pituitária diminui com a idade. Que por sua vez provoca a diminuição da produção de um outro hormônio, o IGF-I (fator de crescimento semelhante à insulina), que regula o metabolismo e que é necessário para o crescimento normal. (O fígado produz IGF-I reagindo ao estímulo do hormônio do crescimento.) A hipótese de Rudman era que "a diminuição da atividade do fator de crescimento semelhante à insulina I (IGF-I) com a idade pode contribuir para a diminuição da massa muscular do corpo e para o aumento da massa de tecido adiposo que ocorre com o envelhecimento". Os resultados desse estudo foram consistentes com essa hipótese. Nos homens tratados com HGH, os níveis de IGF-I subiram para um nível de jovem, a massa muscular aumentou 8,8%, a massa de tecido adiposo diminuiu 14,4% e a densidade óssea na coluna lombar aumentou 1,6%.

Qual é o significado desses resultados? A perda de músculos e o aumento de gordura corporal são certamente duas das mudanças mais visíveis que acontecem com os idosos. São elas que determinam rostos encovados, pernas finas e barriga proeminente em muitas pessoas mais velhas e devem ser mais motivos de angústia para elas do que as mudanças mais sérias porém menos visíveis nos órgãos internos. Além disso, a perda da massa muscular pode dar origem a um ciclo vicioso de mudança na composição do corpo, porque os músculos esqueléticos constituem uma fornalha metabólica que queima calorias com eficiência muito maior do que o tecido adiposo. Qualquer pessoa que queira perder ou controlar o peso deve, além de comer menos e de fazer mais exercício, procurar ganhar mais massa muscular, fazendo musculação, por exemplo, para manter a fornalha metabólica acesa. Quanto mais massa muscular você perder, e quanto mais gordura você acumular, mais gordura vai ganhar. Tudo isso é controlado pelo eixo hormônio do crescimento-IGF-I da atividade hormonal. A diminuição da secreção do hormônio do crescimento nos idosos tem sido chamada de "somatopausa" – analogia com a menopausa nas mulheres – e a reposição hormonal é o tratamento sugerido nos dois casos.

Parece incrível que um artigo que registra um estudo de curto prazo em população tão pequena pudesse ter deslanchado um movimento antienvelhecimento inteiro, com base na administração do hormônio do crescimento humano, mas foi isso que aconteceu. Se você digitar "HGH" no seu buscador preferido da Internet, ficará pasmo com o número de sites que promovem e vendem o hormônio do crescimento e produtos afins. A maioria deles cita o estudo de Rudman de 1990 como base científica para tudo que afirmam.

Eis algumas declarações que colecionei desses sites:

- Basicamente qualquer coisa que entra no seu corpo está de certa forma ligada ao HGH. É por isso que o HGH muitas vezes é chamado de "fonte da juventude". São os níveis elevados de HGH que fazem você sentir-se jovem outra vez.
- A pesquisa com o HGH mostra que o envelhecimento pode ser evitado até certo ponto... o nosso corpo é capaz de ter a constituição que tínhamos aos vinte anos quando temos quarenta.
- Já foram feitos inúmeros estudos sobre os efeitos das injeções de HGH, mas a pesquisa mais significativa foi a do dr. Daniel Rudman, publicada em *The New England Journal of Medicine*.
- HGH é uma substância realmente extraordinária que provou oferecer numerosos benefícios clínicos. Na verdade os estudos publicados em *The New England Journal of Medicine* provam que o HGH pode reduzir a gordura corporal, aumentar a tonicidade muscular, incrementar a sua energia, reduzir rugas, proporcionar um sono melhor, aumentar o desejo e o desempenho sexuais, melhorar as funções imunológicas e cardíacas, e a função cerebral.
- Pesquisas demonstraram que praticamente todos os adultos têm deficiência de HGH. Aos quarenta anos, você já tem níveis de produção de HGH de "idosos", até menos 50% dos níveis da juventude. Quanto mais cedo tratar da queda do nível de HGH, melhor.
- E nunca é tarde demais. O dr. Daniel Rudman, M.D., da Faculdade de Medicina de Wisconsin, fez uma pesquisa pioneira com o HGH em 1990...

- Recupere a sua beleza, saúde, energia e capacidade física em níveis de um jovem adulto robusto! Homens e mulheres: tornem-se imunes ao passar do tempo... recuperem os níveis perdidos de HGH do seu corpo!

Se visitar esses sites, vai notar que muitos deles de fato estão vendendo, não o HGH, mas uma variedade de cápsulas, pós, sprays nasais e remédios homeopáticos que supostamente provocam a liberação do HGH pela pituitária. Todos são falsos. Os liberadores do hormônio do crescimento existem e podem ser uma opção terapêutica melhor do que o próprio HGH, mas não são encontrados na Internet. Falarei deles mais adiante.

Também encontrei empresas que vendem o próprio HGH na forma injetável e com o preço que se é de esperar, muitas vezes combinado em coquetéis de hormônios antienvelhecimento muito mais caros, com testosterona e gonadotropina coriônica humana (HCG), uma substância produzida pela placenta na gravidez e obtida da urina das mulheres grávidas, à qual também atribuem a capacidade de nos manter jovens.

É difícil obter informações sem preconceitos sobre os benefícios, os perigos e os usos apropriados do HGH, porque a maioria dos médicos e de outros especialistas que falam e escrevem sobre ele está, de uma forma ou de outra, envolvida com sua distribuição e comercialização. Para ter uma visão objetiva de um especialista imparcial, recorri a Seymour (Si) Reichlin,[23] eminente neuroendocrinologista e pesquisador que por acaso é meu vizinho. Antes de se mudar para o deserto do Arizona, Si, agora com oitenta anos, era chefe da Divisão de Endocrinologia do Centro Médico de Tufts – Nova Inglaterra, onde estudou o controle do cérebro sobre a glândula pituitária e onde ficou conhecido e respeitado como um dos primeiros especialistas nessa glândula. Ele não tem nenhum interesse financeiro na promoção de qualquer produto antienvelhecimento.

– A pituitária secreta o HGH intermitentemente, a cada noventa minutos, mais à noite do que durante o dia – disse Si. – A magnitude desses picos se eleva no fim da adolescência e diminui com a idade. Aplicar uma injeção de HGH uma vez por dia é conveniente, mas é muito diferente do ciclo natural da secreção da pituitária.

"Estudos mais amplos sobre o tratamento com HGH continuam a demonstrar que ele aumenta a massa muscular e diminui a adiposidade do corpo, mas até um terço dos usuários sofre efeitos colaterais significativos, como dores nas articulações e a síndrome do túnel do carpo. [O hormônio do crescimento aumenta a espessura do tecido conjuntivo em todo o corpo.] Houve alguns casos de hipertensão arterial e casos mais raros de edema cerebral [inchaço do cérebro]. Por isso há um lado negativo definido no tratamento com HGH. E existe uma preocupação teórica com o aumento do risco de câncer, porque encontramos mais câncer em pessoas com acromegalia. Finalizando, há uma mudança na tolerância à glicose, com um impulso ao desenvolvimento do diabetes.

"E assim, o que temos agora é uma substância potente, com efeitos colaterais potencialmente sérios, sendo usada de forma indiscriminada. Talvez haja o início de algo bom no atual padrão do tratamento com HGH, mas só pode ser útil se usado por um tempo muito longo, com custos altíssimos, e qualquer efeito produzido se desfaz quando paramos de usá-lo."

Perguntei para Si se ele mesmo usaria.

– Não – ele respondeu sem hesitar nem um segundo –, só como parte de um teste clínico, de outra forma, não. Você tem de tomar cuidado para não dar demais e precisa monitorar a reação.

Si Reichlin é muito cético quanto às alegações de que um suplemento de HGH pode alongar a vida.

– Isso é muito pouco provável – disse ele. – Pode reverter os acompanhamentos metabólicos do envelhecimento, mas o estudo com ratos sugere que pode até encurtar a vida, de modo que você fica com aparência melhor, mas morre mais cedo. – Ele também observa que fazer exercício pode produzir as mesmas mudanças favoráveis na composição do corpo que o hormônio do crescimento produz. – Ninguém conta isso para você – ele disse.

Também conversei com Si sobre os liberadores do hormônio do crescimento, uma área interessante de pesquisa. O hipotálamo produz um fator de liberação do hormônio do crescimento bem conhecido (GHRF), que controla o ciclo da secreção de HGH pela pituitária, mas outros fatores liberadores já são conhecidos também, um deles um hormônio chamado grelina, secretado pelo estômago, que ajuda a regular o apetite. Também são conhecidos análogos oralmente ativos do fator de liberação do hormônio do crescimento. Uma cápsula por dia pode recuperar a produção cíclica normal de HGH que ocorre na juventude.

– Isso eu talvez tomasse – disse Si –, mas tenho minhas dúvidas de que apareça no mercado. Os laboratórios farmacêuticos que detêm as patentes desses liberadores oralmente ativos do hormônio do crescimento também produzem o HGH e estão recebendo seus 14 mil dólares ou mais por ano por cada paciente que usa. Por que iam sabotar essas vendas?

O hormônio do crescimento humano é provavelmente a coisa mais próxima da fonte da juventude agora à disposição. Certamente, muitas alegações nesse sentido estão sendo feitas sobre ele. Mas Si Reichlin avisa:

– Você não vai saber a verdade sobre o tratamento através das pessoas que fazem dinheiro com isso. Gostaria que a comunidade de médicos que lidam com o antienvelhecimento fizesse estudos apropriados sobre as reações e uma análise cuidadosa dos benefícios e das complicações, mas eles já estão convencidos de que o HGH é eficiente e livre de contra-indicações. Agora existe uma motivação muito forte para *não* levar adiante esse tipo de estudo. Na minha opinião, o status da terapia com HGH pode ser considerado similar ao da terapia de reposição com estrogênio nas mulheres após a menopausa. Pode haver alguns benefícios, mas também pode haver problemas indesejáveis.

A telomerase e as células-tronco sugerem possibilidades teóricas para os tratamentos antienvelhecimento do futuro, mas os médicos não podem prescrevê-los e não os encontramos à venda na Internet. E isso nos leva ao assunto do próximo capítulo, o surgimento de um novo campo na medicina, dedicado a reverter o envelhecimento.

3

MEDICINA ANTIENVELHECIMENTO

O envelhecimento é um processo. Revertê-lo também.

– *Anúncio numa parada de ônibus no meio de Manhattan, de uma clínica dermatológica especializada em injeções de Botox (2004)*

A medicina antienvelhecimento não é nenhuma novidade. O que é notável hoje é o seu crescimento e transformação numa área organizada, com boletins, reuniões anuais e um esforço conjunto dos líderes para que seja reconhecida como especialidade oficial da medicina ortodoxa.

No passado, alguns médicos promoviam individualmente diversas técnicas de rejuvenescimento, e muitas delas derivadas de idéias e práticas que datam da antiguidade. É útil ver as prescrições atuais dos médicos antienvelhecimento num contexto histórico. Por exemplo, a paixão contemporânea por hormônios e antioxidantes está relacionada à tradição de uso de substâncias mágicas, inclusive cogumelos da imortalidade, desenvolvidos há milhares de anos nas tradições taoístas da China e da Coréia. A restrição calórica, método comprovado de se ampliar a vida e melhorar a saúde em muitas espécies animais, remonta às austeridades praticadas pelos sadhus na Índia desde os tempos mais remotos, para atingir o máximo de tempo de vida e vitalidade.

Um tema proeminente no registro histórico é que o envelhecimento ocorre em virtude da perda, com o tempo, de algum princípio ou essência vital. Os taoístas calculavam isso através das emissões de sêmen nos homens e ensinavam técnicas secretas para os iniciados, com o objetivo de atingir o orgasmo sexual sem ejaculação, aumentando assim a longevidade[1]. Outros filósofos falavam sobre os líquidos internos que iam secando gradualmente e recomendavam o consumo de substâncias como pérolas e corais para repô-los. Alguns identificavam a respiração como princípio vital e diziam para as pessoas assumirem o controle da respiração e desacelerá-la, para viver mais. Roger Bacon, o cientista inglês do século XIII, achava que a respiração de jovens virgens podia repor a essência vital de homens velhos e recomendava passar um tempo na companhia delas. "Curiosamente, respirar o hálito de meninos virgens nunca foi mencionado como terapia antienvelhecimento para as mulheres mais velhas."[2]

Uma reviravolta contemporânea nesse tema é a sugestão de que a preguiça é a chave para a longevidade, porque conserva a energia da vida. No seu livro recente, *The Joy of Laziness* [A alegria da preguiça],[3] pai e filha alemães, especialistas na saúde, argumentam que evitar exercício e estresse, e limitar a ambição, pode aumentar a vida por desacelerar a taxa de consumo da quantidade finita de energia vital com a qual nascemos. Um crítico comenta: "Que livro prático! Retira o peso da sua consciência quando você não consegue levantar da cama no sábado de manhã!"

No século XX, com o crescimento do entusiasmo do público pela tecnologia médica, as técnicas de rejuvenescimento evoluíram para terapias científicas, ou pelo menos para terapias que parecem ser científicas. Uma das primeiras, a mais famosa e mais persistente, é a "terapia celular",[4] ou "terapia da célula viva", que no início só estava ao alcance dos muito ricos, numa clínica particular na Suíça, e agora é oferecida no México e em outros países (nos Estados Unidos não) a um preço um pouco menor. Seu principal proponente era um cirurgião suíço, Paul Niehans (1882-1971), cuja técnica era colher células dos órgãos de fetos de ovelhas e injetá-las nas nádegas das clientes. A teoria dele era que células de órgãos do feto de um animal, com alta taxa de vitalidade, chegariam de alguma forma aos órgãos correspondentes de um ser humano adulto e os rejuvenesceriam.

Niehans clinicava na Clinique La Prairie em Clarens-Montreux, o que atraiu muitos clientes famosos a partir da década de 1930, entre eles Winston Churchill, Konrad Adenauer, Dwight Eisenhower, Somerset Maugham e outros líderes políticos, artistas e astros de cinema. Charlie Chaplin visitou a clínica muitas vezes e atribuía a paternidade de dois filhos com mais de setenta anos de idade ao tratamento de Niehans. O papa Pio XII tomou as injeções quase no fim da vida, em 1953, e ficou tão satisfeito com o resultado que admitiu a entrada de Niehans para a Academia Papal das Ciências. A Clinique La Prairie (CLP) funciona até hoje e oferece "pacotes de revitalização" de uma semana que incluem exames médicos, serviços de spa e duas injeções do que agora chamam de "extratos CLP". O preço de uma semana, dependendo do tipo de acomodação, varia de 27 mil a 34 mil dólares.

A terapia celular evoluiu com o passar dos anos. Os extratos CLP usados hoje na Clinique La Prairie não são mais suspensões com as próprias células, mas extratos de células congelados e desidratados, principalmente do fígado dos fetos de ovelhas, com a garantia de não terem vírus, com baixo potencial alergênico e alto nível de misteriosos "fatores de ativação das células senescentes (SCAF)". São concebidas como "substância(s) embrionária(s) [que] recupera(m) a capacidade de reação das células senescentes aos fatores do crescimento, recuperando os receptores do fator do crescimento. Com tal tratamento, as células adquirem a morfologia e a fisiologia de células 'mais jovens'". Isso é ciência, ou será um modo moderno de embalar e injetar o hálito revitalizante das jovens virgens?

Desde a morte do dr. Niehans, a Clinique La Prairie se filiou a algumas instituições médicas ortodoxas na Alemanha e cita pesquisas feitas nesses centros que sustentam poder provar que células e extratos de células fetais injetados realmente atingem os órgãos-alvo e não são destruídos pelo sistema imunológico do paciente. Os proponentes agora afirmam que as injeções, além de estimular o rejuvenescimento em geral, também tratam doenças específicas, inclusive o câncer, a AIDS, a síndrome de

Down, a obesidade, a esclerose lateral amiotrófica (ELA), e a doença de Alzheimer. Nem é necessário dizer que a comunidade médica em geral rejeita essas afirmações, se é que presta atenção nelas. O site de um "centro holístico de extensão da vida" no México diz:

> É importante observar que os que praticam a medicina "ortodoxa" vão se manifestar veementemente contra esse tratamento "não ortodoxo". Eis o motivo: os maiores inimigos do tratamento com células vivas são os grandes e poderosos laboratórios farmacêuticos, cuja existência depende exclusivamente da fabricação de comprimidos. Se nós formos capazes de curar algum mal, então esse negócio de repente se vê em apuros, com sua própria existência ameaçada. A terapia com células vivas não é um tratamento com base em drogas.[5]

Esse é o ponto crucial da imensa diferença que existe entre os praticantes da medicina antienvelhecimento e seus colegas mais convencionais: os primeiros estão usando métodos e fazendo afirmações que os últimos consideram sem comprovação científica. A maior parte desses métodos pode ser relativamente inofensiva, exceto para a conta bancária dos clientes. Alguns métodos podem não ser tão inofensivos. (Eu não vi nenhum efeito negativo no uso da terapia com células vivas.) Os defensores também afirmam que estão sob ataque da medicina convencional, que está determinada a suprimi-los como ameaça intelectual e econômica.

Quando fundaram em 1993 a Academia Americana de Medicina Antienvelhecimento[6] – A4M é a sigla –, os adeptos da medicina antienvelhecimento encontraram um lar e uma base de poder. A A4M afirma que tem 12.500 médicos membros de 73 países. Ela publica manuais, boletins e revistas, lobbies para ser reconhecida pela Associação Médica Americana, e promove conferências imensas, tanto nos Estados Unidos como no resto do mundo (Espanha, Cingapura, México). Também produz livros para os consumidores com títulos como *New Anti-Aging Secrets for Maximum Lifespan* [Novos segredos de antienvelhecimento para atingir o tempo de vida máximo], *Hormones of Youth* [Hormônios da juventude], *Grow Young with HGH* [Fique cada vez mais jovem com o HGH] e *Stopping the Clock* [Parando o relógio].

A A4M é criação de dois médicos, Robert Goldman e Ronald Klatz. Goldman é ex-atleta e ginasta, fisiculturista, lutador de artes marciais e formado em medicina esportiva, fez pesquisa no início da carreira sobre os esteróides anabolizantes. Klatz, também da medicina esportiva, fez pesquisa sobre ressuscitação do cérebro e é responsável pela invenção de alguns aparelhos médicos. A principal afiliação acadêmica dos dois é a Universidade de Ciências da Saúde da América Central, em Belize. Nenhum dos dois teve qualquer formação em geriatria nem faz parte da sociedade de biogerontólogos, os especialistas científicos do envelhecimento.

Na verdade, existe um cisma muito bem definido entre os biogerontólogos e a A4M, mais visível ainda desde a publicação, em 2002, da "Declaração de Posição sobre o Envelhecimento Humano"[7] pelos principais biogerontólogos. Eis uma citação representativa daquele artigo:

> Tem havido uma ressurgência e proliferação de fornecedores de serviços de saúde e empresários que promovem produtos antienvelhecimento e mudanças no estilo de vida que alegam poder desacelerar, interromper ou reverter o processo do envelhecimento. Apesar de haver, na maioria dos casos, pouca ou nenhuma base científica que comprove essas alegações, o público está gastando imensas somas de dinheiro nesses produtos e nessas mudanças de estilo de vida, e algumas podem ser prejudiciais.[8]

Para contra-argumentar essas acusações, o dr. Klatz enviou uma "Mensagem Urgente" para todos os membros da A4M. Começava assim:

A Academia Americana de Medicina Antienvelhecimento hoje se manifesta sobre um assunto da maior importância. A medicina antienvelhecimento está sob um ataque injustificado e sem precedentes. **Uma campanha premeditada, maliciosa e deliberadamente desinformada, destinada ao desmantelamento do único e mais unido grupo de médicos e cientistas inovadores nos Estados Unidos está agora em andamento.** Uma poderosa rede de comunicação da velha guarda está investindo um tempo enorme, pessoal e recursos financeiros para destruir a sociedade médica que hoje é a mais bem-sucedida, mais popular e com maior crescimento.[9]

Para ter uma idéia melhor dessa divisão do pensamento e prática médica, fui para Las Vegas em dezembro de 2003, para assistir à Décima Primeira Conferência e Exposição Anual de Antienvelhecimento, que lotou o Venetian Resort e a feira de expositores ao lado. Depois de breve saudação à platéia de cerca de 2.500 médicos, Ron Klatz apresentou uma representante da Primedia, empresa que produzia e administrava as conferências da A4M. Ele não esperava que ela dissesse o que disse.

Ela anunciou que a Primedia estava se desassociando da A4M depois daquele evento e que, por sinal, ia organizar uma "próxima geração" de conferências "com base científica" sobre a medicina da longevidade no outono de 2004. Ela explicou que essas novas conferências contariam com um comitê de revisão do programa constituído por uma junta de profissionais "para garantir que todas as apresentações fossem éticas, educativas e baseadas em provas concretas". Então ela apresentou um orador que não estava no programa, o dr. L. Stephen Coles, da Universidade da Califórnia, Los Angeles, chefe do Grupo de Pesquisa de Gerontologia de Los Angeles e diretor exatamente desse comitê de revisão do programa. O dr. Coles fez um discurso curto e provocador, bastante indesejado para muitos na platéia.

Ele iniciou mostrando slides das páginas-título da "Declaração de Posição sobre o Envelhecimento Humano" e de artigos relativos a ela, e disse para a platéia de médicos antienvelhecimento que no momento não existiam tais coisas como medicamentos antienvelhecimento, apesar de os cientistas estarem trabalhando para desenvolvê-los. Convidou a todos para assistir às conferências futuras, mais científicas, e desceu rapidamente do pódio.

O efeito dessa bomba sobre a audiência foi inquietante. Os 2.500 médicos presentes tinham acabado de ouvir que estavam no caminho errado e desperdiçando seu tempo, sua energia e seu dinheiro.

Os doutores Goldman e Klatz realmente perderam o rumo com a aparição de Coles e suas observações hostis. Klatz procurou mobilizar a audiência dizendo:

– Nós atraímos os melhores médicos do mundo. Eu não poderia discordar mais do primeiro orador. Sabemos que a terapêutica antienvelhecimento é muito útil e poderosa. Acho repugnante o fato de 51 cientistas terem assinado uma declaração que diz que não existe tal coisa, a medicina antienvelhecimento, especialmente se a maioria deles está na folha de pagamento do Instituto Nacional do Envelhecimento. Essa controvérsia não é científica, ela representa uma competição política do estabelecimento gerontológico. O fato é que a medicina antienvelhecimento é geradora de receita e consiste numa ótima maneira de exercer a medicina. O médico ganha dinheiro. Você pode quadruplicar a sua renda, especialmente se acrescentar o material recusado pela medicina preventiva. Esse mercado está crescendo 9% ao ano.

O que Klatz insinuava era que os biogerontólogos tinham inveja do seu sucesso.

– Quantos de vocês usam o hormônio do crescimento humano em suas clínicas? – ele perguntou e mais ou menos a metade dos presentes levantou a mão. – Isso é ótimo! – continuou ele. – E quantos de vocês viram alguma reação adversa ao hormônio do crescimento? – Ninguém levantou a mão. – O

HGH é muito eficiente – afirmou Klatz –, e a pesquisa sobre ele é muito poderosa. Dezenas de milhares de médicos estão usando e ainda não vimos nenhum efeito adverso...

"Se a medicina antienvelhecimento não é verdadeira, por que as pessoas estão tendo uma vida mais longa, mais feliz e mais saudável? – perguntou Klatz. – Nós estamos à beira da imortalidade na prática, com perspectivas de vida de mais de uma centena de anos. Cinqüenta por cento da geração de 1950 poderá viver até cem anos ou mais. Telomerase, células-tronco e clonagem vão nos levar a 120 e mais. Logo seremos a Sociedade Imortal."

O dr. Klatz recebeu aplausos de todos, de pé.

Em seguida, John Gray, autor de *Homens são de Marte, mulheres são de Vênus* (e inúmeras variações sobre o mesmo tema) fez uma palestra em tom inspirador. Seu discurso era intitulado "Dieta específica para cada sexo, nutrição e controle de peso para obter a química equilibrada do cérebro e saúde perfeita". Em vários momentos, ele fez a platéia ficar de pé, executar movimentos vigorosos e fazer exercícios de respiração para mover a energia pelo corpo todo.

Bob Goldman então conferiu o Prêmio Infinito da A4M – homenagem máxima – postumamente ao dr. Robert Atkins, da famosa dieta Atkins. A viúva do médico recebeu o prêmio, e Goldman disse para ela que "as pessoas estão descobrindo que ele estava certo o tempo todo". Passaram um vídeo de cinco minutos com o dr. Atkins, no qual ele disse que a dieta dele sempre funciona 100%.

O dr. Goldman fez seu próprio discurso inspirador e anunciou:

– Agora podemos reduzir a idade das pessoas.

Mostrou muitos slides de idosos fisiculturistas, e durante toda a apresentação dele observei a ênfase dada à aparência, à estética do corpo e à definição dos músculos, entre outras coisas.

– Hoje em dia, vemos pessoas com mais de oitenta anos malhando, o que é ótimo – disse ele –, e os centenários de amanhã serão como os sexagenários de hoje.

Então enumerou uma longa lista de descobertas médicas que logo estariam à disposição no seu centro local de medicina antienvelhecimento.

– As células-tronco serão uma das nossas armas mágicas. Seremos capazes de programá-las para gerar o tecido que for necessário.

Com o desenvolvimento da nanotecnologia – máquinas tão minúsculas que precisamos de um microscópio para vê-las –, poderemos recuperar a visão. Haverá novos sistemas de entrega de drogas para os hormônios de reposição, clonagem terapêutica para produzir novos órgãos e substituir os velhos, terapias genéticas para ampliar a vida e até interfaces biônicas entre nosso cérebro e os computadores. O objetivo é acabar como Arnold Schwarzenegger, amigo de Goldman e herói dele.

– Além de ter uma base genética excelente, ele também possui conhecimento e motivação...

"Vocês todos são parte de uma mudança global paradigmática", disse Goldman para sua entusiástica platéia. "A atitude é tudo."

Achei algumas apresentações no plenário interessantes, especialmente uma sobre o papel da inflamação crônica como causadora comum das doenças relacionadas à idade e outra sobre tratamentos novos para doenças neurodegenerativas como doença de Parkinson, Alzheimer e ELA. As duas apresentações enfatizaram a modificação da dieta como estratégia de tratamento. Então a sessão acabou e fomos convidados a visitar a feira de expositores. O dr. Klatz avisou para lembrar que a exposição era independente da conferência científica e que a A4M não devia ser julgada pela natureza dos expositores que atrai.

E atraiu uma grande quantidade deles. O salão estava lotado de vendedores que ofereciam aparelhos, serviços e suplementos. Um distribuidor de hormônio do crescimento humano tinha o maior e mais proeminente estande. Muitos promoviam suas marcas de antioxidantes, óleos de peixe e ervas milagrosas. Alguma coisa do que era oferecido me pareceu autêntica, muita coisa parecia pseudocientífica, como aparelhos para ler e ajustar campos de energia, por exemplo. Eu estava exausto depois de andar para cima e para baixo pelos corredores e adorei ver amigos meus do Alasca do outro lado da feira. Eles ofereciam amostras do seu salmão natural, com desejado alto teor de ácido graxo ômega-3 e baixo teor de contaminação. Nunca tinham estado num evento da A4M antes.

Jantei com eles naquela noite e me contaram como foi a experiência deles na exposição.

– É engraçado – disse um deles. – Nós éramos os únicos que ofereciam alimento de verdade ali, e as pessoas não sabiam o que pensar. Ficavam tentando descobrir qual é o nosso truque.

Havia muitos truques à venda na feira de expositores, inclusive aparelhos para equilibrar a aura humana. Os meus colegas da medicina convencional teriam achado graça ou ficado atônitos com a maioria deles.

Durante dois dias, compareci a palestras, conversei informalmente com membros da A4M, falei sobre a história e o curso atual da academia com Ron Klatz e Bob Goldman, voltei à feira de expositores, procurei evitar a fumaça e o barulho do cassino do Venetian e encontrar refeições decentes, o que não foi tarefa fácil. Também quis organizar os meus pensamentos sobre a medicina antienvelhecimento.

A maioria dos membros da A4M que conheci eram profissionais sinceros e encantados de estarem envolvidos numa área nova e excitante. Pareceu-me que muitos chegaram a essa área depois de ficarem fartos da natureza da medicina convencional. Como muitos médicos nos Estados Unidos hoje, tinham se cansado da burocracia, dos custos crescentes e do retorno cada vez menor da prática da cirurgia ortopédica, da ginecologia ou da gastroenterologia. Tinham descoberto na medicina antienvelhecimento uma maneira de atrair tipos diferentes de pacientes, com os quais era muito mais fácil trabalhar: os saudáveis preocupados, em vez dos realmente doentes. Além disso, esses pacientes tendem a ser bem-educados, ricos e dispostos a pagar do próprio bolso os exames, produtos e serviços que não são cobertos pelo seguro-saúde. E, como o dr. Klatz observou no seu discurso de abertura, há muito dinheiro para se ganhar com os exames, produtos e serviços. Esses eram clínicos, não pesquisadores. Profissionais da medicina, não cientistas.

Em grande parte do que ouvi na conferência, notei a falha em distinguir doenças relacionadas ao processo do envelhecimento propriamente dito. Uma coisa é trabalhar pela prevenção, diagnóstico precoce, pela reversão de um quadro e modificação das doenças que se tornam mais comuns quando envelhecemos. Mas é outra coisa completamente diferente falar sobre prevenção ou reversão do processo do envelhecimento. Quando os biogerontólogos dizem que não existe essa coisa de medicina antienvelhecimento, o que querem dizer é que não há como fazer parar o relógio nem reverter o processo. Não querem dizer que os médicos não devem fazer todo o possível para ajudar as pessoas a viverem mais e com mais conforto, e serem mais ativas, minimizando as agressões das doenças relacionadas à idade. Na verdade, essa última abordagem, conhecida como "compressão da morbidade",[10] é bem respeitada cientificamente. A idéia central é retardar o início da doença trazida pela idade e o declínio inevitável, sem se preocupar em aumentar o tempo de vida. A quantidade de tempo que as pessoas teriam de passar doentes e vítimas de uma baixa qualidade de vida seria assim comprimida, dando a elas um número maior de anos de vida ativa e poupando para a sociedade os custos da manutenção de tantos idosos doentes crônicos.

Tenho de concordar com o dr. Coles quando diz que atualmente não existem medicamentos eficazes antienvelhecimento. As provas científicas, na melhor das hipóteses, estão incompletas, e na pior não existem, apesar de todos os produtos e serviços dos quais ouvi falar nas palestras, e que vi expostos no salão da exposição. A maioria desses produtos e serviços são caríssimos. E alguns podem ser perigosos.

Para finalizar, fiquei assombrado com a ênfase dada à aparência na medicina antienvelhecimento. Isso ficou patente não só no uso de fisiculturistas idosos como modelos de velhice saudável, mas na escandalosa inclusão da cirurgia estética na Academia Americana de Medicina Antienvelhecimento, em suas conferências e publicações. As apresentações em uma conferência da A4M em junho de 2003 incluíram uma intitulada "Cirurgia plástica e antienvelhecimento: uma combinação natural". No evento de Las Vegas, houve uma chamada "Terapias estéticas não cirúrgicas feitas em consultório para o médico antienvelhecimento: botox, implantes faciais, laser, cosmecêuticos", e outro, "Fatores associados à eficiência e satisfação de *peeling* químico superficial na pele de asiáticos". A meu ver, tudo isso representa tentativas de negar ou mascarar os sinais externos da velhice. É a não aceitação da velhice, um dos maiores obstáculos ao envelhecimento com dignidade, como já disse anteriormente.

Se você ficar tentado diante das promessas da medicina antienvelhecimento, seja dos profissionais, das clínicas ou dos vendedores, recomendo que use essa medicina de forma seletiva. Avalie sempre o potencial de danos de qualquer intervenção que oferecerem. Depois procure analisar as provas de quaisquer benefícios apregoados. Pese os benefícios em potencial contra os possíveis riscos, inclusive os preços exorbitantes. Obtenha segundas opiniões de médicos que não fazem parte desse empreendimento antienvelhecimento. Se realmente se submeter a algum regime de tratamento, estabeleça um limite de tempo para julgar se está sendo beneficiado de verdade, digamos, de três a seis meses. Depois determine se o investimento valeu a pena.

Antes de passar para outro assunto, quero avisar que as promessas que você vai ouvir dos profissionais da medicina antienvelhecimento vão se tornar ainda mais extravagantes nos próximos anos. Descrevi o cisma que existe entre biogerontólogos e a Academia Americana de Medicina Antienvelhecimento. Agora existe outro cisma que se desenvolveu dentro das fileiras dos cientistas que estudam o envelhecimento e que vai provocar um impacto nessa área. Um número de biólogos moleculares mais radicais afirma ter identificado mecanismos genéticos que controlam o processo do envelhecimento e também formas de manipular esses mecanismos. Esses pesquisadores acreditam que o relógio biológico pode *realmente* parar ou andar para trás e, quando os médicos que exercem a medicina antienvelhecimento souberem desse trabalho, vão aproveitá-lo e beneficiar-se dele.

Numa época em que a genômica está bem no limiar da ciência, pareceria óbvio procurar genes que controlam o envelhecimento, ou que conferem longevidade. A linha oficial seguida pelos biogerontólogos é a de que tais genes não podem existir, pelo simples fato de que a seleção natural funciona apenas até o momento que o organismo se reproduz. Ela não pode selecionar nem preservar genes que afetam a vida depois da reprodução, exceto por um tempo mínimo logo depois, quando os pais são necessários para garantir a sobrevivência da prole. Isso é coerente com o fato de que a natureza se preocupa muito com a perpetuação da vida no nível das espécies, mas preocupa-se pouco com os indivíduos depois que eles passam adiante os seus genes. É a troca que mencionei anteriormente, entre o sexo e a morte. Ao optar por uma estratégia reprodutiva que aumenta a probabilidade de sobrevivência das espécies, a natureza condena à morte os indivíduos e não se preocupa com o modo pelo qual os indivíduos envelhecem. Jay Olshansky descreveu esse fato de forma bem sucinta: "Não existem genes da morte ou do envelhecimento... ponto final."[11] Leonard Hayflick expressou grande dúvida quanto à possibilidade de qualquer aumento dramático da vida humana. E ele disse também que: "Não existem genes da velhice. Afirmo isso categoricamente."[12]

Comecei a ouvir pontos de vista diferentes quando assisti a uma Conferência Internacional sobre Longevidade em Okinawa, em novembro de 2001. Thomas Perls, na época diretor do Estudo dos Centenários da Nova Inglaterra, disse para a platéia que o corpo humano foi feito para durar cerca de oitenta anos, se a pessoa evitar as armadilhas comuns do estilo de vida que provocam deficiências e morte prematuras (pára-quedismo e fumo, por exemplo). "Mas" – ele disse – "para viver até os noventa anos e além deles, você provavelmente precisará de propulsores e estímulos genéticos."

Ele descreveu a busca que fez desses propulsores, escaneando os genomas de pares de irmãos extraordinariamente longevos. Perls e seus colegas identificaram uma região no cromossomo 4 humano que contém algumas centenas de genes que pareciam ser a área-alvo correta.[13] Esse trabalho provocou muito a atenção da mídia e encorajou Perls a unir-se a uma empresa de biotecnologia para examinar melhor os genes e desenvolver drogas para influenciá-los.

(Alguns genes da longevidade podem afetar o transporte do colesterol pelo corpo. Em 2003, os pesquisadores informaram ter encontrado uma variação genética nos centenários e quase centenários que levava ao aumento das partículas de lipoproteínas, portadoras do colesterol. Pessoas com esse genótipo também têm níveis mais altos do colesterol HDL, o bom colesterol, que nos protege de ataques cardíacos.)[14]

Michael Rose, um biólogo evolucionista da Universidade da Califórnia, em Irvine, contou como conseguiu triplicar o tempo de vida das moscas-das-frutas, com a estratégia simples de não permitir que se reproduzissem até ficarem mais velhas.[15] Isso estimula a seleção para a capacidade de reprodução em idades mais avançadas, o que requer boa saúde nessa idade. Ele se concentrou num pequeno número de genes que pareciam estar envolvidos nesse processo, os genes que afetam o metabolismo básico.

Essa pesquisa é perfeitamente coerente com as investigações sobre o fato de a restrição calórica ser um meio de estender a vida e melhorar a saúde em animais, e aponta para uma relação estreita entre a taxa metabólica e a reprodução, e entre a reprodução e o envelhecimento. Nos animais de sangue frio, o tempo de vida pode ser aumentado baixando-se a temperatura ambiente, portanto desacelerando todas as funções do corpo, mas nas espécies de sangue quente o único método comprovado para aumentar a perspectiva de vida é a restrição do consumo de calorias, uma intervenção às vezes chamada de "restrição calórica com nutrição adequada".[16]

Experiências que datam da década de 1930 mostraram que alimentar animais de laboratório com menos um terço das calorias que eles comeriam se estivessem em liberdade, sem provocar desnutrição, pode aumentar drasticamente a longevidade deles. Ratos nessa situação podem viver quatro anos mais do que o normal, um aumento de 50%. Além disso, eles permanecem muito mais saudáveis do que suas contrapartidas que se alimentam livremente, e demonstram um adiamento igualmente drástico no aparecimento das doenças relacionadas à idade avançada. Esse trabalho foi repetido com ratos e muitas outras espécies, inclusive, mais recentemente, com macacos. Macacos subalimentados vivem mais e apresentam risco muito menor de ter câncer, problemas do coração e outras doenças. Ainda não temos dados comparativos para os seres humanos, mas bons motivos para pensar que experiências feitas conosco dariam os mesmos resultados. Alguns defensores da restrição calórica já publicaram planos de dieta para ampliar a perspectiva de vida, e muita gente já segue esse plano.[17]

O problema para a maioria de nós é que o ato de comer e a comida dão prazer e satisfação imediatos muito grandes para serem sacrificados pelo objetivo distante de uma vida mais longa. Será que existe alguma outra maneira de atingir esse objetivo pela compreensão do mecanismo pelo qual a restrição calórica afeta a longevidade?

Se um organismo vai se reproduzir, ele precisa ter reservas nutricionais suficientes para produzir células reprodutivas, embriões e filhos. Se essas reservas não existem, os sistemas reprodutivos se desligam. (Já se sabe, por exemplo, que as mulheres atletas, com baixa percentagem de gordura no corpo param de menstruar.) A restrição calórica é uma forma de estresse para o organismo, indica que o ambiente pode estar se tornando hostil e menos favorável à reprodução.[18] A reação é que certos genes se tornam ativos para desacelerar o metabolismo e aumentar as defesas do corpo, a fim de se proteger até as condições ficarem mais favoráveis. Essa estratégia deve ter surgido logo no início da evolução, porque é comum a muitos organismos. Quando o alimento é escasso, todas as criaturas, grandes e pequenas, ficam mais lentas, vivem mais tempo e adiam a reprodução até a chegada de tempos melhores.

Os cientistas estão empenhados em estudar os genes ligados a essas reações de organismos como as leveduras, minhocas e seres humanos, e estão descobrindo muitas coisas em comum entre essas espécies. Alguns trabalhos mais provocantes estudaram uma espécie de nematóide,[19] um verme minúsculo da espessura de uma linha de costura e com apenas um milímetro de comprimento, que tem o nome com muitos milímetros de *Caenorhabditis elegans*. Essa criatura minúscula é única porque foi o primeiro organismo a ter desvendado sua seqüência inteira de genes. Tem mais de 19 mil deles e, o que é notável, 40% em comum com os seres humanos.

A *C. elegans* tem um tempo normal de vida de vinte dias. Os pesquisadores conseguiram triplicar esse tempo manipulando diversos genes, especialmente os que controlam o metabolismo cerebral da criatura. O efeito mais dramático foi conseqüência da manipulação de um gene chamado *daf-2* que parece ser o principal regulador de muitos outros genes envolvidos no metabolismo e na defesa. O gene ativo instrui as células a produzir proteínas específicas que regem as funções vitais. A proteína *daf-2* é uma receptora do hormônio que controla as atividades de cerca de uma centena de outros genes. Cynthia Kenyon, bióloga estruturalista da Universidade da Califórnia, em San Francisco, estendeu a vida da *C. elegans* a 125 dias, modificando esse gene mestre. E não foi apenas isso, esses vermes longevos continuaram robustos e saudáveis até o fim. Kenyon também foi, recentemente, uma das fundadoras de uma empresa chamada Elixir Pharmaceuticals que pretende criar uma pílula antienvelhecimento.[20]

A razão para ela ter ingressado na indústria biotecnológica é óbvia. O sistema hormonal controlado pela *daf-2* na *C. ele-*

gans é o mesmo que influencia a longevidade nas moscas-das-frutas e nos ratos, e tem uma correspondência exata com os seres humanos. A insulina é personagem principal no organismo humano, junto com seu primo IGF-I (fator de crescimento semelhante à insulina).

Quando eu estava na faculdade de medicina, aprendi que a insulina regula a glicemia, permitindo que a glicose entre nas células para ser metabolizada. A produção insuficiente dela (diabetes tipo 1) ou receptores insuficientes para ela (diabetes tipo 2) provocam elevação persistente da glicemia, surgimento acelerado de doença cardiovascular e uma variedade de outros problemas sérios. Hoje em dia, o papel da insulina no corpo humano parece muito mais complexo e interessante. É o principal controle do processamento, do armazenamento e da distribuição da energia. Distúrbios da produção de insulina ou da reação a ela podem ser a origem da obesidade, das mudanças degenerativas que ocorrem em muitos tecidos com a velhice e até do aparecimento do câncer. A insulina e os hormônios relacionados a ela podem também ser os principais determinantes do tempo de vida. Quando perguntaram sobre a possibilidade de estender a vida humana pela modificação de um gene correspondente ao *daf-2* nas *C. elegans*, Cynthia Kenyon respondeu:

> Talvez possamos fazer isso, eu não sei. Mas é possível imaginar que modificando um gene humano possamos duplicar nossa expectativa de vida. Não sei se isso é verdade, mas não podemos descartar essa hipótese. Acho que a diferença entre as expectativas de vida de espécies diferentes pode acabar se resumindo na atividade dos genes reguladores mestres, como o receptor *daf-2*... Duvido de que os seres humanos tenham genes especiais para a longevidade que os vermes não tenham.[21]

Outra linha de investigação é a procura de substâncias que imitam os efeitos dos produtos dos reguladores mestres. Nas leveduras, o gene que medeia a reação à restrição calórica é chamado de *sir-2* (de "regulador de informação silenciosa"), e ele também tem uma contrapartida exata nos seres humanos. Uma equipe da Universidade de Harvard estudou um grande número de elementos químicos, à procura daqueles que poderiam ativar o *sir-2* sem levar à semi-inanição. Descobriram um candidato promissor no resveratrol,[22] um composto que apareceu no noticiário anos atrás, como componente do vinho tinto e grande responsável pelos benefícios da bebida para a saúde. Resveratrol é um antioxidante que ocorre naturalmente na casca das uvas.

Acontece que as uvas produzem mais resveratrol quando crescem sob condições estressantes, quando os vinhedos enfrentam temperaturas baixas, falta de nutrientes ou são infestados por fungos, por exemplo. Os vinhos de Nova York têm mais resveratrol do que os da Califórnia, porque a vida em Nova York é mais difícil. E ocorre também que muitas plantas diferentes das vinhas produzem resveratrol sob estresse, e é bem possível que esse componente sirva para ativar as reações protetoras que há nelas, análogas às que ocorrem nos animais sob a dieta de restrição calórica.

Em todo caso, se você der resveratrol para células de levedura, elas vivem muito mais tempo do que o normal, como se as deixasse com fome. É possível que provoque a mesma coisa nos vermes, nos ratos e em nós, com ênfase na palavra "possível". Se provocasse mesmo, o resveratrol seria o maior almoço grátis ou melhor, jejum grátis, fornecendo todos os benefícios da restrição calórica e permitindo ao mesmo tempo que você tenha e coma seu prato preferido.

Sem muitas outras provas para apoiar sua causa, os entusiastas do resveratrol saltaram para exatamente essa conclusão. Alguns invocaram o grande consumo de vinho tinto como causa da longevidade na ilha da Sardenha. Outros correram para atender ao mercado. Um produto chamado Longevinex[23] já está à venda, uma forma estabilizada e encapsulada de resveratrol, e dizem que uma "porção" equivale aos efeitos de proteção da saúde de cinco a 15 taças de vinho tinto.

E isso nos leva de volta à feira de expositores em Las Vegas, onde produtos e afirmações vão bem além dos limites das comprovações científicas.

Não tenho dúvida de que os genes influenciam o tempo de vida e estou intrigado com as descobertas dos mecanismos genéticos que aumentam a vida e reduzem os riscos de doenças relacionadas à idade, por desacelerar o metabolismo e incrementar as defesas do organismo. Também espero que um dia seja possível manipular esses mecanismos, talvez tomando cápsulas antienvelhecimento.

Mas agora não. E, mesmo quando as cápsulas estiverem à disposição, pode acontecer de provocarem efeitos colaterais devastadores. Uma visão objetiva da distância entre as promessas e a realidade da terapia genética não é nada encorajadora. Desde meados da década de 1990, inúmeros pesquisadores e histórias de primeira página da mídia nos levaram a acreditar que as terapias com genes vão revolucionar a medicina, acabar com as doenças e adiar a morte. Onde estão essas terapias? Quantos empreendimentos de biotecnologia deram com os burros n'água em suas tentativas de capitalizar a telomerase e outros produtos antienvelhecimento?

Os fatos concretos são os seguintes: teoricamente é possível estender a perspectiva de vida do ser humano, mas nenhum método para fazer isso está hoje disponível. Nós nem sabemos ao certo se a restrição calórica funciona para nós.* Além do mais, é pouco provável que qualquer um desses métodos estará no mercado a tempo para que qualquer pessoa que esteja lendo este livro possa usar.

E se a medicina antienvelhecimento com base científica um dia virar realidade, será uma coisa boa? Você ia querer usá-la?

Eu fiz um amigo na Conferência sobre Longevidade de Okinawa: Fernando Torres-Gil[23], diretor associado e professor

---

* Roy Walford, M.D., um dos defensores mais famosos da restrição calórica, recebeu o diagnóstico da ELA logo antes de completar oitenta anos. (Ele morreu em 2004.) A ELA (esclerose lateral amiotrófica) é a degeneração devastadora do sistema nervoso e uma doença relacionada à idade. Dados os alegados benefícios da restrição calórica na saúde do cérebro, não era de se esperar esse resultado em um dos seus mais diligentes praticantes.

na Faculdade de Política Pública e Pesquisa Social da UCLA. Ele é antes de mais nada um especialista das sociedades que estão envelhecendo na América Latina, na Califórnia, na Coréia e em outros lugares. Em numerosos artigos, em testemunhos diante do Congresso e em palestras por todo o mundo, o professor Torres-Gil fez perguntas inquietantes e apontou fatos perturbadores sobre a nossa demografia em mutação, entre elas:

- Quais são as implicações políticas e econômicas do número cada vez maior de idosos nas sociedades?
- Nos Estados Unidos, a massa da população idosa é branca e de língua inglesa, enquanto a população mais jovem é diversificada e cheia de imigrantes. De que maneira essa crescente estratificação social vai modificar o nosso país?
- Uma sociedade demograficamente saudável precisa de mais gente na faixa da meia-idade, porque essa é a parcela que sustenta o resto com trabalho e produtividade. De que maneira o envelhecimento desproporcional vai afetar o país?
- O que acontece com os serviços sociais numa sociedade que está envelhecendo, quando mais pessoas exigem esses serviços, mas há menos mulheres para oferecê-lo, porque elas entraram em maior número no mercado de trabalho?
- O que acontece com a aposentadoria quando os americanos não estão mais poupando, estão se aposentando mais cedo (a idade média agora é 63) e vivendo mais?

No Japão, onde o envelhecimento da população está mais avançado, os efeitos econômicos e políticos da mudança demográfica já estão causando grandes problemas sociais. Não está claro se o sistema social de saúde japonês será capaz de sobreviver, assim como não está claro se a Seguridade Social atual será capaz de cuidar de tanta gente vivendo bem mais do que 65 anos.

Essas são apenas algumas das preocupações que a sociedade enfrenta quando seus cidadãos mais velhos representam o segmento da população que cresce mais rápido.[25] E isso sem levar em conta o advento de intervenções para alongar a vida humana. Se um medicamento antienvelhecimento for posto no mercado, certamente será muito caro. Quem poderá pagar? Não a população diversificada de imigrantes que não falam inglês. Será uma medicina para os ricos, acentuando ainda mais as linhas da estratificação social e intensificando conflitos de gerações.

E quanto ao nível pessoal? Um artigo recente de Susan Dominus na *New York Times Magazine*, intitulado "A vida na idade dos muito, muito velhos", examinou exemplos vivos e os problemas que eles encontram.[26] "Bill tem 73, mas o pai dele não o deixa aposentar-se. Charlotte tem 97 e sua irmã mais velha ainda quer mandar nela. Natalie está tentando agradar a mãe desde o governo de Hoover." O artigo diz que "o impacto filosófico sobre a dinâmica familiar será profundo, à medida que os pais continuarem a contar com os filhos muito tempo depois da aposentadoria deles, e pessoas com mais de oitenta anos aprendem o que significa, nessa idade, ainda ser filho de alguém". Uma das pessoas entrevistadas foi Diana, de 102 anos, que mora perto da filha de 74 anos. A filha cuida da mãe e já faz isso há mais de cinquenta anos, desde que seu pai morreu. Diana lembra que um médico disse para ela – quando tinha sessenta e poucos – que ela provavelmente viveria até os cem anos:

> Não me deseje isso, eu disse para ele... Todas aquelas pessoas que querem viver até os cem anos... o que há de bom nisso? Diga-me, por que acham que é tão maravilhoso? Sofro de solidão, não posso sair para fazer compras. Sou um fardo. Não, não acho que estou feliz de ter vivido tanto. Quanto às pessoas de trinta que acham que gostariam de viver tanto assim... elas não entendem que o mundo está só ficando cada vez pior? Será que não lêem os jornais? Acho que você não vai gostar quando tiver cem anos... O mundo vai estar de cabeça para baixo... Noventa... essa é uma boa idade. Suficientemente velha.

Você vai ouvir falar cada vez mais da medicina antienvelhecimento e do prolongamento da vida nos próximos anos. A minha conclusão aqui e agora é que essas descobertas teóricas só servem como distrações sérias do que é importante, a saber, aprender a aceitar a universalidade e inevitabilidade do envelhecimento, compreender seus desafios e promessas e saber como manter mente e corpo o mais saudável possível enquanto passamos pelos sucessivos estágios da vida.

A propósito, eu voltei a Las Vegas no fim de outubro de 2004 para fazer uma palestra na primeira alternativa mais científica e patrocinada pela Primedia da Conferência da A4M. O evento era chamado de "Terapêuticas Integradas para a Conferência Antienvelhecimento & Exposição". As sessões plenárias aconteceram num salão com quase um quarto do tamanho do usado pela A4M e, pelo menos nos discursos de abertura, mais da metade dos lugares estava vazia. Por enquanto, a medicina antienvelhecimento comprovada não vende tão bem quanto o exagero.

4

POR QUE ENVELHECEMOS

> Envelhecer é um processo de deterioração, como todos já devem saber... O fato é que acontece com tudo [o envelhecimento], não importa o que você faça. Tudo no universo envelhece.[1]
>
> – *Leonard Hayflick*

Há muitas teorias que explicam por que envelhecemos. Algumas se concentram no acúmulo de erros do código genético, outras invocam a perda dos telômeros. Você não precisa saber os detalhes de todas essas teorias, mas achei que talvez fosse interessante analisar duas delas para ter uma idéia de como os pesquisadores pensam. A primeira tem a ver com o processo químico chamado caramelização, e a segunda é sobre o estresse oxidativo. Ambas têm importância prática, a primeira porque sugere que mudanças na dieta podem reduzir os riscos de doenças relacionadas ao envelhecimento, e a segunda porque gera perguntas sobre se devemos tomar vitaminas e minerais antioxidantes para preservar a saúde e o desempenho da juventude por mais tempo. As duas teorias sugerem que a senescência e a longevidade são separáveis, que a doença que vem com a idade não é uma conseqüência necessária do envelhecimento.

Se você esquenta açúcar numa panela, ele primeiro derrete e depois, quando atinge a temperatura de 170°C (338°F), começa a ficar marrom, uma mudança que acontece mais rápido na presença de um ácido catalisador, como um pouco de suco de limão ou vinagre. Esse processo tem o nome de caramelização e é conhecido de todos os cozinheiros experientes. Apesar de parecer simples, a mudança química, que envolve a redistribuição interna das moléculas do açúcar, é tão complexa que nem se compreende na sua totalidade. Para lhe dar apenas uma idéia dessa complexidade, veja só este trecho de um artigo técnico:

> A caramelização ocorre numa seqüência de seis passos. A reação enolizante inicial é especialmente importante porque dá início à cadeia subseqüente de eventos. Essas reações favorecem o aumento da degradação de açúcares alifáticos que podem reagir e produzir oxigênio heterocíclico e carbocíclico pela condensação de aldol.[2]

Espero que não se desaponte por eu omitir os passos do segundo ao sexto.

Cozinheiros não precisam entender a química da caramelização para aproveitá-la. Eles usam um processo relacionado a esse quando cozinham misturas de açúcar, creme de leite, xarope de milho e manteiga para fazer bala de caramelo. Nesse caso a cor marrom e os sabores resultam de uma reação entre os açúcares e as moléculas de proteína no creme de leite e na manteiga. É chamado de reação Maillard,[3] de Louis-Camille Maillard, o cientista francês que foi o primeiro a descrevê-la em 1912. Também chamada de "reação de douramento", essa interação de proteínas com açúcar é a base de muitas receitas irresistíveis. É por isso que os assados ficam dourados no forno, batatas fritas ficam crocantes e saborosas, o pão vira torrada, e a lasanha adquire uma crosta marrom-dourada deliciosa.

Quanto à caramelização dos açúcares, os detalhes das reações de Maillard são desanimadores de tão complexos, até para os químicos. O que está claro é que essas interações químicas, além de explicarem a aparência, o aroma e o sabor de muitos pratos deliciosos, também são responsáveis por muitos outros fenômenos, desde o amarelamento de fotos antigas feito com emulsões de clara de ovo até a cor marrom do solo (de combinações de açúcares e proteínas na matéria orgânica em decomposição). Maillard tinha uma noção do imenso alcance dessa descoberta quando escreveu, no seu trabalho original: "As implicações relativas a esses fatos me parecem tão numerosas quanto interessantes para diversos ramos da ciência."[4] Ele especificou a patologia humana como um desses ramos.

A reação de douramento e a caramelização ocorrem normalmente nos sistemas vivos. Não exigem o calor de um forno ou panela; a temperatura do corpo é um condutor perfeito para isso, se catalisadores químicos estiverem presentes. Nosso corpo é cheio de açúcares, proteínas e tem muitos catalisadores. Alguns corpos têm mais açúcar circulando neles do que outros. O diabetes, especialmente, apresenta níveis elevados intermitentes de glicemia quando não há insulina suficiente (ou receptores para ela) para facilitar o transporte do açúcar (glicose) para as células. Médicos observam há muito tempo o desenvolvimento acelerado de um número de doenças relacionadas ao envelhecimento nas pessoas diabéticas, inclusive catarata e aterosclerose. Eles também reconhecem que grande parte dessa patologia é resultado de reações químicas entre a glicose e as proteínas, um processo chamado de *glicação*, que não é nada além da reação de Maillard.

Pense um pouco na bala de caramelo e naquela camada de cima da lasanha assada ao forno. Os produtos da reação de Maillard tendem a ser marrons e grudentos. A glicação e as reações químicas correspondentes produzem, na falta de palavra melhor, uma gosma pegajosa, e essa gosma emperra o funcionamento de tudo. Será que a velhice é resultado do lento douramento e caramelização dos nossos tecidos?*

O dr. Anthony Cerami, médico pesquisador e inventor, e

---

* Os profissionais da Ayurveda, medicina tradicional da Índia, encontrarão nisso ecos da teoria deles sobre a causa das doenças. A filosofia ayurvédica atribui as doenças ao acúmulo de *ama*, resíduo tóxico que pensam que se forma de alimento mal digerido. Muitos tratamentos ayurvédicos, como a purgação, o vômito, banhos de vapor e massagens com óleos, se destinam a mobilizar *ama* e ajudar o corpo a eliminá-lo.

membro da Academia Nacional de Ciências, apresentou exatamente uma "teoria do envelhecimento por glicação" em 1985.[5] Postula que as reações entre as proteínas e os açúcares no corpo acabam formando uma classe de compostos chamados de "produtos finais de glicação avançadas", ou AGEs. Os AGEs podem danificar outras proteínas e também o DNA e o RNA. Fazem isso criando elos anormais entre seqüências adjacentes de proteínas, uma mudança chamada de "ligação cruzada". As proteínas com ligação cruzada são deformadas – menos elásticas, menos flexíveis e menos capazes de executar suas funções normais. É a ligação cruzada que faz as proteínas no cristalino dos olhos ficarem opacas e formarem a catarata. Proteínas com ligação cruzada são responsáveis pelas rugas e pela flacidez da pele na velhice. Proteínas com ligação cruzada em vasos sangüíneos são a base da aterosclerose, o endurecimento das artérias. Proteínas com ligação cruzada no cérebro podem contribuir com o desenvolvimento de doenças neurodegenerativas como ELA, Parkinson e Alzheimer.[6]

Além do mais, tanto os AGEs como as proteínas com ligação cruzada podem provocar reações inflamatórias e autoimunes e estimular as células a se proliferarem, e tudo isso junto pode levar a danos ainda maiores. Na verdade muitas doenças progressivas da senescência podem ser razoavelmente atribuídas ao acúmulo gradual dessas substâncias e às mudanças que elas provocam nas estruturas e funções do corpo. A lista inclui hipertensão arterial, doenças renais, retinopatias, osteoartrites e, é claro, todas as complicações do diabetes.

Uma área promissora do desenvolvimento de drogas se concentra nos interruptores das ligações cruzadas,[7] compostos capazes de desfazer os elos patológicos criados nas proteínas pelos AGEs. A aspirina pode ser um composto desses, e essa propriedade talvez explique alguns dos seus benefícios para a saúde a longo prazo, inclusive a redução do risco de catarata e de certos cânceres. Um interruptor de ligação cruzada mais poderoso, a pimagedina,[8] está passando atualmente por testes clínicos como novo tratamento para nefropatia diabética, a doença crônica dos rins que muitas vezes é uma complicação do diabetes.

Um biogerontólogo que conheço ignora toda "essa coisa de caramelização", como ele mesmo chama. Afinal, não passa de uma teoria. Mas quais podem ser as recomendações práticas resultantes da teoria do envelhecimento por glicação?

Como o açúcar no corpo é principalmente produto do metabolismo do carboidrato e porque a função da insulina é limpar o açúcar do sangue, parece que seria importante fazer tudo que for possível para manter o metabolismo bem sintonizado e a sensibilidade da insulina elevada. A atual epidemia de obesidade está forçando os médicos a pensar nesses problemas, especialmente com a crescente popularidade das dietas com baixo teor de carboidratos. No rastro da epidemia de obesidade nas crianças, estamos também começando a ver um aumento dramático do diabetes tipo 2, o tipo muito mais comum que costumava ser chamado de diabetes senil, agora um nome impróprio quando tantos jovens estão recebendo esse diagnóstico. No diabetes tipo 2, o pâncreas produz insulina suficiente, mas as células não reagem a ela. Essa perda da sensibilidade para a insulina ou, se preferir, o desenvolvimento da resistência à insulina representa a perda de receptores da insulina na superfície das células, um processo que é influenciado tanto pelos genes como pelo estilo de vida.

O gene responsável pela resistência à insulina – "gene econômico",[9] como às vezes o chamam – é muito comum na nossa população porque foi selecionado pela evolução quando o alimento era escasso e a maioria das pessoas vivia próxima da inanição a maior parte do tempo. Se você fica freqüentemente à beira da inanição, a perda de sensibilidade para a insulina é uma vantagem de sobrevivência. Ela permite que você aproveite melhor as calorias quando estão disponíveis e que as armazene como gordura com maior eficiência. A gordura armazenada significa a sobrevivência em tempos de escassez. Mas, agora que temos alimento disponível o tempo todo e em excesso, esses mesmos genes se tornam uma desvantagem muito grande. Eles são capazes de produzir uma variedade de "síndromes metabólicas" que vão desde a obesidade e tipos não saudáveis de gorduras e de colesterol no sangue, até o desenvolvimento do diabetes tipo 2 que requer tratamento medicamentoso.

Além de criar uma superabundância de comida na sociedade moderna, também modificamos a natureza de muitos alimentos, com o refino e o processamento deles a partir do seu estado natural em formas que interagem de novas maneiras com nossos sistemas. E isso é mais problemático com os carboidratos. Em vez de comer nossos grãos em sua forma integral, tostado, cozido ou picado em sopas quase sólidas, nós os moemos, fabricamos farinha deles e descartamos a casca fibrosa e a semente rica em óleo. Esse amido é digerido com muita rapidez, provocando picos na glicemia e a correspondente secreção de insulina que, com o tempo, leva à perda da sensibilidade a esse hormônio nas pessoas que têm os genes frugais. Não importa se a farinha é transformada em pão branco, em pão "integral", em biscoitos, bolos, ou massa de pizza. É tudo amido pulverizado com uma enorme área de superfície onde trabalham as enzimas digestivas, e tudo rapidamente se converte em glicose no sangue. E é claro que a nossa dieta agora está cheia de açúcar propriamente dito, algo com que o pâncreas dos nossos distantes ancestrais nunca teve de lidar. Só obtinham açúcar das frutas maduras e de vez em quando de um favo de mel. Consumimos açúcar em praticamente todas as refeições, especialmente nos alimentos e bebidas adocicados com adoçantes baratos feitos de milho. Essa mudança dietética favorece a glicação e a formação dos AGEs.

Não sou defensor da dieta Atkins, mas acho que temos de agradecer ao dr. Atkins por chamar a atenção para o papel dos carboidratos na obesidade. Durante anos, os médicos convencionais se concentraram obsessivamente na gordura como o principal culpado na dieta alimentar. Eles nos disseram para cortar drasticamente o consumo de gorduras e puseram muitas pessoas em dietas com baixo teor de gordura sem qualquer preocupação com a quantidade e os tipos de carboidratos que estavam consumindo. Ao mesmo tempo, os fabricantes de alimentos embarcaram no vagão de redução de gordura e inundaram o mercado com produtos sem gordura e com teor reduzido de gordura. E nesse tempo todo fomos ficando cada vez mais gordos.

Finalizando, está nascendo a consciência entre os médicos e dietistas de que há carboidratos bons e maus, assim como há gorduras boas e más. Os carboidratos maus são os refinados, rapidamente digeridos que impõem uma elevada carga glicêmica ao sistema. (Darei conselhos específicos de dietas mais adiante.)

Não só os genes e a dieta afetam a sensibilidade à insulina e a nossa capacidade de processar os carboidratos. A atividade física exerce um papel importante também. Algumas pessoas com diabetes tipo 2 conseguem a remissão da doença e dispensam o uso de medicamentos pelo simples fato de fazer exercícios vigorosos regularmente, sem modificar sua dieta. E alguns suplementos alimentares também podem ajudar a recuperar a sensibilidade à insulina, entre eles o cromo e o ácido alfa-lipóico. (Nesse caso também darei recomendações detalhadas mais adiante.)

Considere estes fatos novos:

- Níveis elevados de glicemia, mesmo se passageiros, favorecem a glicação e a produção de compostos (AGEs) que danificam as estruturas do corpo e distorcem suas funções. Isso ocorre em todo o mundo, independentemente da constituição genética.
- Esses danos e distorções, com o tempo, são a base provável de muitas doenças degenerativas crônicas que têm a freqüência aumentada quanto mais nós vivemos, ou seja, as doenças relacionadas ao envelhecimento.

- Nas pessoas com genes frugais – e somos muitos* –, episódios de hiperglicemia quando podem ocorrer reações de glicação, serão mais freqüentes e durarão mais tempo, especialmente com a perda progressiva da sensibilidade à insulina.
- Mesmo as pessoas geneticamente suscetíveis, podem minimizar esses problemas reduzindo a percentagem de calorias de carboidratos da dieta, reduzindo ou eliminando o consumo dos tipos de alimentos com carboidratos que produzem uma elevação rápida da glicemia, e mantendo a sensibilidade à insulina com exercícios.
- De muitas formas, o diabetes tipo 2 fornece um modelo do envelhecimento acelerado, ou pelo menos do desenvolvimento acelerado de doenças relacionadas ao envelhecimento. Também é o extremo de um espectro de problemas metabólicos que afetam muito mais pessoas do que só as que terão diabetes.

A maioria dos profissionais da saúde que é bem informada sobre o metabolismo dos carboidratos, síndromes metabólicas e resistência à insulina está preocupada com os riscos da obesidade, das doenças cardiovasculares e do diabetes. Ainda não tomaram conhecimento dessa "coisa de caramelização" e sua relação com as mudanças degenerativas que vêm com a idade. A meu ver essa é uma área importante de pesquisa.

Antes de encerrar o assunto, quero escrever rapidamente sobre outra variedade de gosma que não é produto da reação de Maillard, mas representa o acúmulo de lixo celular. Sabe aque-

---

* É um erro pensar que os genes frugais são exclusivos de certos grupos étnicos, como os nativos americanos, os havaianos, judeus ashkenazim, ciganos e outros, com elevados índices de diabetes tipo 2. Vemos os efeitos desses genes em populações que consomem comida demais e comida refinada demais por algum tempo. Mas o recente surgimento da obesidade e do diabetes tipo 2 na China e no Japão, onde a mudança para as dietas ocidentais modernas chegou muito mais recentemente, sugere que esses genótipos são mais universais.

las "manchas senis" que a maioria das pessoas adquirem e que os médicos dizem que não significam nada? Na verdade elas podem ter muito significado, porque o mesmo material que as compõe fica depositado em muitos lugares que não são visíveis, inclusive no cérebro. O nome desse pigmento marrom da velhice é *lipofuscina*, derivado da raiz grega para "gordura" e da raiz latina para "sombrio" ou "escuro". O termo não é correto, pelo menos na parte da "gordura". A lipofuscina não é uma substância, mas uma mistura heterogênea de gorduras, proteínas e metais, especialmente ferro.[10] É refugo, o resíduo consolidado de estruturas celulares gastas que não pode ser eliminado com facilidade do corpo, e que se acumula dentro das células, especialmente daquelas que não estão mais se dividindo ativamente. Isso inclui células do músculo cardíaco e células nervosas.

Está bem claro que a lipofuscina é marcadora da idade. Ela começa a se acumular logo depois do nascimento e continua se acumulando por toda a vida, num ritmo cada vez mais acelerado. Ainda não sabemos se é causa ou resultado da idade, ou se as células que ficam cheias dela sofrem danos por isso. As provas quanto a esses pontos são contraditórias e a opinião científica está dividida. A maior parte do conhecimento que temos sobre como a lipofuscina se acumula vem de estudos dos olhos. Uma camada de células por trás da retina é muito rica em lipofuscina, em especial nas pessoas com mais de quarenta anos. Essas células são responsáveis pelo fornecimento de nutrientes e pela remoção de resíduos das células fotossensíveis da retina, e alguns pesquisadores acham que a lipofuscina compromete seu bom funcionamento. Isso poderia provocar o envelhecimento do olho e a degeneração macular que acontece com a idade, uma das principais causas da perda de visão dos idosos. (Um exame oftalmológico comum pode mostrar a quantidade presente desse pigmento.)

Outros especialistas pensam que a lipofuscina é produto da interação do lixo celular com radicais livres, moléculas altamente reativas geradas por reações oxidantes danosas. (Direi mais sobre isso adiante.) Também é possível que quando grandes quantidades do pigmento da idade são compactados nas células, elas se tornam mais suscetíveis ao estresse oxidativo.

Isso leva a um tópico muito mais importante, à teoria do envelhecimento pelos radicais livres,[11] que trata do estresse oxidativo e é muito proeminente no pensamento científico que é essencial para você compreender seus contornos gerais.

Oxidação é o termo químico para o processo de remoção de elétrons de um átomo ou molécula. O oxigênio é especialmente hábil em privar outros átomos e moléculas de seus elétrons, por isso deu seu nome ao processo geral. Em outras palavras, o oxigênio é um agente oxidante bom, mas outras substâncias também são (o cloro, por exemplo). O oxigênio por si mesmo é cáustico e destrutivo. Você pode comprovar isso na oxidação ou ferrugem do ferro, quando o oxigênio transforma o metal sólido em algo quebradiço e corroído.* Precisamos do oxigênio para viver, mas altas concentrações dele são tóxicas para os seres vivos.

Quando o oxigênio e outros agentes oxidantes tiram elétrons de moléculas orgânicas – as grandes, das quais os organismos vivos dependem –, podem chegar a desfazer essas moléculas, deixando-as defeituosas ou inutilizadas. Portanto, os organismos vivos precisam ter defesas contra o oxigênio e a oxidação para poder proteger seus constituintes de danos.

Essas defesas talvez tenham originariamente evoluído com um propósito diferente, como proteção contra a radiação solar, que era muito mais intensa nos primórdios da história do nosso planeta. Quando a radiação interage com a água, a molécula se desfaz e produz oxigênio, e nesse processo uma série de intermediários instáveis, chamados de radicais livres. Os radicais livres existem de forma independente – por breve espaço de

---

* O contrário de oxidação é *redução*, a adição de elétrons, um termo confuso, porque sugere a perda de alguma coisa, em vez do ganho. Um recurso mnemônico que ajuda os alunos de química a acertar os dois processos contrários é "LEO o leão diz GER" – isto é, *Loss of Electrons is Oxidation, Gain of Electrons is Reduction* [A perda de elétrons é oxidação, o ganho de elétrons é redução].

tempo, em alguns casos – e são diferenciados por uma configuração instável dos elétrons, ou seja, eles têm um elétron a mais. Em seu esforço para se tornar estável, os radicais livres reagem com quaisquer moléculas que encontram, tirando elétrons delas. Isso cria mais moléculas instáveis, que então atacam suas vizinhas, numa cadeia de reações. Essas reações só param de acontecer quando dois radicais reagem um ao outro de tal modo que formam uma molécula estável, ou quando os produtos da reação são fracos demais para interagir com outras moléculas.

Quando uma reação em cadeia de radicais livres termina, ela pode ter tirado componentes vitais das células como um furacão, provocando danos extensos. De fato, esse é exatamente o mecanismo do envenenamento pela radiação. A exposição à radiação, seja de raios X ou de explosões nucleares, rompe as moléculas de água no nosso corpo, gerando radicais livres que danificam o DNA, as proteínas, as membranas das células e outras estruturas vitais. Os sintomas do envenenamento por radiação – desequilíbrio gastrintestinal imediato, queda de cabelo mais tarde e, bem mais tarde, câncer ósseo e leucemia – são conseqüências desses danos provocados pelos radicais livres.

As plantas verdes também desfazem moléculas de água e geram oxigênio de forma mais controlada, usando a energia do sol. Isso é a fotossíntese, que capacita as plantas a capturar a energia solar e fabricar o açúcar simples (glicose) do dióxido de carbono que há no ar. E tanto as plantas como os animais revertem esse processo durante a *respiração*, quando metabolizam (queimam) a glicose com o oxigênio, produzindo água e dióxido de carbono. Em todos esses processos bioquímicos, são gerados os mesmos intermediários altamente reativos, como ocorre nas interações da radiação com a água. Como classe, essas moléculas perigosas muitas vezes são chamadas de espécies de *oxigênio reativo*, ou ROS. Duas delas são radicais livres (o radical hidroxila e o radical superóxido); a terceira é o peróxido de hidrogênio, famoso branqueador e desinfetante que destrói as cores e mata os germes por sua ação oxidante.

Os cientistas nos dizem que a vida começou nos oceanos quando havia pouco oxigênio na atmosfera da terra e a radiação solar era muito mais intensa porque não existia a camada de ozônio para filtrá-la. A vida mais primitiva não dependia de oxigênio, mas, quando as primeiras bactérias começaram a adquirir a capacidade de executar a fotossíntese, eram protegidas dos produtos perigosos da própria bioquímica por sistemas defensivos que já estavam lá, resultado da evolução do que protegia suas ancestrais da radiação. Essas *defesas antioxidantes* foram herdadas por todas as formas de vida que vieram depois e tornaram possível a fotossíntese e a respiração das células, apesar dos produtos tóxicos gerados por essas inovações, e uma concentração cada vez maior de oxigênio no ar (resultado da fotossíntese em escala cada vez maior).

Não quero desanimar o leitor com tanta química. Para quem quiser mais detalhes sobre a natureza do oxigênio, da oxidação e da teoria do envelhecimento pelos radicais livres, recomendo sem medir elogios o livro *Oxygen: The Molecule That Made the World* [Oxigênio: a molécula que criou o mundo] de Nick Lane, bioquímico e escritor radicado em Londres. Concordo plenamente com a apresentação de Lane da teoria e também com suas especulações a respeito da centralidade do estresse oxidativo no desenvolvimento das doenças relacionadas à velhice. Usei muitas idéias dele nesta seção do livro.

O estresse oxidativo é simplesmente a carga total imposta aos organismos pela produção constante de radicais livres no curso normal do metabolismo, acrescida de quaisquer outras pressões que partem do meio ambiente. Essas pressões incluem radiação natural e artificial, toxinas no ar, nos alimentos e na água, e diversas fontes de atividade oxidativa, como fumaça de cigarro, um dos sistemas mais concentrados de emissão de radicais livres.

Descrevo o mínimo de química que você precisa lembrar para poder compreender as implicações disso no envelhecimento e as maneiras de moderar seus efeitos menos bem-vindos.

O oxigênio é corrosivo e tóxico para os seres vivos. Obtemos energia queimando combustível, isto é, combinando alimento digerido com oxigênio do ar que respiramos num processo metabólico que gera as mesmas espécies perigosas de oxigênio reativo que representam o perigo da radiação. Essas espécies incluem poderosos agentes oxidativos e radicais livres que podem dar início às reações destrutivas em cadeia nas estruturas celulares. Além disso, estamos expostos a fontes ambientais de radicais livres. Nosso corpo está equipado com defesas antioxidantes para nos proteger desses perigos. Essas defesas são barreiras físicas para deter os radicais livres no local em que são produzidos, dentro das células; enzimas que neutralizam as ROS; substâncias derivadas da dieta (como as vitaminas C e E) que são capazes de "matar" os radicais livres cedendo elétrons para eles, interrompendo as reações em cadeia dos radicais livres logo no início; mecanismos reparadores que tratam dos danos oxidativos ao DNA, às proteínas e às membranas; e reações complexas ao estresse que vão desde o suicídio celular programado, se os danos são extensos demais, até a ativação dos genes mestres de controle que regulam o metabolismo e as defesas.

Um bom argumento pode ser o fato de a saúde depender do equilíbrio entre o estresse oxidativo e as defesas antioxidantes. A senescência e o surgimento das doenças relacionadas ao envelhecimento representam a incapacidade das defesas antioxidantes de lidar com o estresse oxidativo ao longo do tempo, com o acúmulo constante de defeitos no DNA, nas proteínas e nas membranas. Partindo desse ponto de vista, a "senescência" e a "longevidade" passam a não ser sinônimos. Se as defesas antioxidantes são fortes, a vida longa sem doenças deve ser possível. Certamente esse é o caso de alguns centenários, que gozam de boa saúde quase até o fim, e então a decadência é rápida. A maioria das pessoas gostaria de envelhecer assim e, se um número maior pudesse fazer isso, talvez não precisássemos nos preocupar tanto com as conseqüências econômicas da longevidade ampliada. Se os mais velhos se mantivessem relativamente livres de doenças, o impacto que causariam no sistema de saúde pública talvez não fosse tão grande, mesmo havendo mais deles na população.

Enquanto escrevo isso, estou visualizando mentalmente uma mulher de 92 anos que conheci dois dias atrás numa conferência acadêmica em Wisconsin. Eu teria apostado que tivesse por volta de setenta anos de idade, baseado na energia e na aparência dela. Havia uma grande discrepância entre sua idade cronológica e sua idade aparente, ou, como diriam alguns, sua idade biológica. Ela deve aproveitar os efeitos protetores de defesas antioxidantes extraordinariamente eficientes. É bem provável que as diferenças na eficiência dessas defesas explique por que alguns dos meus colegas do ensino médio na reunião que mencionei anteriormente pareciam não ter envelhecido quase nada, enquanto outros pareciam muito mais velhos do que eram.

Esse padrão de uma vida longa e livre de doenças é exatamente o que vemos nos animais que passam por restrição calórica e nos vermes e insetos com longevidade geneticamente fabricada. Lembre que os mecanismos responsáveis pelos efeitos benéficos dessas intervenções envolvem genes mestres de controle que desaceleram o metabolismo e ativam reações ao estresse que fazem parte do sistema de defesa antioxidante. Com o metabolismo mais lento, há menos estresse oxidativo e a produção de radicais livres é reduzida. Isso, por sua vez, reduz a formação de produtos finais avançados da glicação (AGEs) que se formam na presença dos radicais livres e exercem seus efeitos tóxicos, gerando mais radicais livres e provocando mais danos oxidativos. E o acúmulo de lipofuscina, que aparentemente se forma quando os resíduos celulares reagem com os radicais livres, também é reduzido.

Se a saúde depende da eficácia das nossas defesas antioxidantes, especialmente na velhice, o que podemos fazer para mantê-las assim? Se você examinar as diferentes classes de defesas enumeradas anteriormente, verá que a que parece mais controlável por nós é a das "substâncias derivadas da dieta". Essas substâncias incluem vitaminas, sais minerais, compostos protetores (fitonutrientes) e até algumas toxinas, tudo de origem vegetal. Por isso a medida mais prática que podemos tomar para nos defender da devastação do estresse oxidante é *comer mais vegetais*. Num capítulo mais adiante, entro em detalhes sobre os tipos e quantidades de legumes e verduras que devemos consumir. Aqui direi apenas que a maioria das pessoas que conheço não está consumindo a quantidade ou a variedade dos alimentos naturais que devia, elas não estão nem perto do que os okinawanos comem, por exemplo. Também observo que muitas toxinas naturais, tanto as que ocorrem nas ervas e temperos culinários como nos intoxicantes das plantas que as pessoas consomem em todo o mundo, podem ajudar a reforçar nossas defesas contra o estresse oxidativo. Essa última categoria inclui o bétele, a folha de qat, também chamada de khat, o ópio, a coca, o café, o chá, o chocolate, a raiz da kava e a maconha.

Muitas pesquisas se concentram em identificar, isolar e estudar os componentes da planta original com efeitos antioxidantes. Uma pergunta importante que está em aberto é se devemos suplementar nossa dieta com elas.

Vá a qualquer loja de produtos naturais, drogaria ou supermercado, e encontrará uma quantidade enorme de suplementos antioxidantes à venda, inclusive as vitaminas C e E, betacaroteno, extrato de chá verde, resveratrol, curcumina (do açafrão) e picnogenol (da casca de um tipo de pinheiro). Além de haver provas insuficientes que confirmem que o consumo desses produtos trarão qualquer benefício, alguns especialistas acham que podem ser prejudiciais. (Eu não sou um deles. Continuo a tomar diariamente uma combinação de antioxidantes e recomendo para outras pessoas também. Mais adiante falo sobre isso.)

Eis os argumentos contra o consumo desses suplementos:[12]

Primeiro, trata-se de um simples problema físico. Os compostos antioxidantes como a vitamina C são necessários no conteúdo líquido das células, próximo das "fábricas" respiratórias – a mitocôndria – que cospem fora os radicais livres, mas quando os consumimos como suplementos a maior parte fica na corrente sangüínea e no fluido extracelular. Essa preocupação é menor no caso da vitamina E, que é solúvel em gordura e age principalmente para proteger as camadas de gordura das membranas celulares das reações em cadeia dos radicais livres, mas vale para a maioria dos outros suplementos.

Segundo, alguns desses compostos podem funcionar como pró-oxidantes, além de antioxidantes. A vitamina C está nesse grupo. Sob algumas circunstâncias, ela pode aceitar elétrons de outra molécula, em vez de ceder elétrons para eliminar um radical livre. Se você inunda o organismo com mais vitamina C do que normalmente obtém de frutas e verduras na sua dieta, não poderá saber qual dessas ações vai predominar. Seria muito insensato aumentar o estresse oxidativo do corpo fornecendo suplementos da dieta de que ele não precisa, ou que não fazem falta.

E essa possibilidade gera uma preocupação muito concreta. Pouco tempo atrás, eu e outros médicos recomendávamos o consumo de suplemento de betacaroteno, o membro mais importante da família carotenóide dos pigmentos dos vegetais, para reduzir os riscos de câncer. Pesquisa mais recente demonstrou que fumantes e ex-fumantes que seguiram esse conselho ficaram mais sujeitos a desenvolver câncer de pulmão e do colo retal, aparentemente porque o betacaroteno age como pró-oxidante neles.[13] Sabíamos que as frutas e os legumes que contêm betacaroteno são uma grande proteção contra o câncer em geral. Concluímos que tomar cápsulas diárias de betacaroteno seria uma maneira conveniente de mais pessoas aproveitarem as vantagens dessa proteção. Estávamos errados – pelo menos no caso de fumantes e de ex-fumantes. Por quê?

Uma teoria é que o betacaroteno se torna pró-oxidante quando é tirado do contexto em que a natureza o produziu, isto é, como membro de uma grande família de pigmentos vermelhos, amarelos e cor de laranja que sempre acontecem juntos em frutas muito coloridas (como tomates e melões cantalupes) e legumes (cenouras, pimentões maduros), e inclusive em folhas verde-escuras (onde são mascarados pela clorofila). Como uma família, esses compostos são componentes importantes da defesa antioxidante das plantas. E funcionam em nós também, mas não podemos produzi-los no nosso corpo e por isso temos de obtê-los consumindo vegetais e frutas. Outros carotenóides são alfacaroteno, luteína (que protege os olhos de catarata e degeneração macular), licopeno (que reduz o risco de câncer de próstata), fitoeno e zeaxantina. Agora só recomendo suplementos que contêm uma mistura equilibrada de carotenóides, mas digo para as pessoas que mesmo esses podem não ser equivalentes às frutas e aos legumes que os contêm.

Outra possibilidade é que a ação de inibir ou de promover o câncer dos betacarotenos tenha a ver com o contexto em que é colocado e não com o contexto de onde foi tirado. Em outras palavras, algo relacionado ao estado bioquímico das células dos fumantes de tabaco talvez determine qual ação vai predominar, se a pró-oxidante ou a antioxidante. Se isso for verdade, teríamos mais perguntas sobre quando e como tomar os suplementos antioxidantes para obter o efeito desejado, perguntas às quais agora não podemos responder com certeza.

O argumento final contra acrescentar esses compostos à dieta é o mais intrigante de todos. Até agora descrevi o estresse oxidativo como algo essencialmente ruim, uma força negativa que danifica as estruturas, compromete as funções da vida e acelera o desenvolvimento das doenças relacionadas ao envelhecimento. Mas a verdade é que o estresse oxidativo, inclusive os radicais livres, possuem outra face, porque o corpo conta com eles para se proteger contra outros tipos de doenças, especialmente as infecciosas. A infecção gera estresse oxidativo. E essa elevação do estresse oxidativo é o sinal para os genes ativarem o sistema imunológico a fim de enfrentar os agentes infecciosos.

Um resultado fundamental dessa ativação é a reação inflamatória, caracterizada pelo rubor (vermelhidão), calor, tumefação e dor no local da infecção. Essas mudanças representam um aumento de fluxo de sangue e de células imunológicas para o local e, apesar de serem incômodas, são absolutamente necessárias. A inflamação em si tem duas faces, uma positiva e uma negativa. É a base das defesas do organismo contra a infecção e parte crucial do processo de cura. No entanto também pode provocar sua própria doença, como é o caso da auto-imunidade. Como a inflamação pode se voltar contra o organismo, deve permanecer no local devido e terminar no tempo devido. Portanto ela é rigidamente regulada por um sistema intrincado de hormônios, alguns dos quais a intensificam (*upregulate*), enquanto outros a inibem (*downregulate*). A saúde depende de um equilíbrio dinâmico dessas pressões opostas. Se a inflamação for pequena demais e chegar tarde demais, os germes podem levar vantagem. Se for demasiada e durar tempo demais, ou se ocorrer quando não é necessária, o resultado são outros tipos de doenças.

Se os suplementos antioxidantes realmente reduzem o estresse oxidativo, talvez então enfraqueçam as reações imunológicas necessárias diante da infecção, bloqueando exatamente o sinal que diz para o sistema imunológico ter uma reação defensiva. (Isso é análogo ao argumento de não se usar aspirina em pessoas com febres comuns. A elevação da temperatura do corpo é uma resposta imunológica que favorece a eficiência das células que combatem os germes; reduzi-la artificialmente torna mais difícil o trabalho dessas células.)

Não me preocupo muito com essa última possibilidade, porque me deslumbro com a capacidade do corpo de manter a homeostase, isto é, o equilíbrio de que necessita apesar das forças impostas a ele. Eis um exemplo do que quero dizer. Conheço muitas pessoas, inclusive alguns profissionais da medicina natural e alternativa, que se preocupam indevidamente com o equilíbrio ácido-alcalino do corpo, com o seu pH. Testam o pH da própria saliva regularmente (com fitas de papel para teste) e dizem para todo mundo seguir uma "dieta alcalinizante", referindo-se a pouco ou nenhum produto animal, nada de açúcar refinado e nada de farinha de trigo. Esse pode ser um bom conselho para dieta por outros motivos, mas não tem nada a ver com a acidez ou a alcalinidade do nosso sangue e dos fluidos dos nossos tecidos. E o pH da saliva também não é indicador desses valores. Como o pH é um determinante tão importante da bioquímica e da fisiologia básicas, inclusive da função das células nervosas e musculares, o corpo não pode correr riscos com ele. Os mecanismos homeostáticos do corpo mantêm o pH constante através de uma vasta gama de mudanças externas, inclusive a natureza variada do que você come e bebe. Se você bebe um copo de limonada, pode erodir o esmalte dos seus dentes e provavelmente vai irritar o revestimento do seu esôfago, mas não mudará o pH do seu corpo nem um pouco.

Do mesmo modo, uma vez que a dependência do aumento do estresse oxidativo como sinal para a atividade imunológica contra a infecção é tão vital para a sobrevivência, desconfio de que o corpo é perfeitamente capaz de ignorar, neutralizar ou administrar de outra forma a influência perturbadora de uma porção ou duas a mais de antioxidantes alimentares, seja nas cenouras ou em cápsulas.

Há outras implicações importantes em relação ao fato de o estresse oxidativo ser útil para o corpo em algumas circunstâncias. A infecção é a principal fonte desse tipo de estresse no início da vida e tem o potencial de matar os indivíduos antes que eles atinjam a idade reprodutiva. Portanto é bem provável que a seleção natural tenha favorecido a evolução de um sistema defensivo que reagisse ao estresse oxidativo e que até viesse a depender dele como um sinal para entrar em ação – criando a reação inflamatória, por exemplo. Quando o sistema imunológico derrota um ataque infeccioso, o estresse oxidativo cai e o sistema defensivo se acalma. Em tais casos a causa do aumento do estresse oxidativo é externa ao corpo e o corpo pode eliminá-la.

Essa é uma estratégia inteligente para a defesa contra uma ameaça à sobrevivência no início da vida, mas podemos pagar um preço alto por ela quando ficamos mais velhos e passamos da idade reprodutiva. À medida que envelhecemos, o aumento do estresse oxidativo é conseqüência da dependência do oxigênio para obter energia. Por exemplo, a mitocôndria nas nossas células, onde ocorre a respiração, perde sua integridade e deixa escapar mais radicais livres. Isso provoca reação igual à da infecção, mas dessa vez a inflamação e as outras ações defensivas que acontecem não têm mais objetivo e causam danos em vez de curar. Essa fonte de aumento de estresse oxidativo não pode ser eliminada.

Nos últimos anos, os cientistas começaram a reconhecer que inflamação mal aplicada, desnecessária e prolongada pode ser uma causa comum de muitas doenças degenerativas crônicas que até agora pareceram não ter nada em comum.[14] Os cardiologistas concordam em que a doença coronariana e a aterosclerose começam como um processo inflamatório nas paredes das artérias. A doença de Alzheimer tem início com uma inflamação no cérebro. Em todas as doenças auto-imunes, como artrite reumatóide e lúpus, os danos nos tecidos e nos órgãos são resultado de inflamação inadequada. A artrite reumatóide é mais comum em jovens, mas a maioria desses distúrbios inflamatórios se torna mais freqüente com a idade. Na verdade são responsáveis por muitas das doenças relacionadas com o envelhecimento que gostaríamos de evitar.

O estresse oxidativo tem claramente duas faces: pode ser útil para o corpo no início da vida para acionar a defesa contra ameaças externas à saúde, mas se torna cada vez mais prejudicial à medida que envelhecemos, ativando essas defesas continuamente quando não são necessárias, provocando inflamações danosas. Nick Lane e outros chamam esse esquema de teoria do "agente duplo" do envelhecimento. Lane escreve: "Como o estresse oxidativo é fundamental para a nossa recuperação de infecções na juventude, e portanto afeta a probabilidade que temos de sobreviver para ter filhos, ele é selecionado positivamente pela seleção natural em nosso próprio detrimento na velhice."[15]

Essa idéia é sensata, mas não tenho certeza se é a resposta final para a pergunta sobre por que envelhecemos. Tudo que já escrevi sobre isso aqui descreve mudanças associadas ao envelhecimento, tais como a caramelização das nossas proteínas e açúcares dando origem aos produtos finais da glicação que estão relacionados aos danos, ou o acúmulo de lipofuscina nas células, ou os efeitos tóxicos do estresse oxidativo. Mas por que essas mudanças acontecem? Por que, por exemplo, as mitocôndrias velhas começam a vazar, deixam escapar mais radicais livres e acionam inflamações desnecessárias?

A melhor resposta para essas perguntas é sugerida na citação de Leonard Hayflick no início deste capítulo: "Tudo no universo envelhece." Pense um pouco nessa afirmação.

Uma árvore muito querida perto da minha casa está agora senil. É um cipreste do Arizona (*Cupressus arizonica*) perfeito, com quase vinte metros de altura, uma sempre-verde que resiste bem à estiagem, com folhas verde-azuladas e uma forma simétrica que os especialistas em árvores chamam de "piramidal" ou "em forma de torre". No ano passado, o topo começou a ficar marrom e a morrer. Um especialista em árvores diagnosticou o problema como cancro de coroa, uma doença provocada por fungos. Ele tratou a minha árvore, mas nessa primavera a morte das folhas ficou pior e fiquei sabendo que o verdadeiro problema era que a minha árvore estava velha, devia ter uns sessenta anos ou mais, que é o tempo máximo de vida do cipreste do Arizona. O cancro de coroa é uma infecção oportunista que ataca hospedeiros suscetíveis. A velhice enfraqueceu a minha árvore e agora ela está com uma doença relacionada ao envelhecimento que provavelmente vai matá-la.

As montanhas Grenville[16] antigamente se estendiam desde a Groenlândia, passando por Quebec e Ontário e chegando aos Estados Unidos, e eram tão altas quanto a cordilheira do Himalaia. Criadas pela colisão dos protocontinentes, desapareceram há muito tempo, rebaixadas pela erosão, cobertas por sedimentos dos mares, as rochas que as formavam recicladas por camadas de gelo que avançavam e retrocediam até as Laurentian, uma serra baixa ao sul de Quebec, agora área popular de recreação para os moradores de Montreal e Otawa. As montanhas Grenville envelheceram e morreram. Seus "esqueletos" – as rochas que formam as Laurentian – são rochas velhas.

Procure no céu à noite a constelação conhecida de Orion, o Caçador. A estrela avermelhada e brilhante no canto superior esquerdo é Betelgeuze, uma supergigante vermelha, que engoliria a Terra se substituísse o nosso Sol. É uma estrela velha, que já deixou para trás o longo e estável período da meia-idade que os astrofísicos chamam de "seqüência principal" da evolução estelar. Estrelas na seqüência principal, como o nosso Sol, fundem o hidrogênio ao hélio com reações nucleares que geram energia suficiente para equilibrar o colapso centrípeto da gravidade. Esse estado de equilíbrio resulta da tensão equilibrada de duas forças opostas, assim como a saúde resulta do equilíbrio entre o estresse oxidativo e as defesas antioxidantes. Mas mais cedo ou mais tarde, como no caso da Betelgeuze, o combustível de hidrogênio acaba, outras reações nucleares começam para impedir o colapso gravitacional e a estrela sai da seqüência principal e envereda por um caminho que leva primeiro ao resfriamento e à expansão, depois à contração, às vezes a um colapso catastrófico e com o tempo à formação de um "cadáver" estelar, um corpo remanescente minúsculo e inerte do que foi um dia uma estrela brilhante.

É fácil distinguir árvores velhas de árvores jovens, montanhas velhas de montanhas jovens, estrelas velhas de estrelas jovens. E ninguém tem qualquer dificuldade de reconhecer uma pessoa velha. Tudo no universo envelhece, só que cada coisa de forma diferente ou em escala de tempo completamente diferente. Nada está imune às mudanças que o tempo traz. Além do mais, o tempo aponta em uma direção.

Lembro-me de que quando era adolescente fiz um filme muito curto e muito estranho com uma câmera doméstica, usando uma técnica que descobri numa revista de fotografia. Filmei um amigo sentado ao ar livre numa cadeira, lendo um jornal, depois ele rasga o jornal e joga o papel picado no vento até acabar tudo. O truque era segurar a câmera de cabeça para baixo e filmar a seqüência em câmera lenta. Quando o filme foi revelado, separei a seqüência e passei de trás para frente no projetor, de modo que o fim passou a ser o começo. O efeito na tela foi de uma pessoa sentada calmamente na cadeira que estende os braços para cima e começa a recolher os pedacinhos do jornal que chegam trazidos pelo vento. Os pedaços se juntam, um por um, até formar o jornal inteiro, que ele então lê.

É claro que esse pequeno truque fotográfico cria o que jamais poderia acontecer. Costumamos ver a ordem se transformar em desordem, mas não observamos a desordem dar lugar à ordem espontaneamente. Nem vemos árvores velhas virando árvores jovens, ou estrelas supergigantes vermelhas senescentes evoluindo para estrelas jovens, quentes, branco-azuladas. E jamais observamos pessoas ficando mais jovens.

Essa mudança evolutiva direcionada tem sido chamada de "flecha do tempo" um apelido para a Segunda Lei da Termodinâmica. Essa lei afirma simplesmente que, enquanto a energia do universo permanece constante, sua desordem ou aleatoriedade está em constante crescimento. Estamos sujeitos à Segunda Lei da Termodinâmica,[17] como estão todas as coisas vivas e inanimadas, e o nosso envelhecimento é uma expressão desse aumento da desordem no nosso corpo com o passar do tempo. É por isso que as mitocôndrias velhas perdem sua integridade e deixam escapar mais radicais livres nas nossas células. É por isso que jamais poderemos reverter o processo do envelhecimento. É por isso que o conceito da medicina antienvelhecimento está errado desde o princípio.

Por isso, por favor, esqueçam o antienvelhecimento e evitem ficar obcecados com o prolongamento da vida. Em vez disso, vamos nos concentrar em evitar ou minimizar o impacto das doenças relacionadas à idade, em separar a longevidade da senescência, em aprender a viver muito e bem, em envelhecer com dignidade.

5
A NEGAÇÃO DO ENVELHECIMENTO

> Penso como uma pessoa jovem e, apesar de procurar me manter em boa forma e ativa, não vou apelar para medidas desesperadas como lifting facial e cirurgia plástica. Acredito muito em deixar a natureza seguir seu curso e em viver com o que ela me dá.
>
> – *Sharon Stone*
>
> Com alegria e risos, que venham as rugas da velhice.
>
> – Shakespeare, *O mercador de Veneza*

Se envelhecer está escrito nas leis do universo, então aceitar o envelhecimento deve ser um pré-requisito para envelhecer com dignidade. Mas a não aceitação da velhice parece ser a regra na nossa sociedade, e não a exceção. Muita gente procura negar essa realidade e o seu progresso. Duas das maneiras mais óbvias de fazer isso são o uso de produtos cosméticos e da cirurgia estética. Vou mencionar outras, mas gostaria de examinar essas duas com mais detalhes.

Até agora, repassei para você a ciência do envelhecimento, expus o que penso sobre extensão da vida e medicina antienvelhecimento, e pedi para você se concentrar em separar longevidade de senescência. Sugeri que o objetivo mais importante é aprender como reduzir os riscos de se contrair as doenças relacionadas ao envelhecimento para poder aproveitar a saúde até uma idade mais avançada. Antes de contar o que sei sobre esse assunto, quero que pense nos aspectos positivos e negativos do envelhecimento. Muitas pessoas pensam apenas nos negativos e nunca consideram os positivos. A motivação para negar o envelhecimento se baseia nessa percepção distorcida.

No próximo capítulo, escrevo sobre as mudanças positivas que a idade pode trazer, espero que de forma original e útil. Neste capítulo quero olhar bem de frente para os aspectos negativos, que são sempre os mais importantes na cabeça de tanta gente. Eis uma lista de palavras que as pessoas costumam associar com o que é "velho":

> amarelado
> antediluviano
> antigo
> antiguidade
> antiquado
> arcaico
> bolorento
> caduco
> chupado
> cinzento
> datado
> decadente
> decrépito
> desbotado
> desgastado
> desmazelado
> duradouro
> encanecido
> encarquilhado
> enrugado
> erodido
> experiente
> fora de moda
> frágil
> grisalho
> idoso
> imprestável

inútil
macróbio
maduro
murcho
obsoleto
obstinado
poeirento
quebradiço
resistente
sábio
seco
senil
ultrapassado
usado
venerável
veterano
vinho fino

    Quando olho para essa lista, encontro apenas algumas qualidades que chamaria de positivas ou atraentes: "resistente", "duradouro", "maduro", "experiente", "venerável", "veterano", "vinho fino" e "sábio". "Resistente" e "duradouro" sugerem força através da continuidade. "Duradouro" vem da raiz latina de "duro", o que relaciona a palavra com "obstinado" mais adiante na lista. "Duradouro" é um atributo positivo, mas "velho e obstinado" não é uma combinação especialmente agradável. As outras palavras positivas giram em torno de um sentido central de amadurecimento com a maturidade, um conceito fundamental ao qual voltarei no capítulo seguinte. Mas, apesar de amadurecimento poder trazer sabedoria e plenitude, "maduro" pode facilmente conotar "podre" ou "passado do ponto", o que traz uma cascata completamente nova de palavras negativas da lista: "decadente", "decrépito", "chupado", "poeirento", "desbotado", "senil", "encarquilhado", "caduco", "murcho", "enrugado", "amarelado", e esses levam facilmente a "usado", "inútil" e "imprestável". De todas as associações de palavras que reuni, é essa última que me incomoda mais. Será que o valor da vida humana diminui com a idade? Temo que na avaliação de muitos, na nossa sociedade, diminui. Tenho aqui uma prova que vem, por acaso, da Agência de Proteção ao Meio Ambiente (EPA) dos Estados Unidos. Em abril de 2003, a EPA propôs reduzir o valor da vida de um cidadão idoso a 63% ou menos dos 6,1 milhões de dólares *per capita* que utiliza ao fazer as análises de custo-benefício necessárias para os programas ambientais.[1] (O efeito dessa desvalorização serviria para limitar o alcance das leis antipoluição, uma vantagem para a indústria.) Deixando a política ambiental de lado, está claro que a nossa cultura está se voltando cada vez mais para a juventude. Damos valor e comemoramos a beleza e o vigor da juventude na moda e no entretenimento. Não celebramos as virtudes da maturidade. Com freqüência excessiva os idosos são vistos como "velhos, sem graça e um estorvo constante", na letra de uma antiga canção.

Acho que não preciso bater mais nesse ponto, que a maioria de nós vê mais os aspectos negativos do envelhecimento do que os positivos. Os problemas que a idade traz são bem verdadeiros – os físicos, como dores e achaques, redução da mobilidade e da acuidade sensorial, e os psicológicos, como comprometimento da memória, isolamento social e a perda de amigos e da família –, mas também existem estratégias para administrar isso. A negação do envelhecimento é um obstáculo para o aprendizado e para a implementação dessas estratégias.

Uma das formas mais comuns de negar o envelhecimento é procurando mascarar seus sinais externos. Veja só a profusão de produtos cosméticos que afirmam apagar a idade e remover as rugas. Em alguns casos, não existe a pretensão de esses cremes e loções serem mais do que disfarces. Em outros os anúncios e os rótulos de fato sugerem propriedades rejuvenescedoras e redutoras da idade.

Os seres humanos usam cosméticos desde a antiguidade. Os egípcios antigos desenvolveram cosméticos em forma de arte e documentaram seu uso tanto nas pinturas como nos textos.

Nessas fontes distingo dois fatos que são relevantes para a sociedade contemporânea. O primeiro é que os cosméticos sempre serviram a dois objetivos principais: realçar a beleza e a atração sexual e mascarar as mudanças relacionadas à idade nas partes visíveis do corpo. O segundo é que as mulheres sempre foram as maiores usuárias desses produtos, porque são as mais julgadas e avaliadas pela beleza e por provocar a atração sexual, que os homens associam com a juventude.

O uso de cosméticos para embelezar está fora do âmbito desta discussão. É muito influenciado pelos padrões culturais e esses padrões variam demais. Em algumas culturas, as cicatrizes e tatuagens são as principais marcas da beleza, por exemplo, e em outras não são. Mas quero falar sobre o uso de cosméticos que procuram esconder ou desfazer os sinais do envelhecimento.

A primeira coisa que se tem de dizer sobre os produtos hoje no mercado que afirmam ser qualquer coisa além de máscaras é que a maioria é falsa. Alguns desses produtos são escandalosamente caros, supostamente porque incorporam ingredientes raros e exóticos, e muitos invocam pesquisas científicas para explicar de que forma rejuvenescem a pele. Na verdade isso não difere em nada das afirmações falsas e da falta de provas das tecnologias antienvelhecimento sobre as quais escrevi anteriormente, a não ser que, no caso dos cosméticos, as afirmações são ainda mais tolas, a falta de provas, mais completa e o preço exorbitante, mais flagrante.

Eis um trecho de um artigo do *The New York Times*[2] sobre uma nova onda de produtos antienvelhecimento para a pele, que começa com uma descrição do Re-Storation Deep Repair Facial Serum, do qual cada 30 gramas custam 200 dólares:

> Seus ingredientes incluem extratos de soja, algas marinhas, capim-limão e de rosa, e os antioxidantes ácido alfa-lipóico, chá verde e extrato de sementes de uva. O fabricante é Z. Bigatti, nome capaz de conjurar imagens dos cientistas milaneses e dos laboratórios nas Dolomitas, apesar de a fundadora, a dra. Jennifer Biglow, ser uma dermatologista

com consultório em St. Paul, Minnesota, que fala com um sotaque que ninguém confundiria com algum da Europa continental.

"Foi meu sócio na empresa que inventou" disse a dra. Biglow a respeito do nome. "Achei atraente. Podia ser um carro, algum artefato de couro. Podia ser qualquer coisa luxuosa."

Deep Repair Facial Serum é um de uma nova leva dos chamados coquetéis de rejuvenescimento para a pele com preços exorbitantes que fizeram com que o famoso e caríssimo Crème de la Mer – 90 dólares cada 30 gramas – parecesse uma extravagância pobre. No início deste ano, por exemplo, a empresa suíça La Prairie apresentou o Crème Cellulaire Radiance, que diz recuperar a elasticidade da pele através de uma combinação de estrógenos vegetais derivados da soja e de inhame selvagem, entre outras coisas. Um vidro com 48 gramas de creme custa 500 dólares. Apresenta uma lista com 62 ingredientes na lateral da embalagem e o primeiro deles é água.

Também novidade nos balcões das lojas como a Neiman Marcus é o Intensité Crème Lustre a 375 dólares menos de 60 gramas da Ré Vivé, empresa fundada por um cirurgião plástico chamado Gregory Bays Brown. (Ré Vivé "é apenas um nome inventado, falsamente francês", disse o dr. Brown do seu consultório em Louisville, Kentucky.) O produto é muito caro, ele disse, porque o ingrediente principal é uma proteína chamada Fator de Crescimento semelhante à insulina (IGF) que, explicou ele, estimula a produção de colágeno para esticar a pele e diminuir o surgimento de rugas. Um grama de IGF custa para o dr. Brown 30 mil dólares, disse ele, e um grama é suficiente para produzir cerca de 200 mil potes (que acaba resultando em 15 centavos de IGF a cada pote de 375 dólares, mas a empresa diz que centenas de milhares de dólares foram investidos em pesquisa da formulação do IGF).

Não estou convencido de que qualquer um dos ingredientes desses produtos caríssimos possui efeitos antienvelhecimento. Existe hoje em andamento uma pesquisa científica sobre a aplicação tópica de antioxidantes – vitaminas C e E e extrato de chá verde, por exemplo – para bloquear e talvez desfazer alguns danos provocados na pele pelos raios ultravioleta do sol, mas o resultado não é tornar a pele mais jovem. Há também muitas formas sensatas de manter a saúde natural da pele. A começar por uma boa nutrição, especialmente o consumo de quantidades adequadas de ácidos graxos essenciais (por suplementação, se não puder consumir o suficiente na sua dieta), assim como beber muita água todos os dias, evitar o uso de sabões e de irritantes da pele e especialmente protegê-la da radiação solar, que possui efeito cumulativo. O extenso enrugamento da pele do rosto dos nativos americanos mais velhos nos desertos do sudoeste, onde moro, não é um sinal normal do envelhecimento. Representa os danos provocados pela exposição ao sol a vida inteira, que podem ser evitados. Cuidar da integridade da pele também significa aplicar produtos seguros, eficientes e naturais com efeito antiinflamatório. (Tais produtos estão chegando ao mercado agora.)

Extratos de inhame selvagem não fazem nada para a pele, nem topicamente nem de qualquer outra forma. O inhame selvagem mexicano (*Dioscorea villosa*) contém um componente chamado diosgenina[3] que é usado por químicos farmacêuticos como matéria-prima para sintetizar os hormônios estrógenos, mas a própria diosgenina é inativa em seres humanos e nosso organismo não é capaz de convertê-la a qualquer elemento com atividade hormonal. Quanto a aplicar IGF na pele, para mim não parece uma boa idéia, mesmo tendo apenas o equivalente a 15 centavos do hormônio no pote do seu creme antienvelhecimento. O IGF é um conhecido causador de tumores.[4]

Para os leitores que usam cosméticos, quero esclarecer minhas preocupações. Não faz mal usar esses produtos se gostam deles, se fazem se sentirem bem, se os usam para ficar mais bonitos para si mesmos e para os outros. Mas quero pedir que examinem bem as suas motivações e certifiquem-se de que elas não incluem o desejo de desfazer as mudanças normais da aparência trazidas pela idade. Se esse desejo estiver presente, vocês estão vulneráveis às afirmações infundadas dos fabricantes que querem o seu dinheiro, e seduzidos pela fantasia de que podem interromper, desacelerar ou reverter o envelhecimento. Esse caminho levará vocês para longe da aceitação de um processo natural e universal que é o centro da nossa experiência como seres humanos. Seguindo esse caminho, será mais difícil dominar a arte do envelhecimento saudável.

É óbvio que a cirurgia estética pode exercer uma sedução ainda mais poderosa e mais onerosa ainda, sem mencionar que é também mais arriscada. Já esteve disponível apenas para os mais ricos, mas recentemente tornou-se bem mais barata, mais em voga e praticada por um número maior de profissionais. Mais de 70% dos que optam pela cirurgia estética hoje em dia ganham menos de 50 mil dólares por ano.[5]

Como acontece com os cosméticos, as pessoas recorrem à cirurgia para alterar a própria aparência por diversos motivos. Quando fazem para reparar anomalias congênitas como lábio leporino ou danos provocados por traumas, não me oponho de forma alguma. (Isso é chamado apropriadamente de cirurgia reconstrutora e não estética.) Quando jovens fazem plástica no nariz ou implantes de mama, posso considerar essas medidas frívolas, mas não me preocupo muito com elas, a menos que o procedimento possa ser um risco para a saúde. Mas quando vejo um número cada vez maior de homens e mulheres mais velhos fazendo lifting facial, tomando injeções de botox e implantes de gordura para preencher as rugas, aí sim eu me preocupo.

Todos nós já vimos resultados desastrosos de cirurgias plásticas: cicatrizes que não fecham ou, o que é mais comum, rostos tão repuxados que as pessoas ficam parecendo a noiva do Frankenstein. E esses resultados menos atraentes da correção cirúrgica do rosto ficam mais grotescos à medida que a pessoa envelhece. É claro que os procedimentos podem ser bem-feitos e produzir resultados mais satisfatórios. Por isso, se a cirurgia estética faz com que as pessoas se sintam melhores consigo mesmas, faz com que se sintam mais bonitas e atraentes, e isso lhes dá uma melhor qualidade de vida e melhora seus relacionamentos, mais uma vez afirmo que não é o meu papel argumentar contra isso. Mas acho que isso passa a ser um problema quando o principal motivo para fazer a cirurgia plástica é fingir que o envelhecimento não está acontecendo.

Lembre-se de que a sua verdadeira idade – sua idade biológica – é determinada não só pelos anos, mas pelo estado da estrutura e das funções do seu corpo. E isso provavelmente tem a ver com o equilíbrio entre o estresse oxidativo e as defesas antioxidantes, com o acúmulo de erros no DNA das suas células, com a extensão da caramelização que aconteceu nos seus tecidos, com a integridade das suas mitocôndrias. Nas palavras de uma cirurgiã plástica: "Acontece um dia. Você está bem até certo ponto, porque não vê o que está acontecendo dentro do seu corpo, e então um dia vê sinais da velhice no rosto. É um lembrete contundente da mortalidade."[6] A cirurgia plástica não pode consertar o que acontece dentro do seu corpo. Só pode abafar um pouco a contundência do lembrete. E a meu ver essa é uma iniciativa para longe da realidade. Concordo com Carl Jung, que escreveu: "Como médico estou convencido de que é higiênico... descobrir na morte um objetivo na direção do qual se pode lutar; e fugir disso não é saudável, é anormal, furta o objetivo da segunda parte da vida."[7] *Como o envelhecimento nos faz lembrar da nossa mortalidade, pode ser o estímulo principal para o despertar e o crescimento espiritual.*

A percentagem relativa de homens que procuram a cirurgia estética não mudou nos últimos vinte anos, mas a das mulheres elevou-se vertiginosamente. E as mulheres estão recorrendo a isso cada vez mais cedo, chegam a fazer cirurgia nos olhos antes de chegar aos quarenta anos.

"Como é", pergunta Daphne Merkin, escrevendo sobre o assunto perto do seu qüinquagésimo aniversário, "que as mulheres americanas têm sido tão bem aterrorizadas pela idéia de mostrar a idade – de se transformar no que mesmo a escritora lésbica e intelectualmente independente May Sarton descreveu como 'uma mulher velha, um animal grotesco e miserável' –, a ponto de gastar quantias imensas de dinheiro e de tempo nesse esforço, para evitar um processo que já foi considerado natural, que era até reverenciado, que varia do visivelmente ridículo, do supostamente científico, até o mais eficiente?"[8] E ela também inclui um comentário de um pesquisador médico da Universidade de Columbia: "O envelhecimento é o modo de a natureza nos preparar para a morte. É por isso que odiamos os velhos."[9]

Fiquei surpreso de ouvir tanto ódio vindo de uma amiga minha, uma mulher um pouco mais nova do que eu, que ensina ioga, dá aconselhamento para os enlutados, leu bastante a literatura de muitas tradições espirituais, e não teme falar sobre a morte e sobre estar morrendo. Penso nela como uma anciã sábia, ou pelo menos alguém que está a caminho de se tornar uma.

– Eu nunca admiti para mim mesma a extensão da repulsa que sinto das pessoas velhas – ela disse para mim recentemente. – Estava caminhando na praia um dia e vi um casal de velhos vindo na minha direção, deviam ter talvez em torno de 85 anos. Estavam abraçados, e sei que devia aplaudir o fato de que estavam ao ar livre, caminhando juntos, dando e recebendo carinho, mas tudo que consegui ver foi a pele flácida, as papadas embaixo do queixo, e tive de olhar para o outro lado. E então tive de encarar até que ponto antipatizava com eles. Odeio as pessoas que se parecem com eles. Acho repugnante a aparência deles, principalmente o rosto. Isso foi uma revelação para mim, e nada agradável.

Não encontro explicação para a reação dela, a não ser a mais óbvia. Ela vê nessas pessoas o que um dia vai se tornar e as odeia porque a fazem lembrar disso.

Com que freqüência os idosos têm sentimentos que correspondem a esse, de desprezo pelos jovens?

– Suponho que uma coisa boa que se pode dizer sobre o fato de termos envelhecido é que isso nos dá uma satisfação estranha e secreta – diz Merkin. – Quero dizer, você pode olhar para as jovens com suas roupas quase inexistentes, com seus tops e saias abreviados, que terminam logo abaixo da pelve, desfilando sua sensualidade, e pensar: espere só para ver, espere só. Seus dias de franguinhas estão contados, de todas vocês, franguinhas lindas.[10]

Perguntei para alguns contemporâneos meus sobre a negação da idade e a suscetibilidade ou resistência deles à tentação que representam esses produtos e procedimentos médicos.

Uma amiga minha, marchand em Nova York, que agora está com sessenta anos, respondeu:

Acho que ficar mais velha é interessante... muito interessante. Há desafios que nos põem cara a cara com nós mesmos e bem de perto! Quando fecho os olhos e penso na velhice, eu me vejo mais quieta, sentada, imóvel, pensando profundamente. Essa é a imagem que surge e fico contente de vê-la, porque é uma imagem simpática. Envelhecer para mim significa muitas coisas: a debilidade física, o enrijecimento das articulações pela manhã, as rugas, meus joelhos comprometidos. Mas envelhecer também engloba de uma vez só todo o poder da informação que reuni, o poder dos momentos vivenciados.

Nego a velhice só um pouquinho. Como poderia negar? É o que é... a gente envelhece mesmo! E no entanto uso meus joelhos como se fossem novos em folha, sabendo que não são. Fiz a minha primeira injeção de botox para parecer menos preocupada, não mais jovem. Não fiquei tentada com a cirurgia estética, porque sei que não vai tratar dos problemas reais, e na verdade odeio a aparência de máscara que a maioria dos liftings faciais criam. Quando minhas amigas tentam me convencer a fazer, eu penso a respeito, mas uma luz vermelha acende na minha cabeça.

Procuro aceitar as mudanças da minha aparência e do meu corpo. Algumas coisas são difíceis e representam um desafio para mim. O que mais me incomoda é a limitação que sinto com a degeneração nos joelhos, assim como as rugas no rosto e quando vejo a minha imagem passando na vitrine de alguma loja e noto que manco um pouco. Todas as coisas que mais amo fazer dependem dos meus joelhos. As rugas não interferem no meu prazer de caminhar, nadar, me exercitar e estar em contato com a natureza. Simplesmente quero que minha mente e meu corpo me deixem viver plenamente essa terceira parte da minha vida. E para isso faço o que posso. Não quer dizer que não desejo ter de volta a aparência jovem dos meus trinta anos. Só estou dizendo que não corro atrás disso. Procuro proteger meus joelhos e às vezes ajo de tal forma que poderia ser interpretada como negação – faço exercícios puxados demais.

Gasto dinheiro com cremes para o rosto, loções para o corpo e essas coisas de meninas. Quase não uso outros tipos de cosméticos. Para dizer a verdade, nem tinha nenhum até recentemente, quando a minha filha parou na frente do balcão de cosméticos e disse suavemente: "Mãe, você precisa de alguns produtos." Comprei alguns e uso de vez em quando. E ela tinha razão: fico com uma aparência melhor mesmo.

Outra mulher com a mesma idade, reitora aposentada de uma universidade, escreveu isto, respondendo às minhas perguntas:

Quando era jovem, achava que os sexagenários eram pessoas realmente velhas. Agora que cheguei lá, não me sinto assim. Desconfio de que como todo mundo tenho um monte de sentimentos conflitantes sobre o envelhecimento. Achei relativamente fácil aceitar o fato de que algumas das aventuras que esperava ter não vão mais acontecer (chegar a Machu Picchu pela trilha dos Incas, escalar o Kilimanjaro), mas sobra muita coisa (caminhar nos Alpes suíços mais suaves). Não é problema nenhum para mim deixar os mais jovens fazerem as coisas que eu costumava fazer, como administrar uma faculdade de artes liberais com poucos recursos. Há momentos em que sinto falta da energia que eu tinha, mas ainda tenho muita.

Não gosto da perda da memória (será que estou com Alzheimer?). E fico muito frustrada com a incerteza de como vou envelhecer. Se soubesse, poderia fazer escolhas melhores. Existe uma espécie de falta de controle em relação ao futuro que é muito perturbador para quem se acostumou em ter sempre o controle de tudo. Minha irmã teve um derrame aos 68 anos, ela é seis anos mais velha do que eu. A cabeça dela está boa, mas a mobilidade, limitada. Uma grande amiga minha acabou de passar seu aniversário de 82 anos num acampamento de base do monte Everest. Se eu soubesse qual desses se assemelha mais ao meu, poderia fazer as escolhas certas.

Entendo que boa saúde é 80% desse jogo. E algumas pessoas têm, outras não. Uma parte é sorte, outra é o cuidado que temos conosco. Percebo que estou mais paciente com pessoas mais velhas agora e que saio dos meus cuidados para fazer pequenas coisas para elas. Preocupava-me menos com isso quando era mais jovem.

Quando vou visitar a minha irmã na comunidade de aposentados, estremeço. E é aí que começo a ficar com medo e a negar. Fico desesperada para não ter de ir para uma dessas comunidades. (Posso até imaginar uma versão divertida com cerca de dez amigos, muito espaço, privacidade e luxo.) Todos os dias nos lembramos do que está para vir, as pessoas com Alzheimer perambulando por lá e gente que mal consegue se mexer levando meia hora para percorrer o corredor. A minha negação assume a forma de assumir mais compromissos, de escrever artigos, de aceitar projetos, de participar de comitês, só para dizer para mim mesma que ainda sou jovem. A minha incapacidade de delegar pode ter alguma coisa a ver com a idade, mas tem mais a ver com o fato de que não tenho uma equipe de duzentos funcionários para catar os pedaços atrás de mim. Mas não há dúvida de que esse ritmo frenético tem algo a ver com a negação.

Quero desesperadamente ser capaz de ler livros, assistir aos filmes, ficar deitada ao sol nos fins de semana, mas todo fim de semana fico presa a montes de papel e a um computador, e é hora de pôr tudo em dia. É claro que estou tendo dificuldade de deixar a outra para trás e de aceitar essa nova fase.

Toda vez que vejo alguém com um lifting facial malfeito, reafirmo a minha opção por não fazer cirurgia estética. E não uso maquiagem.

Nas histórias anteriores, noto duas das estratégias menos óbvias de negar o envelhecimento: recusa de desistir da atividade física que pode não ser mais adequada para um corpo mais velho, e não se desvencilhar dos antigos padrões de trabalho e de esforço mental que precisam mudar para você poder aproveitar um ritmo mais lento da vida na idade mais avançada. É claro que a manutenção da atividade física e mental também pode contribuir para você envelhecer bem. É uma questão de grau e do motivo que leva você a fazer isso.

O modo mais simples de negar o fato de que ficamos velhos é mentir sobre isso. Algumas pessoas fazem isso com tanta freqüência que acabam não se lembrando mais da sua idade verdadeira. As mulheres fazem mais isso do que os homens? Eu não sei. Mas Oscar Wilde deu o seguinte conselho: "Nunca se deve confiar numa mulher que diz a verdadeira idade. Uma mulher capaz de dizer isso para alguém, é capaz de dizer qualquer coisa para esse alguém."[11]

Vejo tantos homens de meia-idade que se machucaram porque só pararam de correr ou de jogar basquete muito tempo depois do momento que deviam fazer isso e não encontraram novas formas de atividade física. Vejo muitas mulheres de meia-idade que recorrem à cirurgia estética, ou mantêm horários intermináveis de vida social e trabalho só para ficar em pé de igualdade com as mulheres mais jovens. Como já disse, a negação da velhice parece ser a regra na nossa sociedade, e não a exceção.

Você deve estar imaginando até que ponto eu também nego. Não existe nada como escrever um livro sobre o envelhecimento para obrigá-lo a encarar isso de frente. Não uso cosméticos antienvelhecimento e não tenho o menor interesse em cirurgia estética. Ainda tenho minhas atividades, inclusive algumas com nível elevado de risco, que talvez sejam mais apropriadas para homens mais jovens. (Persegui tempestades violentas algumas semanas nos últimos dois verões e cheguei perto demais de um tornado que destruiu a pequena cidade de Happy, no Texas, no dia 5 de maio de 2002. No verão passado corri dos touros no festival de São Firmino em Pamplona, na Espanha.) Mas avalio os riscos com cuidado e até hoje nunca me machuquei, mesmo tendo dado muito trabalho para meus anjos da guarda. Por outro lado, consegui deixar para trás muitas atividades ao me afastar da minha juventude. Quando tinha meus trinta a quarenta anos, viajei muito a pé, de mochila nas costas por áreas de florestas e desertos. Hoje, se penso nessas viagens, imagino que seria ótimo ter um animal de carga, em vez de carregar todo aquele equipamento de acampamento nas costas.

Gosto do meu rosto do jeito que está e não sinto vontade nenhuma de pintar minha barba de preto, como era muito tempo atrás. Na verdade, quando olho para a minha barba branca no espelho ela me proporciona ótimas oportunidades para refletir sobre os aspectos positivos do envelhecimento, sobre as verdadeiras recompensas que ele pode trazer.

6
O VALOR DO ENVELHECIMENTO

Koko: Existe beleza na idade extremamente avançada...
Você acha que está suficientemente velha?
É informação que estou pedindo
Sobre um assunto interessante:
Uma donzela é melhor quando é vigorosa?

Katisha: Por todo esse vasto domínio
É opinião geral
Que ela pelo menos viverá muito mais se for vigorosa.

Koko: Você acha que já tem idade suficiente para casar?
Não vai esperar até ter oitenta ou mais?
Existe uma fascinação frenética
Numa ruína que é muito romântica:
Acha que está suficientemente decadente?

Katisha: Quanto ao assunto que você mencionou
Eu levei em consideração.
E acho que estou suficientemente decadente.
– *Dueto de Koko e Katisha de* O Mikado
de Gilbert e Sullivan, letra de
W. S. Gilbert (1885)

Gosto de pedir para as pessoas pensarem em exemplos de coisas que melhoram com a idade. Elas nunca mencionam as donzelas hoje em dia. Algumas respostas mais comuns são vinho, uísque, queijo, carne, árvores, violinos e antiguidades. Gostaria de examinar as qualidades que a idade ressalta nessas coisas para ver se benefícios comparáveis também acontecem quando as pessoas envelhecem.

Vamos começar com as bebidas.

Uísque e vinho

É óbvio que uísque e vinho envelhecidos são muito mais valorizados do que uísque e vinho novo ou verde, porque as pessoas estão dispostas a pagar muito mais por eles. Uma garrafa pode custar centenas e até milhares de dólares. O que acontece com o uísque e com o vinho nesse processo de envelhecimento que gera um valor tão grande?

O uísque – a palavra *whiskey* vem de um termo gaélico que significa "água da vida" – é uma bebida destilada feita com grãos que passa por um produto intermediário que parece cerveja. O grão pode ser cevada, milho, aveia, centeio ou uma mistura deles. Todo, ou parte dele, é primeiro maltado, isto é, molhado, aquecido e germinado, para produzir enzimas capazes de converter o amido em açúcar onde a levedura pode se alimentar. A levedura é acrescentada a uma massa de água quente e grão moído, o que provoca uma fermentação e espuma violentas que acaba se aquietando num líquido chamado de "cerveja do destilador", com cerca de 8% de álcool. Esse líquido marrom é drenado do grão usado e posto num destilador, onde é aquecido. Os vapores, quando resfriados e condensados, possuem um nível alcoólico muito mais elevado. Destilações repetidas podem reduzir as impurezas e elevar o teor alcoólico ainda mais. O resultado é o uísque bruto.

O que sai do destilador é um líquido incolor e quase sem gosto que queima a boca e a garganta: aguardente. Alguns uísques brutos têm teor altíssimo de álcool, 75% ou mais (150 *proof* ou mais alto). Algumas pessoas consomem isso, principalmente como produto ilegal ("moonshine", "white lightning", "hooch"), mas a maioria acha forte demais. Tais uísques costumam ser diluídos com água num estágio mais adiante da fabricação. O principal motivo para envelhecê-los em tonéis de madeira é para aprimorar o gosto e acrescentar mais sabor, assim como para dar cor e personalidade.

O uísque envelhece só quando está dentro dos tonéis ou barris. Uma vez engarrafado, não sofre mais alterações. O conteúdo alcoólico do uísque que a maioria de nós bebe, em geral de 40 a 50% (80 a 100 *proof*), torna a bebida estéril. Uma garrafa de scotch 12 anos continua sendo uma garrafa de scotch 12 anos indefinidamente.

Não sou nenhum grande bebedor, mas, se resolvo gastar, acho o melhor uísque o irlandês *single-malt* (malte puro), envelhecido pelo menos vinte anos. Não é fácil encontrar e é sempre caro. Uma garrafa de Bushmills de uísque irlandês 21 anos sai por pouco menos de 200 dólares.

Uísque envelhecido é caro por vários motivos. Em primeiro lugar, um pouco do produto evapora lentamente através da madeira dos tonéis. Nesse comércio chamam isso de "parte dos anjos" – pelo menos na Irlanda, onde acham que até os anjos participam do passatempo nacional que é o consumo de álcool. O resultado é que quanto mais o produto envelhece, menos sobra para engarrafar. E os anjos têm muita sede: até 25% de um barril pode ser perdido na evaporação. Além disso, uma garrafa com conteúdo muito envelhecido representa mais homens-hora e acres de grãos, sem falar dos ativos aos quais está ligada. Mas o principal motivo de os conhecedores de uísque estarem dispostos a pagar centenas de dólares por coisa velha é que dão valor à qualidade. Eles falam especificamente na suavidade ou maciez, além da profundidade e complexidade do sabor.

Para saber mais sobre esses aspectos positivos do envelhecimento, eu me concentrei no uísque americano genuíno mais famoso, o bourbon de Kentucky. Este é feito principalmente com milho, nunca menos de 51% e muitas vezes 70%, com menor quantidade de outros grãos. É envelhecido por no mínimo dois anos, mais comumente quatro, em barris novos de carvalho chamuscado por dentro (com um maçarico ou pendurados sobre uma fogueira). No fim do envelhecimento, o uísque é filtrado com carvão para remoção de quaisquer partículas. O conteúdo de diversos barris pode ser misturado para produzir um produto consistente. E é acrescentada água para reduzir o teor alcoólico para 50% ou menos. E então é engarrafado.

Como o uísque irlandês e o escocês, o bourbon realmente envelhecido é difícil de encontrar e muito caro. Os aficionados do bourbon dizem que seu uísque favorito não é realmente bebível até passar 12 anos no barril e que só fica bom mesmo depois de vinte anos de envelhecimento, ou mais. Veja essa descrição do Old Rip Van Winkle 12 anos Special Reserve, que custa 40 dólares a garrafa: "Delicioso, com traços complexos de temperos natalinos e caramelo. Uma entrada redonda e suave leva ao corpo seco e expansivo. Caramelo, nozes e condimentos quentes são amarrados pela presença modesta do álcool."[1] Julian Van Winkle III, proprietário da terceira geração dessa família no negócio de destilarias, é um dos pioneiros da produção premiada de bourbon. Ele disse: "A minha família sempre acreditou que o uísque envelhecido tem mais personalidade e sabor do que os uísques jovens. Não se pode simplesmente envelhecer qualquer uísque e esperar que fique bom. O uísque tem de ser projetado para poder envelhecer mais."[2] Ele observa que o seu bourbon contém uma pequena quantidade de trigo em vez de "centeio mais barato", uma fórmula que ele acha que é mais adequada para passar um longo tempo no barril.

Procurei o sr. Van Winkle para perguntar o que ele pensa sobre os aspectos positivos do envelhecimento. "Uísque envelhecido é apenas mais interessante do que uísque verde, jovem", ele disse. "Tem tempo para adquirir toda aquela personalidade da madeira. É claro que não se pode simplesmente deixar um barril com bourbon bom num sótão superaquecido e esperar que envelheça bem. Ele tem de envelhecer sob condições corretas."[3]

Como eu disse antes, o envelhecimento do uísque é um processo químico, não biológico, resultado do contato da madeira e da exposição limitada ao ar. Alguns taninos do carvalho vazam para o uísque e lhe dão mais corpo. O mais importante é que o desenvolvimento de sabores agradáveis resulta diretamente do contato com a superfície interna chamuscada do barril de carvalho e com a madeira não queimada embaixo dele.

A madeira consiste basicamente em celulose e ligninas. Essas últimas, que dão força e rigidez à madeira, são moléculas complicadas que contêm estruturas aneladas ligadas aos açúcares. Quando as ligninas se rompem sob a influência do calor, do oxigênio e da luz, liberam compostos aromáticos que são responsáveis pelos odores e sabores de condimentos conhecidos como noz-moscada e canela e, especialmente, a baunilha. O início dessa mudança química acontece quando se tosta o interior dos barris de carvalho para armazenamento de vinho e de uísque. Esse processo de queima também provoca a caramelização dos açúcares naturais da madeira, que dá cor ao uísque, equilibra o gosto forte do álcool, e acrescenta os sabores de caramelo e nozes torradas que os bebedores de bourbon apreciam. A espécie de carvalho usada é importante – algumas produzem um sabor muito mais acentuado de baunilha do que os outros –, assim como o grau de carbonização. Se penetrar fundo demais na madeira, traços de queimado e de fumaça poderão encobrir os dos temperos natalinos. E, finalizando, a evaporação através do barril concentra os sabores do uísque que envelhece.

Para resumir, no caso do uísque, o envelhecimento suaviza os gostos fortes e ácidos, acrescenta aromas e sabores atraentes e depois os concentra. Ou seja, diminui os traços indesejáveis e acrescenta os desejáveis, tornando o produto mais valioso. Além do mais, os processos que geram as qualidades desejáveis, oxidação e caramelização, são os mesmos processos associados às mudanças destrutivas em outros contextos. O envelhecimento não pode transformar uísque ruim em uísque bom, mas pode tornar um bom em um excelente. E o ambiente no qual o envelhecimento acontece – o barril e a forma pela qual ele é armazenado – é fator determinante e importante para o resultado.

Será necessário ressaltar as analogias com o envelhecimento humano? Muitas vezes descrevemos pessoas jovens como "verdes", sem profundidade ou complexidade de personalidade. Talvez a experiência não transforme uma pessoa má em boa, mas pode tornar uma pessoa boa em excelente. Só se pode adquirir experiência passando pelos mesmos processos que provocam os aspectos do envelhecimento que consideramos destrutivos, como a flacidez da pele e o enrijecimento das artérias.

Esses benefícios e tributos do envelhecimento não podem ser dissociados. Por favor, lembre-se dessa verdade. Se você resistir ao envelhecimento, pode estar negando seus benefícios para si mesmo. Envelhecer deveria aumentar, e não diminuir, o valor da vida humana. Assim como acontece com o bourbon, tem o potencial de suavizar suas arestas, acrescentar qualidades agradáveis e aprimorar o caráter e a personalidade.

O envelhecimento do vinho não é tão bem compreendido como o do uísque, porque os microorganismos desempenham um papel importante no processo, mesmo depois que os barris de carvalho chamuscado já fizeram seu trabalho. O vinho é um sistema vivo no qual as leveduras, as bactérias e as enzimas continuam provocando mudanças muito tempo depois da fermentação inicial do suco de uva. O vinho continua a envelhecer e muitas vezes melhora dentro da garrafa, às vezes depois de décadas. Em geral, os vinhos tintos se beneficiam mais com o envelhecimento do que os brancos. São também mais complexos. As pessoas em diversas partes do mundo gostam dos vinhos novos que são leves, frutados, descomplicados, sem a pretensão de durar. Um grande exemplo é o Beaujolais nouveau, que é lançado no mundo no mês de novembro, poucas semanas depois da colheita. Mas os maiores e mais caros vinhos no mundo são envelhecidos.

O Château d'Yquem é um extraordinário vinho branco que, quando atinge a maturidade, geralmente entre vinte e cinqüenta anos, obtém preços que são realmente astronômicos – 480 dólares a garrafa de 1986, 2.200 dólares uma de 1921, e 11.550 dólares uma de 1878 – e leva entusiastas do vinho a êxtases sexuais. É um vinho doce para acompanhar a sobremesa, do município de Sauternes na região de Bordeaux, sudoeste da França, perto da costa do Atlântico.

Esse vinho foi chamado de "extravagância da perfeição" e merece a mais alta classificação (*premier cru classé supérieur*) no sistema oficial francês de classificação de vinhos. Uma autoridade o descreveu como "intensamente opulento quando jovem" e observou que "Yquem desenvolve uma complexidade e riqueza exótica extraordinárias quando completamente maduro, e as melhores safras duram mais de cinqüenta anos".[4] Os melhores vinhos de Château d'Yquem definitivamente ganham estatura à medida que envelhecem, chegam até a um século se as garrafas forem bem cuidadas: protegidas do calor, da luz e das vibrações, e rearrolhadas em algum ponto para garantir que fiquem devidamente seladas.

Provei apenas algumas garrafas de Yquem – algumas mais jovens que eram maravilhosas e uma com 21 anos que foi memorável. Espero algum dia provar uma de cinqüenta anos ou mais. (Deixarei que outra pessoa compre.) Na juventude, esse vinho é espesso e parece mel, com um equilíbrio perfeito de doçura e acidez, e um sabor profundo e complexo. Quando envelhece, todas essas qualidades se intensificam, especialmente a profundidade e a complexidade. Quando o espalhamos na boca, produz um estado alterado de consciência.

A produção do Yquem me interessa muito, porque demonstra um potencial positivo da decadência, tema ao qual retornarei quando escrever sobre o envelhecimento do queijo. As uvas de Sauternes são suscetíveis ao ataque de um mofo, *Botrytis cinerea*. O *Botrytis* cresce em muitas frutas e vegetais, em geral produzindo uma podridão insossa e cinzenta, mas no hábitat das Sauternes é capaz de fazer uma mágica com as uvas. Chamada de *pourriture noble*, ou podridão nobre, faz com que elas escureçam e murchem, perdendo água e concentrando imensamente o açúcar que possuem.

Apenas as uvas completamente "botrytizadas" são colhidas para fazer o vinho de Yquem, e devem ser colhidas uma a uma no espaço de algumas semanas, e não em cachos, de uma só vez. Também têm de ser manipuladas com muito cuidado, porque o mofo enfraquece a casca. Esse método de colheita é tedioso e consome muito tempo, e é um dos motivos de o Yquem ser tão caro. Outro motivo é que a produção é pequena, especialmente porque o volume de suco coletado é significativamente menor do que o das uvas não afetadas pela podridão nobre. Na verdade a produção é tão baixa que cada parreira gera apenas uma taça de vinho.

Para fazer o vinho, as uvas adequadas são rapidamente prensadas e o suco é fermentado em barris novos de carvalho por duas ou três semanas, às vezes mais tempo, até a fermentação primária parar naturalmente, com teor alcoólico de cerca de 13,5%. O vinho então passa por um longo período de envelhecimento nos barris, e durante esse tempo ocorre uma lenta oxidação, assim como a fermentação secundária provocada por leveduras e bactérias, e uma troca de componentes químicos com a madeira. Os barris são preenchidos duas vezes por semana para compensar a perda por evaporação e drenados a cada três meses, o que significa que o vinho é separado da borra, ou sedimento, que fica no fundo. Na quarta primavera depois da colheita, o vinho de diversos barris é provado e misturado, e finalmente engarrafado. Então é enviado para todos os cantos do mundo e o misterioso processo de envelhecimento dentro da garrafa começa. Eis o que o site do Château d'Yquem na Internet diz sob o título "Um hino à paciência":

> O Château d'Yquem tem vida muito longa: vinte, cinqüenta, cem anos ou mais...
> Como acontece com todos os grandes vinhos, o Yquem se transfigura com o tempo e desenvolve uma grande quantidade de aromas e sabores sutis. Suas cores variam da maior luminosidade do amanhecer à escuridão da noite, e do bruxuleante amarelo da palha ao marrom-dourado com tons de âmbar e caramelo, depois mogno translúcido.
> Certos *connoisseurs* consideram ultrajante beber um Yquem jovem e acreditam que abrir um vinho tão monumental como esse antes do seu aniversário de trinta anos equivale a um sacrilégio.[5]

O envelhecimento do vinho na garrafa é uma combinação de reações enzimáticas, oxidação lenta e transformações químicas. Você não precisa saber dos detalhes. Mesmo os peritos ainda não entenderam todos. Basta dizer que componentes que têm origem nas uvas, aqueles criados pela primeira e segunda fermentação, e os que vêm da madeira se fragmentam com mudanças correspondentes de cor, textura, aroma e sabor do vinho. Com a passagem do tempo, os resultados são escurecimento da cor, aumento da cremosidade e da espessura da textura, maior complexidade do aroma e maior profundidade, complexidade e sabor mais delicioso. E, como acontece com o uísque, o envelhecimento também aumenta o valor do vinho.

Queijo

O queijo, segundo as palavras de um escritor, é "o salto do leite para a imortalidade".[6] Também já foi chamado de "o vinho dos alimentos", isto é, o alimento que é o mais próximo do vinho na sua natureza essencial. Originalmente inventado como um modo de preservar o leite, concentrando a gordura e a proteína, e descartando a maior parte da água, o queijo se tornou alimento predileto de muitos povos no mundo ocidental, e em alguns países (França, Itália, Espanha, Suíça e nas ilhas britânicas especialmente), a arte de fazer queijo atingiu níveis tremendamente elevados. O principal passo na produção dos exemplos da arte dos fabricantes de queijo mais famosos e valorizados é o envelhecimento, processo que os franceses chamam de *affinage* e que os povos de língua inglesa costumam chamar de "amadurecimento".

Quando enumerei as palavras associadas ao termo "velho", falei do amadurecimento em relação à maturidade do ser humano e observei que "maduro" muitas vezes conota "podre", e portanto inútil. A palavra "maduro" é freqüentemente usada para descrever o queijo na sua fase perfeita de maturidade, mas a suspeita de podridão nunca é completamente esquecida, porque os queijos maduros mais memoráveis em geral são os fortes, com cheiro muito pronunciado, que deixam algumas pessoas animadíssimas antevendo a delícia de prová-los e que fazem com que outras se levantem da mesa. Os alemães têm um termo coletivo maravilhoso para essa categoria de queijos: *Stinkkäse* [queijo fedorento].

Andei falando sobre o conceito do envelhecimento como o amadurecimento ou a maturidade de uma vida humana. As mudanças que o tempo traz para o uísque e para o vinho são universalmente consideradas positivas. Quem pode argumentar com o valor da riqueza, suavidade e profundidade de caráter maiores? Mas, quando pensamos na fragmentação do coalho do leite por bactérias e mofos, a situação é mais complexa. Alguns cheiros e sabores que surgem são atraentes para a maioria dos ocidentais. Lembram a terra, o feno, cogumelos, nozes e outras coisas boas. Mas muitas vezes, especialmente nos queijos maduros macios e principalmente nos queijos fortes, o prazer vem misturado com insinuações ou lembranças claras de vegetação podre, de curral e até de banheiro.

Vou confessar que sou um apaixonado por queijos fortes e fico muito à vontade com a experiência sensorial ambivalente que eles proporcionam. Talvez isso seja herdado. O sobrenome Weil vem da Alsácia, perto do encontro das fronteiras da França, Alemanha e Suíça, lar do Munster, um dos melhores e mais fortes queijos do mundo (que não tem relação alguma com o queijo suave de mesmo nome que os americanos compram nos supermercados). Quando eu era pequeno, a mãe do meu pai foi morar conosco algumas vezes, e ela e meu pai me apresentaram bem cedo à alegria de comer queijos fragrantes, para horror da minha mãe, cuja família vinha da Ucrânia e que tinha de sair da mesa quando nos dávamos esse prazer. Nosso preferido era o Liederkranz, que já ocupou um dia as geladeiras da maioria dos supermercados e que foi, para o meu gosto, o maior queijo que os Estados Unidos já produziram. Infelizmente não é mais fabricado.

Se você achou a fabricação de uísque e de vinho complicadas, só posso dizer que não são nada comparadas à fabricação de bons queijos. Muitas coisas podem dar errado. Especialmente o fato de os organismos errados poderem crescer e dominar o queijo, não só os que criam um sabor amargo e outros sabores desagradáveis, mas alguns podem chegar a reduzi-lo a uma droga completa.

Eu estava planejando uma viagem à Alsácia para aprender como se fabrica queijo de verdade e para comer a minha parte de Munster maduro, quando descobri uma fonte de informação muito mais perto de casa. Li um artigo no *The New Yorker*[7] sobre a irmã Noella Marcellino, uma freira enclausurada da abadia beneditina de Regina Laudis em Bethlehem, Connecticut, que fabrica queijos bem ativos e tradicionais e que adquiriu fama internacional por ser grande especialista no assunto. Escrevi uma carta para a irmã Noella explicando o meu interesse, mas a resposta demorou a chegar porque ela estava ocupada preparando sua tese, última barreira que tinha de transpor para obter seu doutorado em microbiologia da Universidade de Connecticut. (O título da tese, que mais tarde li, é "A biodiversidade das cepas de *Geotrichum candidum* isoladas do queijo tradicional francês".) Quando ela soube da minha intenção de usar o envelhecimento do queijo no que pudesse ser aplicado ao envelhecimento humano, compreendeu imediatamente, viu a relevância dos ensinamentos na própria tradição espiritual e me convidou para visitar a abadia.

Passei alguns dias maravilhosos lá no outono de 2003. A abadia de Regina Laudis[8] é uma instituição exclusiva, que abriga 39 freiras, muitas bem-sucedidas no mundo, como advogadas, acadêmicas, artistas e executivas de empresas antes de fazerem seus votos. A fundadora da abadia, a reverenda madre Benedict Duss, incentivou as freiras a dar prosseguimento às suas artes e estudos dentro da ordem. Foi ela que mandou a irmã Noella de volta para a faculdade para obter um nível mais alto no ramo que escolheu da ciência agrícola.

A irmã Noella – que hoje é oficialmente madre Noella, pois já fez os votos finais – revelou-se uma companheira animada e agradável, além de boa professora e uma fonte de informação sobre queijos e fabricação de queijos. É imbatível em espírito, humor e energia. Fico tentado a acrescentar "inclausurável", por causa da sua grande presença visível no mundo. Ela é agora o tema de um documentário em vídeo, "A freira do queijo: a viagem de descoberta da irmã Noella", e logo depois do nosso encontro ela viajou para Paris para receber uma homenagem do governo francês pelo seu trabalho de promoção dos queijos naturais e da arte tradicional de fabricá-los. Mas ela é parte atuante da notável vida da comunidade religiosa enclausurada.

Não vou aborrecer o leitor com os detalhes técnicos da química da fabricação e da maturação do queijo. Digo apenas que o mesmo processo de decadência e putrefação que é responsável pelo apodrecimento da matéria orgânica pode, em circunstâncias controladas, resultar em alimentos vivos de grande valor nutritivo e muito saborosos. Camembert, Brie e Munster não envelhecidos são verdes, unidimensionais e sem graça. Com a idade eles desenvolvem as cores, texturas e sabores que os tornam grandes queijos.

Tive uma longa conversa sobre envelhecimento com a irmã Noella. Ela se concentrou imediatamente nos aspectos positivos da decadência e da putrefação. Nas mãos de um queijeiro habilidoso, esses dois processos criam a perfeição, disse ela. A irmã também falou da graduação de odores e sabores associados ao queijo que podem ser desagradáveis. Tivemos uma conversa franca sobre as vantagens de aceitar tanto os aspectos atraentes como os repulsivos da vida... não só comendo queijo, mas em relação à inevitável decadência do nosso corpo.

Aquela noite, deitado na minha cama na casa de hóspedes para homens, depois de muito queijo e pão feitos em casa, fiquei revirando a idéia do envelhecimento como amadurecimento. Não pensamos que a fruta madura sofreu o processo do envelhecimento para chegar à maturidade, mas ela certamente passou por isso, deixando o tempo suavizar sua textura, modificar seus amidos e transformá-los em açúcares, e criar cores e sabores apetitosos, tudo destinado a atrair a nós e a outros animais a comê-la e assim dispersar as sementes que ela carrega. É claro que o amadurecimento da fruta é um processo metabólico que não envolve a química da putrefação, por isso não o encaramos com ambivalência. No entanto, o estágio da maturidade perfeita da fruta precede o declínio para o estado além de maduro e decadente, como acontece com o queijo.

Quando penso em outros aspectos da natureza, vejo uma seqüência semelhante. Um glorioso pôr-do-sol no fim de um dia é o amadurecimento do ciclo diário, longo antes de entrar na noite. A magnificência das folhas de outono marcam o período maduro do ano, antes do sono do inverno. Sim, nosso corpo vai decair e apodrecer, mas o envelhecimento, se for aceito sem resistência poderá levar à maturidade e a todas as promessas contidas nas cores do pôr-do-sol e na queda das folhas, na perfeição da fruta madura e no prazer de um queijo perfeitamente envelhecido.

Ainda tenho um pouco do queijo Bethlehem na minha geladeira e, quando provo um pedaço, todas as lembranças da abadia de Regina Laudis voltam com muita nitidez. A irmã Noella escreve que anda muito ocupada e que passa grande parte do tempo no coro. "Você acha que cantar ajuda a envelhecer com saúde?", ela pergunta. "Eu acho."

Carne

"A carne, assim como o bom vinho, melhora com a idade."[9] É o que diz o Centro de Informação da Carne, um departamento da Associação Canadense de Pecuaristas, e os amantes de bife concordam. Eles estão dispostos a pagar muito caro por cortes de carne bovina de primeira maturados, porque o envelhecimento produz duas mudanças positivas na sua carne preferida: ela fica mais macia e o sabor é acentuado.

A maciez da carne se deve ao corte (a quantidade de tecido conjuntivo que tem), à classe (quanta gordura há entremeada no tecido muscular), ao método usado no cozimento e ao fato de ser ou não maturada. Há também muitos fatores que influenciam a determinação do sabor, e um deles é a concentração como resultado da perda de água durante o método tradicional de envelhecimento, ou maturação. Essa é a maturação seca, na qual a carcaça inteira fica pendurada, descoberta, num frigorífico com ar circulante e umidade moderada constante – não o método mais novo, mais rápido, mais barato e muito inferior que substituiu esse em grande escala.

Não como carne há mais de trinta anos, já que sou pesco-lacto-vegetariano. Isto é, vivo principalmente de peixe e legumes e verduras, e exceto pelo queijo (e muito de vez em quando ovos), não como outros produtos animais. Então como é que estou qualificado para discutir as virtudes da carne maturada? Bem antes de desistir de carne, consumi minha parcela de bifes e sempre quis saber por que os bifes nos bons restaurantes tinham gosto muito melhor do que os feitos em casa. Meu pai, que era homem de carne e batatas, explicou que a responsável era a maturação, o envelhecimento da carne. O pai dele tinha sido açougueiro na Filadélfia, e ele descreveu para mim os frigoríficos nos quais cortes de carne ficavam semanas pendurados, e muitas vezes acabavam cobertos por camadas de mofo. Ele observou que a gordura da carne maturada tem coloração creme e não branca, que a textura é amanteigada e o sabor é muito intenso.

Essas mudanças não resultam da ação microbiana – o mofo superficial é incidental e deve ser raspado fora –, e sim de processos enzimáticos que ocorrem no tecido muscular depois da morte. "Envelhecimento depois da morte" é o termo técnico, mas "maturação" também é às vezes usado. "Mesmo assim ninguém nega que a maturação seca é basicamente o apodrecimento controlado",[10] escreve o proprietário de uma casa de carnes famosa. Isso soa familiar.

Logo depois que o animal é abatido, seus músculos entram em estado de *rigor mortis*, um estado de rigidez que dura de algumas horas a até um dia. Como você pode imaginar, é durante esse tempo que a carne estará menos macia. Quando o *rigor mortis* acaba e os músculos mortos relaxam, começam a se desfazer sob a influência das enzimas que digerem proteínas nas células. Esse processo, chamado de proteólise, desprende aminoácidos saborosos que são constituintes de proteínas menos saborosas. As enzimas também amaciam o tecido conjuntivo que é responsável por uma parte da dureza da carne.

A maturação ou envelhecimento da carne hoje é feita a temperaturas logo acima do ponto de congelamento, com as quantidades certas de umidade e de circulação de ar para minimizar o crescimento de bactérias que possam provocar danos. Mesmo assim, há muita controvérsia sobre o tempo que a carne deve ser mantida nessas condições para atingir sabor e maciez perfeitos. Meu antigo companheiro de quarto na faculdade, o famoso escritor especializado em alimentos Jeffrey Steingarten, diz o seguinte sobre o assunto:

> As pesquisas demonstram que o aumento máximo da maciez é atingido com três semanas de maturação seca. Mas o sabor continua evoluindo do gosto inicial fresco e metálico da carne para um redondo, amanteigado, complexo e de dar água na boca. Oito semanas parece o tempo perfeito para mim.[11]

Mais uma vez, o envelhecimento intensifica as características desejáveis de um alimento através da concentração do sabor e da transformação das qualidades menos desejáveis em outras, mais simpáticas. Você só tem de partir de uma boa matéria bruta, fornecer as condições certas e ter paciência.

Árvores

Uma vez chapinhei morro acima em lama profunda e chuva copiosa durante horas, num lugar distante, só para ver uma árvore. Claro que não era uma árvore comum. Era uma das árvores mais notáveis do mundo, uma sugi muito antiga (*Cryptomeria japonica*) em Yakushima, uma ilha circular ao sul de Kyushu, extremo sul das principais ilhas do Japão.

As sugis muitas vezes são chamadas de cedros, mas não têm parentesco com o verdadeiro cedro. Aquela que me levou a fazer essa escalada, chamada de cedro jomon,[12] dizem que tem 7.200 anos e é uma relíquia da era Jomon, o período mais antigo da história japonesa. Isso é pouco provável. No local há muito incentivo para exagerar as idades das árvores velhas e também das pessoas idosas. Mas o cedro jomon (ou jomon sugi) pode ter mais de 2 mil anos e é com certeza a maior conífera no Japão, possivelmente maior do que qualquer outra na Europa. Quando cheguei perto dela, no meio da floresta encharcada pela chuva, vi que valeu a escalada na lama – um gigante contorcido, o mais próximo que já vi no mundo real de um Ent, um dos três seres míticos que ajudam os heróis em *O Senhor dos Anéis* de J. R. R. Tolkien.[13] Sentei ao pé dela, quase esperando ouvi-la falar com sua voz profunda de madeira. Quis continuar perto dela, mas logo fiquei encharcado e tive de me despedir.

Há um número de árvores sugi imensas e velhas em Yakushima, principal motivo de as florestas da ilha terem sido consideradas Patrimônio da Humanidade e merecerem severa proteção. Nós damos valor às árvores velhas. Eu as procuro, sejam famosas ou não.

Vou contar sobre algumas árvores famosas que conheço. Visitei a venerável árvore Tule no sul do México[14] algumas vezes. É um cipreste Montezuma (*Taxodium mucronatum*), que cresce numa pequena cidade a leste da cidade de Oaxaca, próximo da igreja de Santa Maria del Tule, que se apequena diante da árvore magnífica. Seu tronco gigantesco – tem a maior circunferência de qualquer árvore do mundo – é coberto na maior parte por uma densa copa de folhas leves.

Essas árvores são membros do gênero *Taxodium*, parentes das sequóias costeiras e das sequóias gigantes, e podem crescer muito depressa se tiverem água em abundância. "Tule" significa "brejo" no dialeto zapoteca local, e esse *Taxodium* específico nasceu num brejo cheio de junco alimentado por dois rios, há bem mais de 2.000 anos. Mas, em 1994, ele começou a morrer. Os especialistas diagnosticaram que o problema era falta de água. O brejo havia sido drenado, os rios, desviados, uma cidade, construída no lugar. A nação e o estado de Oaxaca foram tomados pelo pânico e forçaram os governos a tomar providências. Desviaram o trânsito e levaram a água de volta para a árvore. Ela se recuperou.

Também passei um tempo acampado embaixo das maiores árvores do mundo, as sequóias gigantes (*Sequoiadendron giganteum*) nas montanhas de Sierra Nevada, centro da Califórnia, e algumas delas deviam ter setecentos ou oitocentos anos. Vi imensas e velhas árvores de cânfora (*Cinnamomum camphora*) nos terrenos dos santuários no Japão, inclusive uma na cidade balneário de Atami que é considerada especialmente sagrada. Os sacerdotes shinto a decoram com cordas e bandeirinhas de papel, e os fiéis peregrinam até lá para ficar andando em volta dela. Cada circuito dizem que acrescenta um ano à sua vida. Tirei o chapéu para baobás velhos e ocos (*Adansonia digitata*) na África, e seus troncos inchados pareciam ter sido soprados com bombas de ar. Sentei respeitosamente sob as imensas faias em Long Island e inclinei o pescoço para espiar os imensos galhos de alguns dos poucos abetos Douglas nativos (*Pseudotsuga menziesii*) que ainda restam na Pacific Northwest.

Para mim é a idade avançada de todas essas árvores que as torna especiais, e não o tamanho delas. Árvores muito velhas têm uma presença marcante, uma seriedade e serenidade que nos acolhe, nos deixa quietos, e nos enche de deslumbramento e respeito. Sente diante de algumas árvores bonsai[15] bem velhas e veja como se sente. Bonsai – a palavra japonesa significa "plantar em vaso"* – é a antiga arte de impedir o crescimento das árvores, cultivando-as em recipientes pequenos e rasos. Os bonsai se originaram na China, mas se desenvolveram como uma arte específica no Japão. Podemos ver velhas árvores bonsai com muita presença nos arboretos e jardins botânicos das principais cidades, tanto aqui como no Extremo Oriente. O Arboretum Nacional em Washington, D.C., tem uma bela cole-

---

* Pronuncia-se bonsai e não deve ser confundido com *banzai*, o grito de vitória japonês que significa "dez mil anos".

ção, assim como o Arnold Arboretum em Boston e o Jardim Botânico do Brooklyn. Muitos espécimes têm mais de cem anos de idade, alguns têm duzentos e uns poucos quatrocentos. Um ser humano adulto é muito maior do que essas árvores anãs, mas afirmo que a serenidade e a presença delas são tão poderosas como as das árvores gigantescas que mencionei anteriormente.

Há diversos métodos para criar réplicas idênticas em miniaturas vivas das árvores velhas. Um é procurar árvores na natureza que sejam naturalmente anãs como resultado de crescer em ambientes hostis. Por exemplo, no deserto sudoeste onde moro, podemos procurar na parte de cima dos cânions juníperos incrustados em rachaduras na pedra, vivendo com um mínimo de terra e de água. Se você encontrar um com tamanho e forma certos, pode tentar desenraizar da rocha com cuidado, transplantar para um vaso e depois, se a árvore sobreviver à mudança, aos poucos ir aparando suas raízes para acostumá-la a viver num vaso raso. Os artistas japoneses do bonsai são às vezes acusados de cometer crueldades com as plantas, mas a verdade é que os bonsai antigos são reverenciados como tesouros culturais, são mimados e em geral vivem mais tempo do que seus correspondentes na natureza.

As árvores mais velhas do mundo não são maciças, mas naturalmente mirradas. As coníferas (*Pinus longaeva*)[16] que crescem no alto das White Mountains da fronteira da Califórnia com o estado de Nevada (3.000 metros acima do nível do mar), e em alguns outros lugares inóspitos, parecem quase mortas. Essas árvores pequenas e retorcidas, com muitos tocos e galhos mortos crescem em paredões de pedra em locais com pouca água, temperaturas extremas, ventos fortes e radiação solar muito acentuada. Algumas têm mais de 4.000 anos de idade. Sem dúvida, é a própria hostilidade do ambiente que as força a desacelerar seus processos vitais a um mínimo e crescer bem devagar.

Biogerontólogos gostam de desmerecer a longevidade atribuída às velhas árvores. Eis o que diz Leonard Hayflick sobre o assunto:

Os anéis que crescem anualmente são contados no tronco das árvores para determinar a idade cronológica, mas as células em quase todos esses anéis estão mortas. Logo abaixo do anel externo da casca morta de uma árvore, fica a camada viva chamada de câmbio. Mais para dentro, encontramos mais células mortas. Assim, a faixa de células vivas fica imprensada entre a casca morta e os anéis de crescimento internos, também mortos. Contando pelo peso ou pelo volume a maior parte da matéria do tronco de uma árvore velha é composta de células mortas... A maioria dos pinheiros se agarram à vida por uma faixa estreita de tecido vivo que serpenteia por um tronco morto. As células vivas mais velhas numa sequóia, numa sequóia gigante ou nos pinheiros *bristlecone* podem ser encontradas nas agulhas e nas pinhas, e não têm mais do que vinte ou trinta anos. É por isso que se você já passou do seu trigésimo aniversário, insisto em dizer que é mais velho do que o que alguns chamam, equivocadamente, de as árvores "mais velhas" do mundo![17]

Acho que isso não vem ao caso. Não temos problema para distinguir uma árvore morta de uma árvore viva. Os antigos pinheiros das White Mountains podem estar quase mortos, mas continuam crescendo novas agulhas neles quando as condições ambientais são propícias, e eles continuam produzindo pinhas com sementes viáveis, por isso passam sua vida para a sua prole. A questão é que esses organismos sobreviveram e não a percentagem deles que é composta de células vivas. Árvores muito velhas sobreviveram a tempestades, enchentes, relâmpagos, terremotos, incêndios florestais, doenças, predadores e, talvez acima de tudo, às serras e machados dos lenhadores. Árvores maiores e mais velhas muitas vezes fornecem madeira mais valiosa. Como o desmatamento as torna escassas, o valor aumenta, assim como o incentivo para derrubá-las. As árvores velhas, como uísque e vinho envelhecidos, certamente têm mais personalidade do que as jovens, mas esse não é o principal motivo de serem veneradas por nós, não é por isso que as consideramos sagradas, não é por isso que fazemos peregrinações para vê-las. Nós as homenageamos porque elas são sobreviventes.

Além disso, a aparência delas em geral é testemunha das lutas do passado. Muitas árvores mais antigas não são convencionalmente belas. Têm cicatrizes, são descascadas, retorcidas e nodosas, e as amamos por isso, porque suas imperfeições só reforçam a sua resistência. Ninguém ia querer ver essas matusaléns das florestas passarem por cirurgias estéticas ou receber algum tipo de botox-para-árvores para ficarem mais lisas e retas. Qualquer tratamento desses reduziria a seriedade delas e o efeito que provocam nos visitantes.

Escrito nas formas e contornos das árvores antigas estão a experiência e a sabedoria – experiência de muitas estações e muitas mudanças, sabedoria para se adaptar a essas mudanças. Será que é uma genética especial que permite que pouquíssimas árvores conquistem essa longevidade? Será apenas sorte e condições propícias?

Quando vejo pessoas velhas que têm orgulho da idade e não se envergonham com a velhice, percebo nelas esse mesmo tipo de sabedoria e de experiência. Os idosos são sobreviventes que evitaram os precipícios da juventude temerária e as fraquezas comuns da meia-idade. Não considero seus cabelos brancos e rostos enrugados sinais de fragilidade ou depreciação da beleza humana. Vejo essas características como bandeiras da sobrevivência.

Violinos

É sabido que alguns violinos antigos não têm preço, que custariam milhões de dólares se fossem oferecidos no mercado, e que alguns dos maiores violinistas do mundo possuem e tocam tais instrumentos. Os mais conhecidos são os produzidos por Antonio Stradivari (1644?-1737) e pela família Guarneri, especialmente Giuseppe Guarneri (1687-1745). São instrumentos magníficos – e têm melhorado com o tempo. E, como acontece com o uísque e com o vinho, quanto melhor o violino, melhor fica com a idade.

No final do século XIX,[18] bem antes da invenção do fonógrafo e do rádio, os violinos tinham muita procura para entretenimento ao vivo. Uma grande quantidade de instrumentos baratos foi produzida naquela época na Alemanha oriental e na vizinha Boêmia, hoje parte da República Tcheca. Se examinar os catálogos de compras pelo correio americano desse período, você encontrará anúncios desses violinos, com preços que variavam de dois a cinqüenta dólares. E se encontrar algum deles hoje, com cem ou 150 anos de idade, o preço não terá subido muito. Qual o motivo? Foram produção barata e há muitos deles por aí.

"Mas se um violino é bem-feito, só melhora com o tempo", diz Richard Ward, especialista da Ifshin Violins em Berkeley, Califórnia, uma empresa que fabrica violinos e recupera e conserta os antigos. "Os violinos precisam amadurecer. Mesmo os dos grandes mestres levam de quarenta a oitenta anos para chegar à maturidade. Muitos fabricantes habilidosos de violinos hoje estão produzindo ótimos instrumentos que vendem por preços altos. Mas o som deles é *novo*. Eles precisam de tempo e de tocar muito para amadurecer."

Logo descobri que ninguém entende esse processo porque, mais uma vez, há variáveis demais. "Pode ter relação com a oxidação do verniz", especula Ward. (E nós sabemos que a oxidação é uma mudança comum no envelhecimento de muitas coisas, inclusive no nosso.) "Pode ter relação com a desidratação da madeira com o passar do tempo, ou com a experiência da vibração sempre repetida. Alguns tipos de instrumentos envelhecem diferentemente dos outros, mas a maioria dos bons violinos precisa tocar pelo menos cinqüenta anos para amadurecer e produzir o som perfeito que é capaz de produzir. E mesmo depois disso eles ainda podem continuar melhorando com a idade."

Mas Ward também observou outro fato interessante sobre esses instrumentos. "Se um violino antigo aparece – um bom violino – e foi bem cuidado mas não tocado há cinqüenta anos, ele pode ter novamente o som de novo. Terá de ser tocado para recuperar sua capacidade anterior com o tempo."

Nessa história vejo os benefícios do envelhecimento como já observei – especialmente o aumento das qualidades desejáveis com as mudanças que o tempo traz, mudanças que em outros contextos podem parecer destrutivas. Além disso há o fenômeno do amadurecimento através da experiência, talvez inesperado num objeto inanimado. E ainda há outro aspecto valioso aqui, um que vou comentar a seguir: os violinos antigos são ligações com o passado, elos diretos à genialidade e aos segredos dos mestres *lutiers* de três séculos atrás.

Antiguidades

Era costume fazer pouco dos colecionadores de antiguidades e da disposição que eles têm de pagar bem por coisas que algumas pessoas consideram trastes velhos. Essa atitude diminuiu recentemente graças à publicidade dada às histórias de colecionadores que ficaram ricos – por exemplo, no programa popular *Antiques Roadshow* na televisão aberta americana. O *Roadshow* viaja pelo país, reúne especialistas com colecionadores e leigos que tiram coisas de seus sótãos e porões, para serem identificadas e avaliadas. É claro que muitos desses objetos valem pouco, mesmo sendo antigos e muito queridos pelos donos. Mas não é tão infreqüente ver pessoas com sorte que descobrem que seus objetos valem fortunas.

Um casal de Tucson, ele Ted, ela Virginia,[19] levou uma manta navajo para o perito Donald Ellis do *Roadshow* avaliar em 2002. Ted disse que o cobertor era da família dele havia anos. Sua avó costumava pôr a manta no pé da sua cama quando ele era menino, para o caso de sentir frio durante a noite. "Nós não gostávamos especialmente dessa manta", ele disse. "Era bonita, mas não tão colorida como nossos tapetes navajos. Nós a jogamos no encosto de uma cadeira de balanço no quarto, e ela nunca chamou a atenção de ninguém. Achamos que poderia valer dois, três ou 4 mil dólares." Mas Ellis viu que era uma peça antiga, com um estilo incomum de manta navajo, que datava de cerca de 1840 e em extraordinário bom estado: sem furos, nada desbotada, com uma trama excepcionalmente fechada e acabamento sedoso e macio. Avaliou por quase meio milhão de dólares e ela foi vendida por essa quantia no leilão do New York City Winter Antiques Show em janeiro de 2003.

Por que uma manta velha, não muito colorida, vale tanto dinheiro assim? Por que algumas antiguidades são tão valiosas, muitas vezes apesar de uma falta intrínseca de beleza ou estética? Uma resposta é que são raras. Em meados dos anos 1800, muitas mantas navajos desse tipo deviam estar em circulação, e seus preços refletiam o custo de material, trabalho, qualidade e distribuição da época. Mas com o passar dos anos aquele estilo e qualidade de tecelagem tornou-se incomum, e uma por uma as mantas foram desaparecendo. Algumas se perderam, outras foram destruídas por traças ou pelo fogo, outras ainda desbotaram expostas à luz do sol, sobraram poucas, e dessas, um número ainda menor das que eram quase perfeitas. Com o tempo, foram ficando cada vez mais raras e conseqüentemente mais valiosas.

Outro motivo é que uma manta como essa, que é igual a um violino Stradivarius em bom estado, é um elo tangível com o passado. Foi feita, manipulada e usada por nativos americanos que viviam duas décadas antes da Guerra Civil Americana, quando os navajos faziam parte do oeste ainda selvagem e não desbravado. Você pode dormir coberto com ela ou jogá-la nas costas de uma cadeira de balanço, se quiser, mas o mais provável é que ela se torne parte do acervo de algum museu ou de coleção particular, foco da atenção e da admiração como remanescente e sobrevivente de uma época distante. Quanto mais antigo o objeto, maior seu poder de exercer fascínio. Estive duas vezes no Museu Egípcio no Cairo para ver antiguidades e duas vezes me inclinei sobre a caixa de vidro que contém a múmia de Ramsés II, com o rosto a poucos centímetros do dele.

Ele foi o faraó que governava o Egito na época do Êxodo. É incrível que qualquer relíquia dele sobreviva até hoje! Quero ver aquele rosto de novo.

É óbvio que prestamos tanta atenção nas pessoas centenárias porque elas são raras. A percentagem de pessoas que sobrevive pelo menos até os noventa anos é baixa, e mais baixa ainda a dos que chegam bem a essa idade. Como disse antes, os okinawanos tradicionais consideram seus cidadãos mais velhos como tesouros vivos e fazem todo o possível para incluí-los em todas as atividades da comunidade. A nossa cultura se beneficiaria se adotasse atitude semelhante.

Ouço falar de um sentimento comum em relação às antiguidades: se elas pudessem falar, que histórias contariam! As pessoas idosas podem falar e contar suas histórias. Quando pais e avós idosos convivem com a família toda e não ficam isolados em instituições, servem como elos com o passado para as crianças e os jovens adultos. Eu me lembro de que quando era criança ouvia as histórias que minha avó contava sobre a Nevasca de 1888. Em 1888, quando ela era uma menina pequena na Filadélfia. A tempestade, considerada a nevasca mais famosa da história americana, paralisou o nordeste em meados de março, com ventos fortíssimos e neve formando montes de 12 a 15 metros de altura. Eu não saberia nada sobre isso e certamente não me sentiria próximo da tempestade se não fosse o relato detalhado da minha avó. Também me lembro de quando ela e a minha mãe descreveram a pandemia de gripe espanhola em 1918 na Filadélfia. Eu ficava fascinado com a descrição que minha avó fazia das carroças puxadas por cavalos carregando os corpos das vítimas da gripe pelas ruas. Parecia cena saída da Idade Média na Europa e não algo que podia ter acontecido na Filadélfia na lembrança viva de alguém da minha família.

Na época que ouvi essas histórias, no início da década de 1950, a lembrança da pandemia de gripe de 1918[20] era muito censurada na nossa sociedade. Só veio à tona recentemente, para por fim ser assunto de livros e documentários em vídeo, e para estimular investigações científicas. Especialistas em doenças infecciosas agora reconhecem a urgência de descobrir por que o vírus de 1918 era tão virulento, por que foi capaz de matar jovens adultos saudáveis tão rápido. Eles sabem que devemos ter outra pandemia e querem que nos preparemos. Venho pensando sobre tudo isso desde a década de 1950, porque uma pessoa mais velha da minha família associou-me com aquela época importante e trágica. Os idosos são os elos da nossa história. À medida que você vai envelhecendo, o seu valor em relação a isso aumenta.

A minha intenção aqui tem sido direcionar o seu pensamento para áreas da experiência humana em que o valor do envelhecimento é óbvio. Usei esses exemplos para mostrar que a senescência tem o potencial de dar mais valor à vida humana. Eis algumas coisas que o envelhecimento faz:

- dá mais riqueza à vida
- substitui a futilidade e a imaturidade da juventude pela profundidade e maturidade
- desenvolve e enfatiza as qualidades da personalidade e diminui os defeitos
- suaviza as arestas da personalidade
- aprimora os aspectos mental, emocional e espiritual da vida por meio dos mesmos processos que provocam o declínio do corpo físico
- confere as vantagens e o poder da sobrevivência
- desenvolve a voz e a autoridade como elo vivo com o passado.

Quero concluir este capítulo com algumas idéias e perguntas adicionais. Lembre que o que confere valor às coisas que descrevi não é o que há por fora, e sim o que há por dentro. E lembre que a paciência é muito importante: você deve resistir à vontade de experimentar bons vinhos ou queijos precocemente. De onde estou agora, não posso imaginar como serei aos oitenta anos, assim como não posso imaginar um brotinho se tornando uma maravilhosa árvore centenária. Quais são as condições perfeitas para o envelhecimento humano produzir grandeza? Que parte de nós tem de evaporar para haver a concentração da nossa essência? O que precisamos abandonar, deixar para trás?

A principal esperança que tenho com este livro é que ele sirva para modificar, de qualquer maneira possível, o conceito negativo que a maioria das pessoas tem do envelhecimento: que ele diminui o valor da vida. Não tenho ilusão nenhuma sobre a dificuldade dessa tarefa. Imagens e mensagens infinitas chegam até nós pela mídia dizendo que a juventude é tudo, que envelhecer é uma desgraça, que o valor da vida atinge seu auge quando somos jovens. Só posso dizer com toda a força e clareza que discordo disso, e peço para você dar uma olhada nos exemplos anteriores e nas outras áreas da nossa experiência, para descobrir e entender o valor do envelhecimento.

7
INTERLÚDIO: JENNY

Logo depois que escrevi o último capítulo, a minha mãe morreu. Estava com 93 anos, e apesar de a sua morte já ser esperada – estava enfraquecendo no último ano – foi um choque para seus muitos amigos. Jenny Weil teve tanta energia na maior parte da vida e tanta lucidez mental que muita gente pensava que ia viver para sempre. Ela não viveu para sempre, mas continua sendo, para mim e para muitos outros, um exemplo de envelhecimento com dignidade.

Minha mãe adorava viajar e conheceu o mundo inteiro com meu pai. Depois que ele morreu em 1993, passei a levá-la comigo em viagens ao Canadá, ao Japão e à Europa. E isso não era trabalho nenhum. Ela era uma companheira de viagem muito divertida e fazia amigos aonde quer que fosse.

Quando Jenny tinha 88 anos, escorregou num piso de cerâmica, caiu e fraturou a pelve. A fratura sarou rapidamente, mas provocou nela, pela primeira vez, o medo de se aventurar sozinha. Pensei que uma viagem tranqüila ajudasse a superar isso e me ofereci para levá-la aonde quisesse ir no seu aniversário de 89 anos, naquele janeiro. Ela disse que queria ir para a Antártica. Então nós fomos – não foi a viagem mais fácil para alguém da idade dela, mas Jenny se saiu bem e voltou com confiança e vitalidade renovadas. No verão seguinte, ela me acompanhou com minha filha e amigos numa semana de observação de baleias num pequeno barco a sudeste do Alasca. Vimos muitas baleias jubarte bem de perto, mas Jenny queria chegar mais perto ainda. O naturalista encarregado da excursão se ofereceu para levar nós dois num bote inflável com motor. Assim que nos afastamos do barco, uma imensa baleia aflorou perto do nosso pequeno bote, um encontro emocionante para mim. Mas, quando Jenny voltou para a embarcação, de onde nossos amigos tinham visto tudo com binóculos, ela disse: "Não foi bastante perto."

Um ano depois, ela foi com uma mulher bem mais nova para Nova York, para se hospedar na casa de uma amiga minha. Eis o relatório dessa amiga sobre o primeiro dia delas:

> Jenny e Suzi chegaram ao meu apartamento depois de uma daquelas viagens de pesadelo do aeroporto para a cidade. Jenny queria ir para a rua na mesma hora. Tínhamos entradas para o teatro naquela noite, mas ela insistiu em primeiro ir ao Met [Metropolitan Museum of Art]. Fomos andando do meu apartamento na 90 [rua] e Central Park West até a 72 [rua] com a Terceira Avenida, onde havia uma feira de rua. Jenny andou a rua para cima e para baixo procurando uma barraca que vendesse chapéus. [Ela e meu pai tiveram durante muitos anos uma chapelaria na Filadélfia.] Ficou encantada com os chapéus e deliciou-se em nos mostrar quais eram os melhores. Então fomos para o Met e vimos os impressionistas, depois fomos jantar e, em seguida, fomos ao teatro, e finalmente voltamos para o meu apartamento, onde Suzi e eu caímos de cansaço. Jenny disse: "O dia foi muito bom, mas gostaria de ter podido fazer mais."

Jenny estava com noventa anos na época. Eu tinha imenso prazer em exibi-la. Ela era charmosa, elegante e inteligente. Lembrava-se com muitos detalhes do último encontro com alguém, mesmo se essa pessoa tivesse esquecido. Sempre perguntava como *você* estava, o que *você* estava fazendo, antes de falar sobre si mesma. Tinha um senso de humor muito sutil, gostava de chamar a atenção para o lado ridículo da vida, e era capaz de fazer muita gente rir junto com ela. Tinha um grande círculo de verdadeiros amigos, pessoas do mundo inteiro com quem construía laços muito fortes, pessoas de todas as idades, de muitas culturas, de níveis sociais bem diversos.

Jenny não gostava quando eu revelava a idade dela, e não queria desacelerar. Um dia ela foi jantar na minha casa quando eu estava recebendo um médico e a mulher dele, da Índia. O médico dirigia um spa ayurvédico, em Mysore, que eu conhecia. Ele convidou Jenny para ir ao spa, animando-a com descrições de diversas terapias rejuvenescedoras que poderia fazer. Ela ouviu tudo educadamente e depois disse com firmeza: "Eu não quero rejuvenescer."

Mas ela queria ir para a Índia e para o Tibete – dois lugares que não conhecia. E tinha decidido que ia percorrer a linha Transiberiana inteira com uma amiga jovem e aventureira. Isso não ia acontecer.

Aos 91 anos, Jenny começou a ir mais devagar. Reclamava que não tinha muito "pique", que estava ficando sem energia. Notei um leve comprometimento cognitivo, principalmente dificuldade para lembrar nomes, apesar de não ser nada anormal para a idade. De vez em quando, ouvia quando ela dizia que ficar velha não era divertido, mas isso era muito raro. Então, quando foi me visitar na Columbia Britânica em 2003, teve uma insuficiência cardíaca aguda, que se manifestou como súbita falta de ar. No hospital, diagnosticaram grave estenose aórtica, um estreitamento extremo da válvula cardíaca que conduz sangue oxigenado para a principal artéria que abastece o corpo inteiro. O corpo e o cérebro de Jenny estavam subsistindo com alimentação mínima. Nunca soubemos que ela tinha um problema no coração. Aquilo era claramente uma doença relacionada à idade. Sua válvula aórtica tinha se calcificado e enrijecido depois de tantos anos de trabalho constante.

Existe um tratamento cirúrgico para a estenose aórtica: a substituição da válvula gasta por uma válvula boa de um porco, mas a minha mãe foi inflexível em não querer fazer uma cirurgia, e o cardiologista dela e eu concordamos em que não seria uma medida sensata. O risco de Jenny sair da operação com o coração melhor e o cérebro pior era grande demais. Por isso resolvemos tratá-la com medicamentos para evitar o acúmulo de líquido nos pulmões e para ajudar seu coração a bombear com maior eficiência. O prognóstico não era nada bom: havia uma grande chance de agravamento da insuficiência cardíaca e morte súbita.

Jenny reagiu bem à medicação, mas sua vida não foi mais a mesma. Andar tornou-se difícil para ela, em parte por causa da falta de ar e em parte por causa de um problema no joelho devido a outra queda alguns meses antes. Sua concentração ficou comprometida, provavelmente pela redução do fluxo sanguíneo cerebral, o que fez com que ler ficasse difícil, e até assistir a vídeos. Ela ficou assustadoramente magra, apesar de todos os esforços envidados para fazê-la se alimentar. Tirá-la do apartamento para ir a um restaurante, ou a um cinema, ou a qualquer lugar foi se tornando cada vez mais complicado; no entanto, ela continuava falando de viagens ao Tibete e à Sibéria.

O médico de Jenny, um cardiologista que é um grande amigo meu há muito tempo, diz que ela se tornou sua paciente preferida, graças à sua coragem e otimismo. "Ela nunca deixou de perguntar sobre a minha mulher e meus filhos, que conhecia bem", ele lembra, "e sempre dizia que estava melhorando. Ela sempre me fazia rir."

Jenny teve altos e baixos com seu problema cardíaco no seu último ano e ficou confinada no seu apartamento nos últimos meses. Não teve de se mudar para uma instituição com assistência médica, manteve-se longe do hospital e morreu subitamente em casa, depois de um dia cheio de conversas com visitas e recebendo muitas ligações de amigos e da família. Sua saída de cena teve privacidade, foi digna e afortunadamente rápida.

Minha mãe viveu muito mais tempo do que os pais dela e a maioria dos irmãos. Gozou de boa saúde quase a vida toda, chegou aos noventa anos com quase todas as suas faculdades intactas, e teve um declínio relativamente rápido no seu último ano de vida, com intervenção médica mínima – a compressão da morbidade que todos nós devíamos buscar. Certamente seu corpo envelheceu. Revendo antigas fotografias do seu álbum na preparação de um memorial de celebração pela sua vida, fiquei atônito com o grau de mudança física com o passar dos anos, de uma linda recém-casada para uma jovem mãe um pouco mais robusta até uma mulher mais velha elegante e em forma, e finalmente para a sábia idosa que se tornou. Mas acho que é justo dizer que *ela* não envelheceu, apesar de seu corpo ter envelhecido. Ela era muito hábil com as palavras, sagaz mentalmente, e inteligente e espirituosa até o dia de sua morte, e adquiriu uma verdadeira sabedoria no curso de sua longa vida, sabedoria que compartilhava com todos.

Minha mãe tinha muito conhecimento e habilidade prática – sobre plantas, assuntos domésticos, sobre a vida –, e as pessoas a procuravam para pedir conselhos sobre muitos assuntos. Era mestre em fazer bainhas e consertos graças à sua longa experiência na feitura de chapéus de senhoras. Era capaz de remover qualquer tipo de mancha de qualquer tipo de tecido, talento que não herdei dela. E tinha uma filosofia muito consistente que a capacitava a enfrentar os altos e baixos da vida com equanimidade. Sua frase preferida, que sempre repetia era: "Não importa o que aconteça na sua vida, jamais perca seu senso de humor."

Acabei compreendendo que o último e duradouro presente de Jenny para mim foi o momento da sua morte – justo quando eu estava prestes a passar do ato de escrever sobre a ciência e a filosofia do envelhecimento para a prática disso. Eu quero saber o que ela fez de certo para poder evitar os cânceres, que mataram sua mãe e duas de suas irmãs prematuramente, e a doença de Alzheimer que destruiu o pai dela. O que fez com que passasse pela experiência de uma fratura de pelve aos 89 anos com tanta rapidez que conseguiu partir para a Antártica poucos meses depois? Como é que ainda era perfeitamente lúcida, continuava com respostas inteligentes e sábias na ponta da língua, e ainda conseguia sempre fazer as pessoas rirem mesmo no seu último dia de vida, quando seu cérebro só recebia uma fração do sangue de que precisava e o coração não era mais capaz de trabalhar contra tal resistência mecânica? Essas perguntas me fascinam. Acredito que há respostas para elas, respostas coerentes com a informação prática que vou dar para vocês na segunda parte deste livro.

PARTE DOIS

Como envelhecer dignamente

8
CORPO I:
O MEIO QUILO DA PREVENÇÃO

Nos próximos capítulos, vou dar as minhas recomendações quanto ao que você pode fazer para aumentar a probabilidade de envelhecer com saúde. As receitas seguem as considerações científicas e filosóficas da primeira parte deste livro. Dessa forma, não pretendem ajudá-lo a ficar mais jovem, a estender a vida além dos seus limites razoáveis, nem tornar mais fácil para você negar o envelhecimento. O objetivo é se adaptar às mudanças que o tempo traz e chegar à velhice com o mínimo de deficiências e desconforto – em termos técnicos, comprimir a morbidade. Você deve ser capaz de saborear a vida mesmo com idade avançada e manifestar, aproveitar e compartilhar com os outros as verdadeiras recompensas que o envelhecimento pode oferecer.

Organizei esta parte do livro em seções sobre o corpo, a mente e o espírito. Vou começar comentando as necessidades do corpo físico, concentrado especialmente na dieta, na atividade e no descanso. Na seção sobre a mente, incluo recomendações sobre o estresse, pensamentos e emoções, e suas influências na saúde e no envelhecimento, assim como apresentarei dicas para evitar os déficits de memória relacionados com a idade. E finalizando, pedirei para você pensar nesse lado seu que não é físico e que não muda com o tempo: o espírito. Acredito que o envelhecimento com saúde depende em parte da consciência da própria identidade espiritual e a descoberta de meios para enfatizar as interações do espírito com o corpo e a mente.

O seu corpo cresce e se desenvolve de acordo com instruções genéticas adquiridas dos seus pais e contidas em todas as células. À medida que os cientistas continuam a identificar os produtos e as funções dos nossos genes – a seqüência do genoma humano[1] é uma das maiores conquistas da nossa época –, demonstram a influência extensa da genética em todos os aspectos da vida, inclusive o envelhecimento. Também estão criando possibilidades para novos tipos de intervenções médicas capazes de retardar a manifestação de doenças e otimizar os potenciais humanos. Estudos feitos com gêmeos monozigóticos ou univitelinos (idênticos)[2] sempre enfatizam a importância da genética ao determinar não só a maior parte das características físicas do corpo, mas também muitos de nossos traços intelectuais, emocionais e comportamentais. Ao mesmo tempo, a pesquisa sempre nos faz lembrar da profunda influência do meio ambiente sobre os genes e suas manifestações. É sempre a natureza e a alimentação, nunca apenas uma ou outra. A natureza lhe deu a mão específica de cartas genéticas, algumas boas e algumas não tão boas. Cabe a você jogar com essas cartas.

Como exemplo, pense nos inúmeros fatores que afetam o nível de risco de uma mulher desenvolver câncer de mama. É claro que há um componente genético de risco, não só como resultado de genes específicos e conhecidos que aumentam muito a possibilidade do aparecimento precoce (antes dos cinqüenta anos) do câncer de mama, mas também de padrões familiares que significam maior probabilidade de desenvolvimento do câncer se mais parentes femininos (mães, irmãs, tias) tiverem sido afetados. No entanto, se examinarmos todos os casos de câncer de mama, apenas uma minoria pode ser considerada realmente como herdada. A maioria resulta do estímulo crescente das células da mama pelo estrogênio, de falhas do sistema imunológico e da exposição a toxinas conhecidas.

As mulheres diferem na quantidade de estrogênio que produzem, na forma que o metabolizam e de quantos anos da vida suas mamas ficam expostas a altos níveis desse hormônio. Há influências genéticas aqui, junto com ambientais. Início precoce da menstruação e menopausa tardia aumentam o tempo de exposição ao estrogênio, enquanto ter filhos e amamentá-los diminui. O corpo metaboliza o estrogênio através de duas vias enzimáticas principais. Uma origina um metabólito que aumenta o risco do câncer de mama, a outra pode até reduzir esse risco. Os genes de uma mulher podem influenciar a preferência por um desses caminhos, mas seus hábitos alimentares também podem.[3] Os legumes crucíferos (família dos repolhos) contêm um composto (I-3-C) que conduz o estrogênio à via metabólica de risco reduzido. As mulheres preocupadas com câncer de mama devido à história familiar podem comer esses legumes regularmente, ou ingerir o componente isolado como suplemento alimentar. Por outro lado, o álcool, mesmo consumido moderadamente, é capaz de desviar o metabolismo do estrogênio para a via mais perigosa. O risco de câncer de mama aumenta entre as mulheres que preferem carne bem passada. Quanto mais quente fica e quanto mais cozido é o tecido animal, mais elevado seu conteúdo de toxinas carcinogênicas.

O recado aqui é que os fatores ambientais, inclusive muitos que você pode controlar, influenciam a expressão final dos genes. Minha mãe não teve as doenças que encurtaram a vida dos seus pais e irmãs. Talvez tivesse herdado riscos diferentes. Certamente ela sabia mais do que eles sobre estilo de vida e saúde, foi capaz e teve a determinação de cuidar melhor de si mesma à medida que ia envelhecendo. Você pode fazer a mesma coisa.

Cuidar do corpo significa coisas diferentes nos diferentes estágios da vida. Por exemplo, acidentes são a principal causa de morte e incapacidade nos adolescentes e adultos jovens na faixa dos vinte anos, muitos são resultado de comportamento imprudente e temerário, como andar de motocicleta sem capacete, mergulhar de cabeça em águas turvas, e consumir drogas e álcool sem discernimento. Os hábitos adquiridos nessa idade – especialmente o vício do cigarro – podem aumentar muito o risco de se desenvolver doenças crônicas mais tarde na vida. Homens de trinta e quarenta anos muitas vezes se machucam praticando esportes violentos ou se exercitando de forma imprópria, enquanto os homens de cinqüenta e sessenta em geral são sedentários demais. Um dos segredos do envelhecimento saudável é saber como avaliar os níveis de risco do seu comportamento. Outro é a disposição para abandonar comportamentos mais apropriados a corpos mais jovens.

Você não terá a chance de vivenciar um envelhecimento saudável, se cair em uma das armadilhas mais comuns que atraem as pessoas de meia-idade, como ataque cardíaco ou câncer relacionado ao tabagismo. Para evitar isso, deve conhecer seus riscos pessoais de saúde como sugere seu histórico médico, história familiar e exames médicos. Você também precisa saber como tirar vantagem da medicina preventiva moderna – por exemplo, como utilizar melhor os exames de diagnósticos atualmente disponíveis.

Esse último tópico não é tão simples. Só porque um exame está disponível não significa que você deve fazê-lo. Os exames podem não ser precisos ou suficientemente sensíveis para justificar seu uso. Podem indicar problemas onde não há nenhum (falso-positivo) ou deixar de detectar os que existem (falso-negativo). Se eles indicam uma doença para a qual não existe tratamento, ou para a qual os tratamentos disponíveis são inadequados e potencialmente perigosos, o benefício para você pode ser mínimo. Considere alguns exemplos.

Os exames para a hipertensão arterial – pressão alta – agora são rotina. A medição da pressão arterial é rápida, simples e não-invasiva. O tratamento para a hipertensão também é bom. Muitos casos podem ser normalizados com baixas doses de medicamentos que são praticamente seguros e praticamente livres de efeitos colaterais, como betabloqueadores e diuréticos. O controle da hipertensão é um dos grandes avanços médicos da segunda metade do século XX e sem dúvida um dos fatores responsáveis pela queda do índice de ataques cardíacos nesse período. Pressão arterial alta danifica todo o sistema cardiovascular com o tempo e pode comprometer a função renal – principais causas de doenças relacionadas à idade e armadilhas que podem ser evitadas.

Na nossa sociedade e nos países desenvolvidos em geral, a pressão arterial aumenta com a idade, talvez por causa dos nossos hábitos alimentares, do estresse da vida moderna e de outros fatores desconhecidos. (Isso não acontece nas culturas tribais "primitivas".[4]) O início desse processo muitas vezes pode ser detectado bem cedo na vida e os médicos estão cada vez mais interessados em diagnosticá-lo e tratá-lo. Pouco tempo atrás, muitos casos eram ignorados ditos hipertensão "limítrofe" ou hipertensão "lábil", e variavam tremendamente de um estudo para outro. Agora a tendência é chamar tudo isso de "pré-hipertensão" e tratar com agressividade. Prefiro que as pessoas que pertencem a essa categoria monitorem a própria pressão arterial em casa por um ou dois meses para poder visualizar melhor o quadro (aparelhos automáticos com leitura digital não são caros e são muito fáceis de usar) e experimentar primeiro mudanças no estilo de vida para normalizar a pressão: perder peso, aumentar os exercícios, praticar técnicas de relaxamento, ingerir suplementos de cálcio e magnésio, consumir menos alimentos com teor elevado de sódio, e comer mais legumes e verduras. Mas, se a hipertensão ainda persistir depois de um período razoável de teste, digamos, oito semanas, então recomendo medicação anti-hipertensiva, a começar pela menor dose da droga mais fraca.

Medir a taxa sanguínea de colesterol não basta, na minha opinião. Devemos saber nossos níveis de colesterol total, do HDL e do LDL, e dos triglicerídeos (junto com a homocisteína, um fator independente de risco de ataque cardíaco, e a proteína C-reativa, indicadora de inflamação nas artérias). A maioria dos médicos hoje em dia é a favor do tratamento com estatinas quando os valores se apresentam anormais. Alguns cardiologistas dizem que gostariam de ver as estatinas acrescentadas à água potável. Eu não sou tão enfático em relação a essas substâncias por diversos motivos. Em primeiro lugar, as estatinas não são tão benignas como as drogas anti-hipertensivas de primeira escolha. As estatinas podem afetar as funções hepáticas e musculares, às vezes seriamente. Em segundo lugar, a doença coronariana tem vários fatores, envolve inflamação anormal, muitas influências hereditárias e de estilo de vida, e um componente significativo da relação mente-corpo. Normalizar os níveis de colesterol trata de apenas um desses fatores e muitas vezes dá aos médicos e aos pacientes uma desculpa para ignorar os outros. (Cinqüenta por cento das pessoas que sofrem o primeiro ataque cardíaco têm nível normal de colesterol.) Não me oponho a esse tipo de exame ou de tratamento; eu mesmo o faço. Só tenho algumas preocupações em relação a isso.

Tenho definitivamente menos entusiasmo pelos exames de sangue novos e mais complicados intitulados de "análise fracionada do colesterol"[5] que dão muito mais informações sobre os tipos e subtipos de colesterol e lipídios relacionados a ele circulantes no sangue. Esses exames são consideravelmente mais caros e me parece que dão informação demais, normalmente mais do que o seu médico é capaz de interpretar. O resultado é que muitas vezes provocam ansiedade, especialmente porque a conduta para se administrar as anormalidades reveladas por eles pode não estar muito clara.

Incomoda-me mais ainda o uso indiscriminado de tomografia computadorizada por emissão de elétrons (EBCT)[6] para as artérias coronárias, a fim de revelar a calcificação existente nelas, um exame que expõe o corpo à radiação, é caro, e não é coberto pelo seguro e nem avalizado pelos principais cardiologistas. O problema nesse caso é que a interpretação dos resultados não é direta. Um alto nível de cálcio pode indicar risco de um "incidente" coronariano, como um ataque cardíaco, ou não. Sabemos que a placa aterosclerótica se torna calcificada e que a ruptura de uma placa calcificada com subseqüente formação de coágulo pode obstruir a artéria coronária, provocando o ataque cardíaco. Mas a EBCT não é capaz de mostrar onde está o cálcio. Se está nas paredes da artéria (mais perigoso) ou na parede muscular (menos perigoso). E também não diz há quanto tempo o cálcio está lá. Pode ser parte de uma placa antiga e estável (com menor probabilidade de romper), ou de uma placa nova e instável (mais arriscado). A calcificação estável das artérias coronárias que se desenvolveu gradualmente com o tempo pode até diminuir o risco de ataque cardíaco das pessoas com aterosclerose.

A perspectiva de termos um exame diagnóstico de doença coronariana não-invasivo e preciso é atraente. Seria mais seguro e mais barato do que as técnicas atuais de angiografia, e pode não estar muito longe. Até lá eu teria cuidado para pedir taxas de cálcio e para tomar qualquer providência drástica com base nelas. Muitas vezes o uso da EBCT para examinar as artérias coronárias faz parte de "um rastreamento total do corpo", muito em moda entre os médicos antienvelhecimento, no qual as imagens da EBCT são feitas da cabeça aos pés. Possui enorme potencial de revelar anormalidades sem significação clínica, como lesões cerebrais não específicas. O resultado principal é deixar as pessoas mais angustiadas em relação ao seu corpo e fazer com que gastem mais dinheiro em exames mais invasivos.

O PSA (antígeno prostático específico), largamente usado para diagnosticar o câncer na próstata dos homens, ilustra outro tipo de deficiência. Muitas vezes resulta em falso-positivo, e mesmo quando detecta câncer não dá informação sobre a natureza deste – especificamente qual o grau de agressividade e a probabilidade de metáfases. E isso é o que de fato precisamos saber, porque a maioria dos homens idosos desenvolve câncer de próstata e na maioria dos casos o risco de metástase é baixo. Um homem pode viver muito, até uma idade bem avançada, gozando de boa saúde geral, e morrer de câncer na próstata. O problema nesse caso é que um PSA positivo muitas vezes é o primeiro passo em um caminho que termina em prostatectomia radical, cirurgia com muitos riscos e que pode ser completamente desnecessária. Enquanto não tivermos um exame confiável de acompanhamento que possa claramente distinguir os tumores agressivos dos não agressivos, tenho dúvida sobre a sensatez de usar o PSA como ferramenta de exames de rotina, exceto para os que correm risco elevado com base no histórico familiar e no estilo de vida.

Por outro lado, sou muito a favor da densitometria óssea para mulheres com risco de osteoporose. (Os homens podem desenvolver essa doença de perda da massa óssea também, mas em geral muito mais tarde do que as mulheres.) Se uma mulher sabe que sua mãe teve osteoporose após a menopausa e se encaixa no perfil de risco (ossos debilitados, pele clara), certamente deve saber a densidade mineral dos seus ossos e com que velocidade diminui com o passar dos anos. Há tratamentos eficientes com medicação para interromper e reverter a osteoporose, e assim reduzir o risco de fraturas do quadril (articulação coxo-femural) principal causa de incapacidade física e morte prematura. No entanto também vejo o uso insensato da densitometria óssea, porque o exame nos permite identificar e diagnosticar casos de "osteopenia", ou fraqueza dos ossos, logo no início, que não chega nem perto da gravidade da osteoporose. Isso é a mesma coisa que diagnosticar "pré-hipertensão", "pré-diabetes", e outros estágios incipientes de doenças que podem ou não progredir e que talvez sejam reversíveis por uma mudança nos hábitos alimentar, de atividade física e de outros aspectos do estilo de vida. Tenho visto recentemente mais mulheres que foram aconselhadas a ingerir drogas fortes para compensar osteopenia leve – isso, na minha opinião, não é boa medicina.

Então como é que você vai resolver até que ponto usar a medicina preventiva moderna? Só posso dizer para você fazer seu dever de casa e se informar. Eis algumas sugestões gerais:

- Mantenha um histórico médico pessoal que inclua informações sobre doenças pregressas, ferimentos, tratamentos, hospitalizações, medicamentos em uso e história familiar. Com base na história familiar, identifique as categorias de doenças relacionadas com a idade que representam maior risco para você, como doenças cardiovasculares, câncer, diabetes e doença de Alzheimer, e conheça as estratégias do estilo de vida preventivo para mantê-las longe.

- Certifique-se de ter tomado todas as vacinas recomendadas e as mantenha em dia. Esse Web site do Centers for Disease Control and Prevention [Centros de Controle e Prevenção de Doenças] dá essa informação: www.cdc.gov/nip/recs/adult-schedule.htm. Sou muito a favor da imunização. Apesar de questionar o número de vacinas atualmente usadas em bebês e crianças e a necessidade de algumas delas (como a de catapora), acredito firmemente que os benefícios superam os riscos. Além das vacinas dadas na infância, as pessoas com mais de 65 anos devem tomar a vacina contra pneumonia pneumocócica e a vacina anual contra a gripe.
- Faça um exame físico completo que inclua medida da pressão arterial, análise da urina, análise completa do sangue, assim como um eletrocardiograma (ECG). Isso rastreia problemas comuns como hipertensão arterial, diabetes, aumento de colesterol no sangue, anemia e problemas hepáticos ou renais. Guarde os resultados na sua pasta de histórico médico. Não recomendo necessariamente exames médicos anuais se você estiver com boa saúde e não tiver nenhum sintoma incomum. Converse com seu médico de quanto em quanto tempo deve fazê-lo.
- Conheça os exames diagnósticos que são apropriados para a sua idade. Um bom lugar para começar é no site do National Women's Health Information Center [Centro Nacional de Informação de Saúde da Mulher] (www.4woman.gov/screeningcharts/general.htm), que também tem recomendações para os homens (www.4woman.gov/screeningcharts/mens.htm). Esse site dá detalhes sobre Papa Nicolau (exame preventivo) e mamografia para mulheres, colonoscopia para todos e densitometria óssea. Não recomenda rastreamento total do corpo nem taxa de cálcio nas artérias coronárias, e me agrada ver que fala do PSA para os homens dizendo: "Converse com o seu médico." Mas, por favor, não esqueça que a responsabilidade é sua de se

- informar sobre os prós e os contras de todos os exames diagnósticos.
- Mantenha a pressão arterial normalizada, isto é, 120/80 ou abaixo disso. Se a sua pressão estiver *constantemente* elevada, mesmo quando medida por você mesmo, primeiro tente normalizá-la modificando seus hábitos de dieta alimentar, de exercícios e relaxamento. Se isso falhar, use medicação, começando com uma dose baixa de uma droga fraca.
- Em geral, se você receber o diagnóstico de predisposição para alguma doença, como pré-hipertensão ou pré-diabetes, primeiro procure reverter isso através de meios não farmacológicos. Se não funcionar, use a medicação mais fraca que houver, e a menor dose possível.

Há muita informação em livros, boletins e sites da Internet sobre cuidados pessoais e vida saudável. Recomendo alguns deles no Apêndice B. Também recomendo que leia meus livros *Natural Health, Natural Medicine* (recentemente revisado e atualizado) e *A saúde ideal em 8 semanas*; em ambos dou sugestões detalhadas e práticas para manter a saúde e cuidar de problemas comuns por sua conta, utilizando métodos naturais sempre que possível. Não vou repetir todo esse material aqui, mas quero comentar alguns pontos específicos sobre os cuidados da saúde preventiva que têm de ser enfatizados, antes de lhe dar meu conselho sobre o que o corpo precisa para gozar de um envelhecimento saudável:

- *Não fume.* O vício do tabaco é a maior causa isolada de doenças evitáveis, e a fumaça do cigarro é a causa ambiental do câncer mais óbvia. Sim, há centenários e outros bem idosos que fumam e que fumaram a maior parte da vida. Eles são abençoados (ou amaldiçoados) com genes que os capacitam a desintoxicar-se dos produtos danosos da combustão do tabaco. A maioria das pessoas não possui essa proteção genética e correm risco muito maior. A exposição à fumaça do tabaco, além de aumentar a possibilidade de desenvolver muitos tipos de câncer, também aumenta os riscos de doenças cardiovasculares e respiratórias que são simplesmente incompatíveis com o envelhecimento saudável. A inalação da nicotina vaporizada é tão viciante quanto fumar cocaína na forma de crack ou cristais de metanfetamina. Quase todos os casos de vício do tabaco começam na adolescência ou até mais cedo. Portanto endereço esta mensagem aos leitores jovens. Não experimente. A chance de se viciar é muito grande e esse é um dos vícios mais difíceis de interromper. As mulheres jovens podem estar mais suscetíveis do que os rapazes no momento, porque fumar é atraente para elas como método para suprimir o apetite e controlar o peso.

Controle seu peso. Obesidade mórbida, às vezes definida como mais de cinqüenta quilos acima do seu peso "normal", é incompatível com o envelhecimento saudável, porque aumenta o risco de diversas doenças relacionadas com a idade, inclusive doença cardiovascular, diabetes tipo 2 e osteoartrite, que muitas vezes levam à incapacidade prematura e à morte. A obesidade comum – pesar pelo menos 20% a mais do que devia – está correlacionada com formas mais brandas dessas doenças, além de maior incidência de câncer de mama pós-menopausa, e câncer de útero, cólon, rins e esôfago. Mas o que é normal e quanto você deveria pesar?

Com tanta publicidade sobre a epidemia de obesidade na América do Norte, as pessoas estão obcecadas com o peso e com dietas para emagrecer. Dietas da moda são mais populares do que nunca, produtos falsos que supostamente promovem a perda de peso estão por toda parte e a medicina bariátrica (para controle do peso) tornou-se uma especialidade em franca ascensão. Mas somos tentados cada vez mais por alimentos que engordam em grande abundância, apesar de a moda e a indústria do entretenimento continuarem a promover a magreza anoréxica como ideal de atração e sexualidade máximas. Não admira que as pessoas fiquem loucas com o próprio peso.

Selecionar as realidades médicas sobre o peso não é fácil. É bem possível que nossos critérios de obesidade e nossas idéias sobre as implicações médicas tenham sido distorcidos pelo modismo.[7] Todos nós reconhecemos a obesidade mórbida quando a vemos. É claro que interfere nas atividades da vida diária e deixa as pessoas infelizes, doentes e incapazes de envelhecer com saúde. Mas isso se aplica ao fato de estar simplesmente acima do peso, como indicam as tabelas de peso e altura ideais e o cálculo do IMC, o índice de massa corporal.

Eu penso que não. Na verdade, ser magro demais também pode comprometer a saúde e o envelhecimento saudável. Tenho mais para dizer sobre isso e farei mais tarde, quando falar de atividade física. Aqui direi apenas que as pessoas de meia-idade um pouco acima do peso podem gozar de uma velhice mais saudável e mais longa do que aqueles que não estão acima do peso, e afirmo que acredito que é melhor estar em forma e gordo do que ser magro e não estar em forma.[8]

Quer dizer que se você está um pouco acima do peso e não consegue manter o peso ideal das tabelas, deve se concentrar em manter a saúde perfeita se alimentando direito e se mantendo basicamente ativo/a. Darei conselhos detalhados de como fazer isso nos próximos capítulos.

Para finalizar, gostaria de dizer mais algumas palavras para os leitores jovens. Antes de mais nada, quanto mais cedo na vida você começar a pensar em como quer envelhecer e fazer algo a respeito, melhor. Não vou perder tempo dizendo que deve usar cinto de segurança no carro e usar fio dental depois das refeições. Você pode encontrar essa informação em outro lugar. Vou chamar sua atenção para os acidentes, a violência e o suicídio, as armadilhas comuns para os jovens. Se gosta de liberar adrenalina, por favor tenha cuidado com o que faz para conseguir isso. Procure boa orientação de pessoas experientes, se optar por atividades de alto risco, seja skydiving, alpinismo, esportes radicais, uso de drogas e álcool ou experiências sexuais. Conheça os riscos das atividades que escolher e saiba como evitá-los.

Se você convive com pessoas violentas, se mete em situações de violência, ou se alimenta a propensão à violência que é parte da natureza humana, é provável que se machuque ou coisa pior. E é isso. Quanto ao suicídio, o índice está crescendo em crianças, adolescentes e adultos jovens, e muitas vezes é ligado à depressão e à baixa auto-estima. Esses problemas são identificáveis e tratáveis. Não hesite em procurar ajuda profissional se tiver algum deles. Veja no Capítulo 15 mais informação sobre saúde mental e emocional, e o impacto que causam no nosso modo de envelhecer.

9
CORPO II:
A DIETA ANTIINFLAMATÓRIA

A necessidade de uma boa nutrição é uma constante a vida inteira. Já escrevi muito sobre dieta e saúde em outros livros.* Também dei aulas e seminários sobre esse assunto e organizei grandes conferências em série sobre isso para os profissionais da área de saúde. Mesmo assim, sinto que é necessário dizer mais. Os hábitos alimentares contemporâneos são motivo de grande preocupação. O *fast-food* substituiu refeições feitas em casa. Alimentos refinados e processados enchem as prateleiras dos supermercados. As pessoas passam de uma dieta da moda para outra. E os profissionais da área de saúde não ajudam muito, porque a formação que tiveram em nutrição, se é que tiveram, foi inadequada.

Ao mesmo tempo, a ciência da nutrição está progredindo rapidamente. Escolha qualquer publicação médica e encontrará artigos comentando os resultados de estudos sobre a influência de alimentos específicos ou de componentes de alimentos na saúde. Os fatos científicos estão lá. Eles só não chegam aos currículos das faculdades de medicina, deixando os médicos funcionalmente analfabetos nessa área importante de conhecimento, e incapazes de ajudar os pacientes a entender as informações

---

* *Natural Health, Natural Medicine*, ed. rev. (Boston: Houghton Mifflin, 2004); *A saúde ideal em 8 semanas* (Rio de Janeiro: Rocco, 1998); *Alimentação ideal para uma saúde perfeita* (Rio de Janeiro: Rocco, 2000); *The Healthy Kitchen* (com Rosie Daley) (Nova York: Alfred A. Knopf, 2002).

confusas e muitas vezes contraditórias que aparecem na mídia e no mercado.

A maioria dos livros sobre nutrição que passam pela minha mesa são livros sobre dietas, destinados a ajudar as pessoas a perder peso. A essa altura, já devia ser óbvio que dietas não funcionam, a não ser num prazo curto. Por definição, dietas são regimes que você faz e pára, e quando as pessoas param o peso perdido é quase sempre recuperado. O principal indicador do sucesso em qualquer dieta é se a pessoa continua fazendo. Você pode perder peso com uma dieta de baixa caloria, ou com uma dieta isenta de carboidratos, ou com qualquer outro tipo de alimentação restrita planejada se se mantiver fiel a ela. Vai recuperar o peso se parar. Muitas dietas populares da moda não prejudicam ninguém em algumas semanas, mas algumas podem comprometer a saúde a longo prazo.

Vou pedir para você seguir uma dieta que acredito que pode aumentar a probabilidade de um envelhecimento saudável, mas até hesito em chamar de dieta. Não se destina absolutamente a ser um programa de perda de peso, nem é um regime para adotar por um período de tempo limitado. Ao contrário, é o componente nutricional de um estilo de vida saudável, uma forma de selecionar e preparar os alimentos com base no conhecimento científico de como eles podem ajudar nosso corpo a resistir e a se adaptar às mudanças que o tempo traz. Só me refiro a isso como dieta porque as pessoas estão muito sedentas de regras e planos alimentares. Gosto de chamá-la de "dieta antiinflamatória". Se quiser considerá-la a dieta da longevidade, tudo bem, mas lembre-se de que o objetivo é a compressão da morbidade e não a extensão da vida.

Anteriormente eu me referi à inflamação como causa comum de muitas doenças crônicas e escrevi sobre o estresse oxidativo como agente pró-inflamatório. Antes de explicar a dieta antiinflamatória, quero ter certeza de que você entende claramente o que é o processo inflamatório e qual o papel dele na saúde e na doença. Por isso permita-me reafirmar e expandir o que escrevi antes.

A palavra "inflamação" sugere "fogo interno", uma imagem gráfica, apesar de incorreta, do que acontece quando os quatro sintomas e sinais clássicos de inflamação aparecem. No latim original aprendido pelos estudantes de medicina, eles são: *rubor, calor, turgor* e *dolor* – isto é, vermelhidão, calor, tumefação e dor. Pense num ferimento na pele, provocado por uma pancada ou queimadura. Pense num dedo da mão ou do pé infeccionado. Pense numa articulação inflamada. Em todos esses casos, essas quatro mudanças ocorrem juntas. Elas anunciam que uma parte do corpo está inflamada.

O calor e a vermelhidão representam o aumento do fluxo de sangue no local. A tumefação ou inchaço provém de mudanças nas paredes dos pequenos vasos sangüíneos que permitem a infiltração de plasma nos tecidos. A dor resulta da liberação de agentes mensageiros usados pelo sistema imunológico para atrair o apoio defensivo para o local machucado ou agredido. Essas mudanças são desagradáveis para nós. Elas chamam a atenção para a parte afetada do corpo e podem interferir na atividade e no descanso normais. Mas a inflamação é a prova visível do trabalho do sistema de reparo do corpo. Marca a chegada de suprimento e da atividade imunológica naquela área necessitada. Normalmente os sinais e sintomas da inflamação devem ser bem-vindos, e não evitados.

Então por que tentamos combater a inflamação com drogas e ervas antiinflamatórias? Por que devíamos pensar numa dieta antiinflamatória? A resposta requer uma distinção feita entre a inflamação normal e a anormal. O processo normal é um aspecto central da cura, absolutamente necessário e desejável para defesa, manutenção e reparo do corpo, tanto por dentro como por fora, por toda a vida. A inflamação normal é a reação do sistema de reparo ao ferimento e agressão localizada. Fica confinada àquele lugar, atende a um propósito e termina quando o problema é resolvido. Qualquer desconforto ou limitação de função que ele possa causar é o preço que se paga pela cura.

A inflamação anormal vai além dos seus limites determinados de espaço e de tempo. Espalha-se para áreas do corpo que não estão feridas nem foram agredidas, e não termina quando o problema que a provocou se resolve. O processo inflamatório deflagra parte do arsenal mais sofisticado do sistema imunológico, que inclui enzimas capazes de romper as paredes das células e digerir componentes vitais de células e de tecidos. Como armamento militar, esse arsenal pode ser danoso tanto para os amigos como para os inimigos. O potencial de destruição da inflamação é tão grande que o corpo precisa controlar o processo com muita firmeza, confinando-o ao seu espaço e ao seu tempo e desligando quando realiza o seu objetivo. Quando a inflamação foge a esse controle, quando passa a ter como alvo os tecidos normais, quando simplesmente não vai embora, passa a ser anormal e promove a doença em vez de curá-la.

Uma extensa categoria de doenças marcadas pela inflamação descontrolada é a auto-imunidade. Quando o sistema imunológico ataca os tecidos do próprio corpo sem um bom motivo, passa a existir um estado de auto-imunidade que provoca desconforto, incapacidade, falência dos órgãos e às vezes danos irreparáveis em estruturas vitais. O diabetes tipo 1 é de origem auto-imune; uma reação imune anormal, de causa desconhecida, geralmente na infância destrói as células do pâncreas que produzem insulina. Antes de haver insulina injetável, o diagnóstico de diabetes tipo 1 costumava significar morte prematura. Febre reumática é auto-imune: em algumas pessoas suscetíveis uma infecção de garganta por estreptococo pode fazer com que o sistema imunológico ataque as articulações e as válvulas cardíacas. Antes da descoberta da penicilina para tratar as infecções estreptocócicas, a febre reumática era muito mais comum sendo causa freqüente de doença cardíaca reumática por deixar cicatrizes no tecido delicado das válvulas. Artrite reumatóide e lúpus eritematoso sistêmico são auto-imunes. A auto-imunidade pode atingir o fígado, o cérebro, os músculos e a pele. Pode ser componente de outras doenças, como esclerose múltipla e doença inflamatória intestinal. Infecções, intoxicações e estresse podem desencadear a reações auto-imunes em pessoas suscetíveis, apesar de, em muitos casos, o fator desencadeante ser desconhecido. Seja qual for a principal causa, os danos provocados pela auto-imunidade têm uma causa óbvia imediata: inflamação indevida e incontrolada.

Quando eu estava na faculdade de medicina, me ensinaram que o principal problema da asma era a broncoconstrição: o estreitamento das vias aéreas inferiores (brônquios). O principal tratamento oferecido era medicação para dilatar essas vias aéreas. A concepção atual da asma é bem diferente. Agora ela é considerada como um distúrbio inflamatório das vias aéreas, com broncoconstrição secundária à irritação provocada pela inflamação. As drogas antiinflamatórias, como esteróides inalados, são agora a base do tratamento. A asma está aumentando sua freqüência em todo o mundo, por motivos que ainda não estão claros.[1] A piora da poluição do ar deve contribuir, mas a asma tanto aumenta nas áreas com ar puro como em todas as outras. Será que alguma outra mudança ambiental está provocando a inflamação?

Até recentemente, pensavam que a causa principal da doença coronariana era a aterosclerose, depósitos de colesterol nas paredes das artérias resultante de níveis elevados de colesterol no sangue. O consenso entre os cardiologistas hoje é que a inflamação das paredes das artérias é a causa maior.[2] Os depósitos de colesterol podem até ser uma reação equivocada de reparo do corpo, uma tentativa de corrigir os danos inflamatórios. Um novo exame de sangue para medir o nível de proteína C-reativa tem recebido muita atenção dos cardiologistas como previsão do risco de ataque cardíaco. Níveis elevados indicam inflamação ativa nas artérias. Por que tanta gente do nosso lado do mundo tem esse problema?

A doença de Alzheimer é sinalizada por mudanças estruturais no cérebro – emaranhados de filamentos dentro das células nervosas e acúmulo de placas de uma proteína incomum do lado de fora. Ninguém sabe de onde vêm essas estruturas anormais, mas a inflamação no cérebro parece preceder o seu surgimento, e drogas antiinflamatórias como ibuprofeno reduzem o risco de desenvolver essa doença neurodegenerativa incurável e devastadora. Outras doenças dessa categoria – ELA e mal de Parkinson, por exemplo – talvez compartilhem também um componente de inflamação anormal. Um neurologista especializado na prevenção e tratamento dessas doenças enfatiza esse aspecto da doença neurodegenerativa usando a expressão "cérebro em chamas".[3]

Mesmo algumas das chamadas doenças funcionais – aquelas que podem causar sofrimento verdadeiro, mas sem nenhuma mudança objetiva nas estruturas do corpo que os médicos possam documentar – podem estar associadas. Um exemplo é a síndrome do intestino irritável (SII), marcada por graus variáveis de dor abdominal, constipação ou diarréia e distensão abdominal. Novas pesquisas sugerem que a microinflamação pode ocorrer em todo o trato gastrintestinal, áreas de tecido danificado que só são visíveis através de exame microscópico.[4]

A asma e os distúrbios auto-imunes muitas vezes aparecem na infância ou na juventude, mas muitas doenças agora associadas a inflamações anormais estão se tornando atualmente mais freqüentes à medida que as pessoas envelhecem. Doença coronariana e doenças neurodegenerativas são categorias amplas de doenças relacionadas com a idade, exatamente o tipo de problemas que devíamos procurar evitar, se queremos envelhecer com saúde.

Excetuando os cânceres infantis relativamente raros e algumas leucemias e linfomas, a grande maioria dos tumores malignos aparece em pessoas com sessenta anos de idade ou mais. O câncer é uma doença clássica relacionada com a idade, que pode interferir drasticamente na qualidade de vida e provocar morte prematura. Sempre foi inserido numa classe específica, a chamada doença *neoplásica*, porque envolve o crescimento de tecido novo, e nunca pensamos que tivesse qualquer ponto em comum com as doenças degenerativas crônicas. Mas agora, quando a atenção da medicina se concentra nas inflamações anormais, alguns cientistas estão começando a traçar uma ligação.

A organização complexa e precisa do processo inflamatório está sob o controle dos hormônios, tais como as prostaglandinas e os leucotrienos. Como a maioria das moléculas reguladoras, essas vêm de famílias que produzem efeitos opostos. Algumas intensificam (upregulate) a atividade inflamatória, enquanto outras inibem (downregulate) essa atividade. Para que a inflamação normal sirva ao processo de reparo e não se torne anormal produzindo doenças, esses hormônios reguladores devem estar em equilíbrio, reagindo tanto às necessidades de defesa do corpo quanto às influências externas negativas que sofre. O fato relevante aqui é que os mesmos hormônios que estimulam a inflamação também estimulam a proliferação das células, enquanto os que a inibem agem no sentido oposto. Sempre que as células se dividem com freqüência maior, o risco de malignização aumenta. Portanto, qualquer coisa que promove a inflamação através de um mecanismo hormonal tem também o potencial de promover o desenvolvimento de um câncer.

Esse é o início de uma hipótese radicalmente nova e animadora sobre as doenças relacionadas com o envelhecimento. Grande parte delas pode ser resultado de inflamações anormais ou de atividades anormais dos hormônios que promovem a inflamação. Eu uso a palavra "animadora" porque esse modo de pensar abre caminhos novos e relativamente simples para modificar ou prevenir essa causa comum de amplas categorias de doenças que são os principais obstáculos para o envelhecimento saudável.

Acredito sem sombra de dúvida que a dieta influencia as inflamações. As opções alimentares que fazemos determinam se estamos num estado pró-inflamatório ou antiinflamatório. No primeiro caso, há maior propensão para a inflamação anormal, e para todas as doenças associadas a ela. No segundo caso, a inflamação normal não é afetada, isto é, as reações de reparo do corpo aos ferimentos e à infecção funcionam como deveriam e os riscos de desenvolver doenças provocadas por inflamações anormais permanece baixo à medida que envelhecemos. As interações da dieta alimentar com o status inflamatório são múltiplas. Posso dar uma idéia disso percorrendo as categorias de nutrientes de que necessitamos.

Precisamos de macronutrientes em quantidades relativamente grandes como fontes de energia e matéria para manter e reparar os tecidos. Eles são as gorduras, os carboidratos e as proteínas, e todos afetam o status inflamatório de diversas maneiras. Os micronutrientes são as substâncias de que precisamos em doses bem menores para o funcionamento perfeito do corpo. Incluem as vitaminas, os sais minerais, fibras e fitonutrientes. Esses últimos são compostos derivados de plantas que são objeto de muita atenção dos pesquisadores, devido ao poderoso impacto que provocam na saúde. Os micronutrientes, especialmente os fitonutrientes, também podem influenciar se vamos viver inflamados ou não.

A conexão dietética mais óbvia com a inflamação e a que tem sido mais divulgada concerne às gorduras. O corpo sintetiza as prostaglandinas e leucotrienos a partir dos ácidos graxos poliinsaturados (PUFAs), que são nutrientes essenciais. "Essencial" significa que o nosso corpo não é capaz de fabricá-los e que temos de obtê-los através dos alimentos. Precisamos de duas classes de PUFAs, os ácidos graxos ômega-3 e ômega-6, regularmente e em quantidade apropriada. Em geral os hormônios sintetizados a partir dos ácidos graxos ômega-6 estimulam a inflamação, enquanto aqueles produzidos a partir dos ômega-3 apresentam o efeito contrário. Os ômega-6 estão presentes em grande variedade de alimentos da nossa dieta, em sementes ricas em óleos e nos óleos vegetais extraídos delas. Também existem na gordura dos animais que comemos, alimentados com grãos.

Por exemplo, o ácido araquidônico, originalmente encontrado no óleo de amendoim (*Arachis* é o nome botânico do amendoim), é um constituinte significativo da gordura da galinha. Está no ponto inicial de uma cadeia de reações bioquímicas que foi descrita pela primeira vez por Sir John Vane,[5] que recebeu o Prêmio Nobel de medicina de 1982 por sua elucidação do efeito terapêutico da aspirina. Ele demonstrou que a aspirina e drogas antiinflamatórias relacionadas a ela funcionavam através da inibição das enzimas que convertem o ácido araquidônico em hormônios pró-inflamatórios. A cadeia de reações do ácido araquidônico é a rota bioquímica para o aumento da inflamação, mas lembre que a inflamação é o componente central das defesas imunológicas do organismo e seu sistema de reparo. Essas reações do ácido araquidônico são elementos necessários da bioquímica humana. Só causam problemas quando sua atividade está desequilibrada com a da síntese dos hormônios antiinflamatórios.

Infelizmente a matéria-prima para síntese dos antiinflamatórios, os ômega-3, são muito mais difíceis de encontrar. Eles ocorrem em baixas concentrações nas verduras folhosas, em algumas sementes e nozes (avelãs, linho e cânhamo), uns poucos óleos vegetais (soja e canola), nas algas marinhas e em peixes oleosos de águas geladas (salmão, sardinha, arenque, cavala, peixe-carvão-do-Pacífico [*sablefish*] e enchova). Animais que se alimentam no pasto em vez de serem alimentados com grãos acumulam ômega-3 na sua gordura.

Muitas autoridades em nutrição acreditam que a proporção dos ácidos graxos ômega-3 e ômega-6 na dieta humana era mais ou menos equilibrada no passado distante e que foi se tornando cada vez mais desequilibrada nas dietas modernas, especialmente nos países ocidentais industrializados, onde as pessoas agora consomem muito mais ômega-6 do que ômega-3.[6] Alguns motivos para essa mudança na proporção são o fato de a dieta de hoje estar encharcada de óleos vegetais, produtos da moderna tecnologia dos alimentos; a prática de engordar os animais, especialmente o gado, com grãos; aumento do consumo de carne em relação ao peixe; e diminuição do consumo de verduras e de outras fontes vegetais do ômega-3. Se você for a qualquer supermercado americano, ou loja de conveniência, quase todas as guloseimas que encontrará lá – todas as batatas fritas, biscoitos doces e salgados, e doces e balas – têm ácidos graxos ômega-6, mas nenhum ômega-3. A maior parte da comida de *fast-food* é rica em ômega-6 e não tem ômega-3. (Nesses últimos anos o consumo de peixe aumentou à medida que as pessoas ficaram sabendo de todos os benefícios que traz para a saúde, mas acho que a moda agora pode mudar, com tanta publicidade sobre o mercúrio e outras toxinas em muitas espécies de peixes, inclusive, infelizmente, algumas das melhores fontes de ômega-3.)

As duas dietas que são mais associadas à longevidade e à compressão da morbidade – a tradicional dieta japonesa e a dieta mediterrânea – são notáveis pela proporção favorável do ômega-3 sobre o ômega-6, resultado da inclusão de peixe, com ênfase nos legumes e verduras (incluindo algas marinhas na cozinha japonesa), exclusão de alimentos refinados e processados ou industrializados com óleos vegetais e consumo mínimo de carne. Em contraste, a dieta da maioria dos norte-americanos e europeus é deficiente em ômega-3, um desequilíbrio alimentar que pode ser responsável pelo aumento de doenças como a asma, doença coronariana, muitas formas de câncer, auto-imunidade e doenças neurodegenerativas.

E a proporção de ômega-3 para ômega-6 é apenas parte da história da influência das gorduras nas inflamações. Algumas gorduras são distintamente pró-inflamatórias e, na minha opinião, não têm lugar em nenhuma dieta que pretenda promover o envelhecimento saudável. São as gorduras solidificadas artificialmente: as margarinas, gordura vegetal e óleos vegetais parcialmente hidrogenados. O processo que transforma os óleos líquidos em gorduras semi-sólidas os deforma quimicamente, resultando em produtos que aumentam diretamente a inflamação e que podem, com o tempo, projetar o corpo num estado pró-inflamatório. Esses produtos incluem ácidos graxos oxidados e gorduras *trans*. Os óleos líquidos são insaturados, o contrário das gorduras sólidas (saturadas) como toucinho e manteiga. Insaturação significa que os óleos são ricos em moléculas de ácidos graxos que contêm elos duplos e triplos entre os átomos de carbono. Esses elos são pontos de instabilidade vulneráveis ao ataque do oxigênio e podem passar para posições não naturais – criando as gorduras *trans* –, quando o óleo é aquecido ou manipulado de alguma outra forma. Os ácidos graxos oxidados são responsáveis pelo ranço dos óleos expostos ao ar, à luz e ao calor. As gorduras *trans* não são detectáveis pelo nosso olfato, mas estão certamente presentes em qualquer produto feito com óleos parcialmente hidrogenados.

Para evitar consumir essas gorduras insalubres, você só precisa seguir algumas regras simples:

- Não use nenhum produto que tenha óleo parcialmente hidrogenado na lista de ingredientes, independentemente do tipo de óleo.
- Não use gordura vegetal nem produtos preparados com ela.
- Novas leis nos Estados Unidos vão exigir a lista dos ingredientes *trans* dos alimentos. Se você seguir essas duas primeiras regras, não precisa se preocupar com as gorduras *trans*.
- Não coma margarina, independentemente do que seja feita, ou dos benefícios que o fabricante diz que trará para a sua saúde. Use manteiga, azeite de oliva ou substitutos para a manteiga natural que são tornados semi-sólidos pelo processo mecânico da emulsificação, em vez do processo químico da hidrogenação.
- Evite frituras em restaurantes, especialmente nos *fast-foods*. Os óleos usados contêm gorduras oxidadas.
- Treine o seu olfato para detectar rancidez. É o cheiro de tinta a óleo (óleo de linhaça oxidado). Jogue fora qualquer óleo com cheiro de ranço. Não coma qualquer noz, semente ou farinha de grãos integrais nem cereais que tenham cheiro rançoso. Cheire qualquer produto industrializado que contém óleo para verificar se não está rançoso antes de consumir.
- Reduza ao mínimo o uso de óleos vegetais poliinsaturados, como o de açafrão, girassol, milho, gergelim e soja. Sofrem mais a oxidação e ficam mais rançosos do que os óleos monoinsaturados como o de oliva e de canola. (Óleo de açafrão com elevado teor de ácido oléico e de girassol também com elevado teor de ácido oléico podem

ser usados; são produtos patenteados, de classes dessas plantas que produzem óleos com melhor perfil de ácidos graxos, mais próximos em termos de composição ao azeite de oliva.) Compre óleo em quantidades menores. Proteja-os da exposição ao ar, à luz e ao calor, e use-os logo. (Guarde na geladeira se não puder usar logo.) É bom usar óleos de sementes e nozes nos pratos que não são aquecidos como tempero de salada e óleo de gergelim tostado (escuro) em pequenas quantidades também como tempero.

- Nunca aqueça os óleos a ponto de sair fumaça. Nunca utilize duas vezes o óleo que já foi aquecido com altas temperaturas. Nunca respire a fumaça dos óleos muito aquecidos.
- A maioria dos óleos vegetais no supermercado é extraída com calor e solventes que criam mudanças químicas indesejáveis e produtos pró-inflamatórios. Use óleos extraídos por pressão a frio. Use azeite de oliva extravirgem. Outros tipos como azeite de oliva "light" foram refinados quimicamente e não são tão saudáveis.

No Apêndice A, você encontrará um resumo completo de toda a dieta antiinflamatória, com recomendações específicas de alimentos que deve incluir e os que deve evitar. Neste momento, só quero que compreenda as influências gerais da dieta sobre o processo inflamatório, a começar pelo papel muito importante das gorduras e dos óleos. Em poucas palavras, você pode reduzir os riscos de ter inflamação anormal e doenças associadas a isso e fazer seu corpo passar de um estado pró-inflamatório para o antiinflamatório se aumentar o consumo de ácidos graxos ômega-3, diminuir o consumo de ácidos graxos ômega-6 e excluir da sua dieta todo tipo de gordura que se sabe que produz inflamação.

A maioria das pessoas com quem converso hoje em dia tem alguma familiaridade com a informação que acabei de apresentar. Poucas têm consciência da influência das opções de carboidratos no estado inflamatório. A conexão é fácil de entender. Eu a descrevi anteriormente quando falei sobre a teoria da glicação do envelhecimento. Lembre que "glicação" é o nome das reações químicas entre os açúcares e as proteínas que são responsáveis pelo escurecimento dos alimentos. Quando essas reações ocorrem no corpo humano, elas produzem compostos próinflamatórios que foram chamados de AGEs, os produtos finais de glicação avançada. Os AGEs podem promover a inflamação diretamente.[7] Também são capazes de deformar as proteínas unindo-as de forma cruzada. As proteínas com elos cruzados promovem a inflamação ainda mais. Portanto, você deve procurar minimizar a quantidade de glicações que acontecem no seu corpo.

Os médicos que tratam pacientes com diabetes usam a glicação para monitorar a severidade da doença e a eficiência das medidas tomadas para controlá-la. Fazem isso verificando os níveis da hemoglobina A1C, uma forma de hemoglobina glicada. A hemoglobina é a proteína pigmentada que carrega o oxigênio nos glóbulos vermelhos do sangue. Pode reagir com a glicose no sangue para formar um complexo estável de açúcar e proteína, a hemoglobina A1C. Os níveis de glicemia flutuam muito e com muita freqüência, afetados pela digestão dos alimentos, pela atividade física, pelo estresse e por outros fatores. Sempre que estão altos, acontece a glicação da hemoglobina. Quando a hemoglobina A1C se forma, ela persiste no corpo até que os glóbulos vermelhos que a transportam sejam eliminados. O tempo normal de vida de um glóbulo vermelho é de noventa a 120 dias. Portanto a quantidade de hemoglobina A1C no sangue dá a indicação da glicose prejudicial no sangue dos últimos três meses, indicador muito mais significativo da quantidade de glicose circulante no sistema do que qualquer número de medições de glicose no sangue.

Além disso, revela a quantidade de glicações que estão acontecendo no corpo todo, e é isso que você realmente quer saber, porque esse processo afeta outras proteínas e gera AGEs. São os produtos da glicação que provocam muitas das mudanças patológicas que ocorrem no diabetes se a doença não for controlada. Escrevi que o diabetes oferece um modelo de envelhecimento acelerado e sugere a importância do sistema da insulina como determinante de como envelhecemos. Em vez da compressão da morbidade que todos nós devemos ter como objetivo, os diabéticos correm o risco de expandir a morbidade, com o aparecimento precoce das doenças associadas à idade. A glicação é responsável por isso e, sempre que a taxa de glicose se eleva, é a glicação acontecendo.

Agora, pessoas normais têm níveis baixos de hemoglobina A1C. Na verdade o limite máximo normal é estabelecido em 6% da hemoglobina total. Quantidades maiores do que essa sugerem pré-diabetes ou diabetes plena, que requer mudanças no estilo de vida ou medicamentos para manter a glicemia numa faixa normal a maior parte do tempo. Como ocorre com o estresse oxidativo, temos mecanismos de defesa para nos proteger do baixo nível de glicação que resulta do processamento normal dos alimentos e da distribuição da energia calórica.

Os genes econômicos descritos anteriormente predispõem muitos de nós a "síndromes metabólicas" marcadas por distúrbios nesses sistemas. As síndromes metabólicas aparecem em muitas formas e muitos graus diferentes, vão de leves anormalidades nos lipídios do sangue, hipertensão arterial limítrofe e uma tendência a ganhar peso com facilidade, especialmente no abdome, até o pré-diabetes no outro extremo. O tema comum nessas síndromes é a resistência à insulina. As células perdem os receptores de insulina e o pâncreas tenta compensar o déficit bombeando mais hormônio no organismo. Enquanto isso, os níveis de glicemia atingem picos, especialmente depois do consumo de carboidratos de digestão rápida, e esses níveis ficam elevados mais tempo do que deviam. Consumir calorias demais, comer o tipo errado de carboidratos nos alimentos e falta de atividade física expõem as pessoas com síndromes metabólicas ao risco de obesidade e diabetes tipo 2, mas, mesmo antes de esses problemas aparecerem, picos constantes de glicemia favorecem a glicação e seus efeitos debilitantes a longo prazo para a saúde. Pode ser que metade da população, ou mais, tenha essa herança genética. E mesmo os que não têm deviam aprender a diferença entre os carboidratos de digestão rápida e lenta, porque comer menos dos primeiros e mais dos segundos é melhor para a saúde perfeita. Os carboidratos de digestão rápida são freqüentemente alimentos de baixa qualidade que não devem predominar numa dieta para envelhecer com saúde.

Essa diferença é medida numa escala chamada de índice glicêmico (IG) que vai de zero a 100, com a glicose no topo. Os alimentos com índice de 70 para cima são considerados carboidratos com IG elevado, que influenciam muito e rápido a taxa de glicemia. Os que ficam entre 55 e 70 são moderados. E os que ficam abaixo de 55 são baixos. Atualmente há uma maior aceitação de uma nova escala, a carga glicêmica (CG). Ela fatora a quantidade real de carboidrato consumido numa porção de determinado alimento e é mais precisa do que a IG.

A carga glicêmica trata do problema que alguns alimentos, como cenouras e beterrabas com alto IG, mas na verdade têm apenas uma carga modesta de carboidratos, diluídos pelas fibras e pela água. Aqueles que propõem dietas com baixo teor de carboidratos e que só olham para o IG dizem para as pessoas jamais comerem cenoura e beterraba. Mas, se você calcular a carga glicêmica desses legumes (IG multiplicado pelos gramas de carboidratos numa porção), tanto a cenoura como a beterraba têm valor baixo ou moderado na escala. Os valores baixos da CG são de 1 a 10. Moderados, de 11 a 19. E altos, 20 e acima de 20. Você pode aprender mais sobre esses conceitos e procurar os valores de IG e CG de muitos alimentos na Internet.*

Aqui vão algumas recomendações gerais para a escolha sensata de fontes de carboidratos para minimizar as inflamações anormais:

---

* Três sites que eu uso são www.diabetes.about.com/library/mendosagi/ngi-lists.htm; http://lpi.oregonstate.edu/infocenter/foods/grains/gigl.html; e www.harvard.edu/hhp/article/content.do?name=WNO104d.

- Informe-se sobre o índice glicêmico e a carga glicêmica. Ignore informações obsoletas que classificam os carboidratos como simples e complexos.
- Reduza o consumo de alimentos com CG alta e substitua por alimentos com CG de baixa a moderada. Isso significa menos pão, batata-inglesa, biscoito, batata frita e outros petiscos de lanche, doces e bolos e bebidas adocicadas, e mais grãos integrais, feijões, batata-doce, squash de inverno (abóbora-menina) e outros legumes. Coma frutas de clima temperado (amora, framboesa, cereja, maçã, pêra) com moderação, em vez de frutas tropicais (abacaxi, manga, papaia).
- Coma menos alimentos refinados e industrializados.
- Coma menos em *fast-food* ou, melhor ainda, evite por completo.
- Coma menos produtos feitos com farinha de qualquer tipo.
- Evite produtos feitos com xarope de milho com alto teor de frutose.

Você encontrará recomendações mais detalhadas sobre alimentos que contêm carboidratos no Apêndice A.

Proteínas são a terceira categoria de macronutrientes. A influência que exercem sobre o estado inflamatório não é tão direta como a das gorduras e dos carboidratos, porque tem menos a ver com a proteína em si do que com o que vem junto com ela.

Por exemplo, a maioria dos alimentos protéicos contém gordura e a gordura pode ser pró-inflamatória (galinha) ou antiinflamatória (peixe oleoso). (Além disso, a gordura animal é em geral saturada, e dieta com muita gordura saturada aumenta os riscos de aterosclerose e doenças cardiovasculares pela influência que exerce na produção de colesterol.) E, também, os alimentos ricos em proteína vêm com maiores ou menores quantidades de toxinas ambientais. Em geral, os alimentos de origem animal são mais contaminados do que os vegetais, porque os animais estão mais acima na cadeia alimentar, a seqüência de organismos na qual os que estão em cima se alimentam dos que estão embaixo. A cada degrau para cima na cadeia alimentar há uma chance maior de acumular e concentrar toxinas encontradas no meio ambiente. A carga tóxica pode desequilibrar o organismo humano e levá-lo a um estado pró-inflamatório, assim como minar suas defesas.

Esse não é necessariamente um argumento para alguém se tornar vegetariano ou *vegan*, mas sugere que é uma boa idéia reduzir o consumo de carne e de outras proteínas animais e aumentar o consumo de proteína vegetal, como a soja e outros legumes. A proteína vegetal vem com menos toxinas e com gorduras mais saudáveis. Muitas vezes oferece também fitonutrientes benéficos.

O peixe merece um comentário especial. Tenho recomendado há anos que todos comam mais peixe, especialmente no lugar da carne, tanto por sua proteína de alta qualidade como pelos ácidos graxos ômega-3 associados, em espécies como o salmão e as sardinhas. Mas nos últimos anos tenho ficado cada vez mais preocupado com os níveis perigosos de mercúrio e PCBs e outras toxinas orgânicas que existem em muitos peixes que costumamos comer, tanto os pescados como os criados em cativeiro. Na minha dieta eu ainda incluo salmão do Alasca, peixe-carvão-do-Pacífico (*sablefish* ou *butterfish*), e sardinha como fontes de ômega-3, mas também tomo uma dose diária de óleo de peixe (destilado e livre de toxinas), e recomendo isso para as pessoas que não podem obter peixes do Alasca e que não gostam de sardinhas em lata. De vez em quando, em restaurantes, eu como outros tipos de peixes, como haddock e bacalhau, mas seleciono muito.

Você deve saber que o teor tóxico de muitos peixes populares – como atum e linguado gigante, por exemplo – depende do tamanho: quanto maior o peixe, mais mercúrio e PCBs ele vai ter. Alguns fornecedores estão comprando e vendendo atuns e linguados pequenos, que os grandes distribuidores não querem. Se você gostar desses peixes, procure comer só os pequenos –

digamos, na faixa dos cinco a sete quilos. O salmão criado em fazendas de peixes apresenta um problema sério. É o que mais tem e é mais barato do que o salmão pescado livre, e agora é oferecido em todo lugar. Tem uma aparência ótima e gosto também, para a maioria das pessoas. Os criadores de salmão são capazes de produzir peixes relativamente livres de toxinas e até podem elevar o conteúdo de ômega-3 oferecendo o tipo certo de alimento puro. Mas, até os consumidores começarem a exigir isso, os criadores de salmão não vão mudar seus hábitos. Nesse meio-tempo, você deve saber que o salmão vermelho *sockeye* é a única espécie que ainda não pode ser criada em cativeiro, e isso quer dizer que todos os salmões vermelhos *sockeye* que aparecem no mercado e enlatado são livres. Eu recomendo.

De modo que, em relação ao papel da proteína na dieta antiinflamatória, meu conselho é simples:

- Coma menos carne e frango e outros alimentos de origem animal.
- Coma mais proteína vegetal: alimentos de soja, outros legumes (feijões, lentilhas), grãos integrais, sementes e nozes.
- Se comer peixe, escolha apenas as variedades e fontes menos vulneráveis à contaminação tóxica.

E isso nos traz aos micronutrientes. Vitaminas e sais minerais na quantidade certa colaboram com a função imunológica saudável. Obtemos a maior parte deles comendo frutas, legumes e verduras, que também contêm fibras e fitonutrientes. É esse último grupo de componentes que mais me interessa quando considero o estado inflamatório do corpo. Comento suplementos alimentares no próximo capítulo. Aqui vou tratar de alguns componentes das plantas que creio terem os efeitos protetores mais importantes, aqueles que acho que qualquer dieta para envelhecer com saúde deve incluir.

A regra geral é simplesmente comer mais frutas, legumes e verduras. Esses alimentos são proeminentes nas dietas mediterrânea e japonesa tradicional, muito mais do que nas dietas típicas da Europa ocidental e da América do Norte. Agora nos dizem para consumir sete ou mais porções de frutas e legumes e verduras por dia, mas normalmente não recebemos informação sobre os tipos e a qualidade dos produtos que devemos procurar. Acredito que é importante consumir o máximo de frutas, legumes e verduras frescas possível e, como acontece com os alimentos protéicos, aprender a selecionar as menos contaminadas com toxinas.

Um colega meu, o dr. David Heber, diretor do Centro de Estudos da Nutrição Humana da Universidade da Califórnia, Los Angeles, escreveu um livro chamado *What Color Is Your Diet?* [De que cor é a sua dieta?].[8] Ele recomenda aos leitores que incluam produtos de todos os tons do espectro, a fim de obter toda a gama de fitonutrientes protetores. Muitos pigmentos que as plantas concentram em suas frutas, folhas, caules e raízes são partes-chave de seus sistemas defensivos, inclusive das defesas contra o estresse oxidativo. Heber divide as cores dos vegetais em sete, todas com propriedades saudáveis diferentes: vermelho, vermelho-arroxeado, laranja, laranja-amarelado, amarelo-esverdeado, verde e branco-esverdeado. Ele sugere evitar os petiscos de lanche brancos e bege, e alimentos industrializados feitos de grãos refinados que tenham gorduras e carboidratos nocivos e que não são fontes de fitonutrientes. Em vez disso, nós devemos "colorir" nossas dietas para proteger o nosso DNA. Heber recomenda pelo menos uma porção por dia – isto é, meia xícara do alimento cozido ou uma xícara do alimento cru – de uma fruta ou vegetal de cada grupo de cor. Isso seria um esforço grande para as pessoas que se alimentam com a dieta norte-americana, mas acho que é uma boa idéia ter isso como objetivo.

Vamos dar uma olhada em apenas duas grandes famílias de pigmentos de plantas, as vermelhas e roxas e as laranja e amarelas. As duas primeiras são das antocianinas,[9] as outras dos carotenóides.

Um dia considerados produtos de refugo dos tecidos das plantas, as antocianinas agora são vistas como personagens importantes na manutenção da saúde das plantas que as produzem e dos animais que se alimentam dessas plantas. Já foram descobertos mais de trezentos tipos de antocianinas, todas solúveis em água. Elas ocorrem em grupamentos distintos que dão a cada espécie de planta uma "impressão digital" que é um pigmento específico. Por exemplo, o vinho tinto contém 15 desses componentes e a variação da proporção deles determina a cor do vinho e indica o tipo de uvas usadas na sua fabricação. As antocianinas muitas vezes ocorrem em grandes concentrações nos brotos e folhas novas, como nas folhas vermelhas de bordos no início da primavera. Essa é uma pista para uma de suas funções biológicas. Elas absorvem a luz visível e a ultravioleta para minimizar os danos oxidativos induzidos pela radiação solar em tecidos jovens e vulneráveis, e dão excelente proteção contra outros tipos de estresse também. Um fato interessante que surgiu recentemente foi que as plantas que vivem sob estresse ambiental aumentam a produção de antocianinas. Frutas, legumes e verduras cultivados organicamente[10] sofrem mais esse estresse ambiental, como o ataque de insetos, e o resultado é que contêm mais desses pigmentos. Essa é uma primeira prova que apóia a afirmação que os plantadores de orgânicos fazem há muito tempo, de que seus produtos são mais nutritivos, afirmação muito discutida pelos nutricionistas e cientistas botânicos convencionais.

O Workshop Internacional de Antocianinas [International Workshop on Anthocyanins] realizado em Sidney, na Austrália, em janeiro de 2004, atraiu cientistas de muitos países e deu uma indicação de quantas pesquisas estão agora em andamento sobre esse assunto. Num prefácio do programa, os diretores do workshop escreveram:

> Extratos de frutas, legumes e verduras ricos em antocianinas avaliados tanto em sistemas experimentais *in vitro* como *in vivo* demonstraram proteção contra os danos oxi-

dativos causados pelos radicais livres. Já há registro da proteção das antocianinas para danos ao fígado e por radiação UV, elas reduzem de modo significativo a pressão arterial, melhoram a visão, exibem atividades potentes antiinflamatórias e antibióticas... e suprimem a proliferação de células cancerosas nos seres humanos. Devido às suas vastas atividades fisiológicas, as antocianinas podem desempenhar um papel significativo na prevenção de doenças associadas ao estilo de vida, como câncer, diabetes e as doenças cardiovasculares e neurológicas.[11]

Quando as folhas do bordo ficam verdes à medida que a primavera avança, as antocianinas continuam lá, mas são mascaradas pela clorofila. Quando a produção de clorofila é interrompida pela chegada do tempo frio no outono, as antocianinas e os outros pigmentos reaparecem na glória da folhagem colorida do outono. Da mesma forma esses fitonutrientes coloridos estão presentes nas verduras e legumes folhosos verde-escuros, como a acelga e os tipos de couve. Apenas não as vemos. Algumas melhores fontes de antocianinas são as frutinhas silvestres, incluindo vacínios, amoras e framboesas, e essas têm a vantagem adicional de serem frutas com baixa carga glicêmica, de modo que podemos consumi-las livremente. Você talvez tenha lido artigos promovendo o vacínio por ter efeitos específicos de antienvelhecimento. Até onde posso determinar, esses artigos são, na sua maioria, parte de uma campanha de relações públicas da Associação de Plantadores de Vacínio de Michigan [Michigan Blueberry Growers Association]. Mesmo assim, concordo em que os frutos do vacínio são excelentes fontes de fitonutrientes que podem reduzir os riscos de doenças associadas à idade e que não provocam picos indesejados na taxa de glicemia. Também ocupam uma faixa estreita do espectro cromático que o dr. Heber não menciona. Quantos outros alimentos azuis você é capaz de lembrar? Eu como vacínios freqüentemente e sempre compro as variedades orgânicas.

Não quero com isso dizer que você deve se entupir de geléia de vacínio, ou de torta de vacínio, ou de pãezinhos com vacínio. Na presença de altas concentrações de açúcar, as antocianinas são destruídas rapidamente. Portanto recheio de torta e geléia de vacínio são fontes bem menos valiosas do que vacínios ao natural ou cozidos com pouco ou nenhum açúcar. Os pãezinhos com vacínio têm uma quantidade muito pequena das frutas em comparação com as quantidades de farinha de trigo, açúcar e gorduras (geralmente saturadas) que contêm.

Além das frutinhas silvestres, as cerejas, uvas vermelhas (e suco ou vinho feito com elas), e as romãs (e o suco, que já aparece mais no mercado), repolho roxo e beterraba são boas fontes de antocianinas. Deixe seus olhos serem seus guias para esses bons alimentos, mas não esqueça das folhas verde-escuras, que são melhores se consumidas levemente refogadas ou cozidas.

Antes de sair desse assunto das antocianinas, devo mencionar que elas são um subgrupo de uma classe maior de componentes vegetais chamados de flavonóides e que estes, por sua vez, são uma subclasse de polifenóis das plantas, compostos com atividade antioxidante significativa, que agora estão sendo estudados pelo seu potencial de proteção contra o câncer. Você já ouviu falar dos polifenóis no chá. O mais importante, o EGCG (*epigallocatechin gallate*), é um dos antioxidantes mais potentes que se conhece, responsável por muitos dos benefícios atribuídos ao chá registrados em estudos da Ásia, Europa e América do Norte. Sou fã de um bom chá e gostaria de escrever algumas palavras sobre o lugar dele na dieta antiinflamatória antes de entrar na seção laranja e amarela do espectro cromático dos alimentos.

Todo chá verdadeiro[12] vem de uma espécie de planta, a *Camellia sinensis*, parente das camélias ornamentais. Os chás de ervas não são o verdadeiro chá nem o chá *rooibos* da África do Sul, muitas vezes chamado de chá vermelho. Esses podem ter propriedades medicinais específicas, mas não contêm EGCG ou os outros polifenóis que tornam o verdadeiro chá tão valioso. Existem cinco formas reconhecidas de chá que diferem em cor, sabor e conteúdo de polifenol, dependendo de como as folhas são colhidas e processadas. O processamento envolve, em sua maior parte, a exposição das folhas recém-colhidas ao ar e ao calor antes de secar e embalar. Isso resulta em diversos graus de oxidação das folhas (equivocadamente chamado de "fermentação" em muitos artigos publicados). A oxidação escurece a cor, intensifica o sabor e cria novos elementos de sabor, além de degradar a quantidade de polifenol que as folhas contêm. Todo chá traz benefícios à saúde, mas as formas menos oxidadas oferecem mais atividade antioxidante e provavelmente maiores efeitos de proteção à saúde.

A forma menos processada é a do chá branco de algumas partes da China. Em geral muito caro, ele se transforma numa bebida que é praticamente incolor, ou tem uma cor bem clara e um sabor muito delicado. O próximo na escala é o chá verde, que vem em muitas variedades e qualidades, de lugares tão diversos como a Índia, a China e, é claro, o Japão. É um pouco menos potente na atividade antioxidante, com cor e sabor mais fortes. Em seguida, vem o chá *oolong*, produzido em grande quantidade na ilha de Taiwan e no continente chinês. Intermediário em cor, sabor e atividade antioxidante entre o chá verde e o preto, este varia de formas inexpressivas e olvidáveis (chá de restaurantes chineses) até infusões exóticas que são os chás mais caros do mundo, a 20 mil dólares o quilo, ou mais. O chá preto, produzido em grandes quantidades na Índia, no Ceilão e na Argentina, tem sido a forma mais conhecida dos ocidentais. É o que temos em saquinhos comuns de chá (em geral os mais baratos de todos) e o que os norte-americanos consomem como chá gelado. E, finalizando, há o curioso chá *pu-erh* da China, de coloração muito escura, com traços de sabor de terra e de tabaco e o menos antioxidante de todos. Quando fervido, pode se assemelhar ao café e um amigo meu que é importador de chá acha que é a melhor forma de se usar, quando se quer persuadir os bebedores de café a passar para uma bebida cafeinada mais saudável.

Recomendo a todos que bebam chá, especialmente branco,

verde e *oolong*, regularmente, até quatro xícaras por dia. Se você não quiser consumir toda essa cafeína e for muito sensível ao efeito estimulante do chá, eis uma dica prática: a cafeína é muito solúvel em água, os polifenóis do chá não são. Você pode remover a maior parte da cafeína das folhas de chá molhando-as em água quente por trinta segundos e escorrendo toda a água. Depois ferva as folhas como faria normalmente para obter o chá. Isso não vai prejudicar o sabor nem a atividade antioxidante da sua bebida. Procure comprar chá de boa qualidade nas lojas de chás, mercados asiáticos ou sites da Internet. Obtenha as variedades orgânicas se encontrar (estão aos poucos aparecendo mais, em resposta à demanda dos consumidores), e aprenda a fazer seu chá da forma adequada.*

A propósito, os polifenóis antioxidantes também estão presentes no chocolate preto e no azeite de oliva extravirgem, alimentos recomendados para a dieta que promove o envelhecimento saudável.

Os carotenóides[13] formam uma família de pigmentos bem maior (mais de seiscentos conhecidos até agora), ainda mais largamente distribuída na natureza. Existem nas algas e em algumas bactérias, além dos vegetais. Os animais não podem produzi-los, mas os utilizam muitas vezes quando ingerem organismos que os contêm. A coloração cor-de-rosa dos flamingos e do salmão se deve aos carotenóides, por exemplo. Esses pigmentos são solúveis em gorduras, em vez de água. Compartilham de uma estrutura química comum bem distinta e alguns são relacionados à vitamina A do betacaroteno, principal carotenóide em muitas frutas e legumes (mangas, pêssegos, cenouras, batatas-doces, espinafre), e de alguns de seus parentes.

Como as antocianinas, os carotenóides interagem com a luz de modo especial. Essa propriedade permite que ajudem as

---

* Dois bons sites na Internet são www.inpursuitoftea.com e www.japanesegreenteaonline.com.

plantas a realizar a fotossíntese e também a protegê-las de danos provocados pela luz e pelo oxigênio. Nos seres humanos, funcionam como antioxidantes biológicos, protegendo as células dos efeitos destrutivos dos radicais livres, especialmente dos átomos díspares, altamente reativos, de oxigênio. Cada tipo de carotenóide pode se concentrar em tecidos específicos, oferecendo efeitos protetores específicos. Por exemplo, a luteína, encontrada no repolho-crespo, ervilha, espinafre, alface-romana, é o principal carotenóide na retina do olho humano. Ela reduz o risco de degeneração macular, uma doença que aparece com o envelhecimento da retina, a causa mais comum da perda da visão nos idosos. O licopeno, responsável pela cor vermelha dos tomates maduros, protege a próstata de tumores malignos. Outros carotenóides parece que estimulam a função imunológica, nos protegem de queimaduras solares e inibem o desenvolvimento de certos tipos de câncer. Mais uma vez digo que há muita pesquisa sendo feita sobre esses tópicos. (Um Simpósio Internacional sobre Carotenóides acontece todos os anos.)

Você deve incluir a maior quantidade de tipos de carotenóides possível na sua dieta, consumindo grande variedade de frutas, legumes e verduras da parte vermelho-laranja-amarelo do espectro cromático. Esses pigmentos são mais bem absorvidos pelo corpo a partir de legumes e verduras cozidos (cenouras, abóboras, *squashes*, batatas-doces e folhas verdes) do que desses alimentos crus. E, graças à solubilidade em gordura, a absorção pelo trato gastrintestinal é estimulada se há gordura. Um molho marinara feito com azeite de oliva é grande fonte de licopeno, por exemplo.

Os componentes responsáveis pelas cores atraentes das frutas, legumes e verduras representam apenas alguns dos fitonutrientes que chamei de os tipos mais importantes de micronutrientes. Os pesquisadores estão constantemente identificando outros compostos que protegem a saúde nas plantas,[14] como o I-3-C na família dos repolhos e sulforafano no brócolis, outro combatente do câncer. Alguns fitonutrientes são agentes antiinflamatórios poderosos. Os elementos pungentes da constituição do gengibre e da cúrcuma no açafrão são bons exemplos, e recomendo que você procure meios de consumir mais esses temperos na culinária. (Lembra-se do chá de açafrão que eu disse que era uma bebida fria popular em Okinawa?) Outros fitonutrientes modulam e estimulam a função imunológica, mantêm o sistema de reparo do corpo e ao mesmo tempo evitam as inflamações anormais. Outros ainda reforçam as defesas antioxidantes para proteger o DNA e outros componentes celulares de ataques tóxicos que podem provocar danos diretos ou promover inflamação anormal que acaba danificando os tecidos.

A dieta antiinflamatória inclui o máximo possível de alimentos derivados de vegetais – não apenas frutas, legumes e verduras, mas também grãos integrais, sementes, nozes e similares, ervas e temperos. Uma área ativa da pesquisa da nutrição está até descobrindo caminhos pelos quais os componentes de vegetais que consumimos podem realmente modificar a expressão dos nossos genes.[15]

10
CORPO III: SUPLEMENTOS

Se devemos ou não usar suplementos alimentares é um assunto contencioso hoje em dia. No passado recente, as autoridades médicas diziam para os consumidores que os suplementos eram desperdício de dinheiro. Agora dizem que são perigosos, até uma ameaça à vida, impostos ao público crédulo pela indústria informal que só se importa com os lucros e não leva em consideração o mal que fazem.[1] Do outro lado estão especialistas da saúde, inclusive alguns médicos, que recomendam suplementos alimentares com muito entusiasmo. Alguns deles são cientistas brilhantes. Em quem acreditar?

Eis os fatos da forma que eu vejo. Sempre afirmei que nutrientes em forma de suplementos não são substitutos para os alimentos *in natura* que os contêm. Tomar suplementos não é desculpa para não fazer uma dieta saudável como a que descrevi no capítulo anterior (e no Apêndice A), com ênfase em variedade e abundância de micronutrientes. Eu tomo um bom suplemento diário multivitamínico e com vários sais minerais, um que eu mesmo criei, como um seguro contra falhas na minha dieta – por exemplo, para cobrir aqueles dias em que estou viajando e simplesmente não consigo obter as frutas, legumes e verduras de que gostaria. Quanto mais regularmente suprirmos nosso corpo com antioxidantes e fitonutrientes, melhor será a nossa saúde. A maioria de nós simplesmente não consegue fazer isso com a comida, de modo que os suplementos são necessários. Planto todos os legumes e verduras que posso no meu jardim de inverno no sul do Arizona. Compro produtos orgânicos num mercado de um fazendeiro local, numa cooperativa de alimentos e num supermercado de produtos naturais. E mantenho meu freezer abastecido com frutinhas silvestres orgânicas. Quando viajo, faço o melhor que posso.

Não esqueça que os suplementos só podem chegar perto da variedade de vitaminas, sais minerais e componentes protetores das plantas. Por exemplo, a natureza produz vitamina E num complexo de oito moléculas:[2] alfa-, beta-, gama- e delta-tocoferóis e alfa-, beta-, gama-, e delta-tocotrienóis, e todos formam os efeitos antioxidantes e protetores dos alimentos que contêm vitamina E. A maioria dos complexos multivitamínicos só fornece o alfa-tocoferol, apesar de a pesquisa demonstrar que a forma gama é benéfica. Alguns têm o sintético dl-alfa-tocoferol, e a metade dele não tem utilidade para o nosso corpo. Pesquisadores reducionistas fazem estudos clínicos usando apenas o alfa-tocoferol; se os estudos são negativos, eles concluem que a vitamina E não produz benefício algum. Eles não testaram a vitamina E. Testaram apenas um componente dela.

Eu já disse que há centenas de carotenóides com muitos efeitos protetores diversos contra o câncer e outras doenças. A maioria dos suplementos multivitamínicos oferece um: betacaroteno como precursor da vitamina A. Especialistas médicos costumavam pensar que o betacaroteno era o carotenóide mais importante das cenouras e de outros alimentos que reduzem os riscos do câncer. Estavam errados. O betacaroteno sozinho pode, isso sim, elevar o risco de câncer em algumas pessoas (fumantes e ex-fumantes)[3], porque pode agir como pró-oxidante em algumas circunstâncias. Multivitamínicos de boa qualidade devem fornecer alfa-caroteno além da forma beta, junto com luteína, zeaxantina, astaxantina, licopeno e outros. Assim é melhor, mas ainda não se compara às cenouras e batatas-doces. E esses produtos em geral não costumam fornecer nenhuma das antocianinas ou representantes das outras classes de pigmentos de plantas que formam o arco-íris de fitonutrientes benéficos.

Além de funcionar como um seguro contra falhas na dieta, os suplementos podem oferecer doses perfeitas de agentes terapêuticos naturais que ajudam a prevenir e a tratar doenças associadas à idade. Mais uma vez, vamos examinar a vitamina E. Sementes oleosas e nozes são o principal alimento fonte dessa vitamina. Muitos estudos sugerem que doses que variam de 200 a 400 UI de alfa-tocoferol (ou melhor, 80 a 160 miligramas do complexo todo, inclusive os tocotrienóis) são a melhor proteção antioxidante contra as doenças associadas à idade mais comuns. Nozes, avelãs, amêndoas são boas para você, mas teria de comer uma quantidade muito grande para obter essa dose de vitamina E.

Ou veja de novo o indole-3-carbinol (I-3-C),[4] o fitonutriente da família dos repolhos que pode reduzir o risco de câncer de mama. Faz isso influenciando o metabolismo do estrogênio, provavelmente reduzindo o risco de outros cânceres do sistema reprodutivo feminino também. A quantidade diária de I-3-C que parece ser a melhor para mulheres com elevado risco de câncer de mama é de 200 a 400 miligramas por dia. Elas teriam de comer muito brócolis, ou couve, ou couve-de-bruxelas para atingir esse nível. Além de ser um sacrifício, talvez seja um fardo para o aparelho digestivo das mulheres. Outras podem simplesmente não gostar desses legumes. Você encontra com facilidade cápsulas de 200 miligramas de I-3-C nas lojas de produtos naturais e nos sites da Internet. Os críticos e os inimigos da indústria de suplementos dizem que não temos estudos sobre a segurança e a eficácia do I-3-C tomado em forma de pílula. Isso é verdade, e inspira cuidado. Para mim a maior preocupação é a segurança. Informação sobre a toxicidade básica existe para o I-3-C, e não vejo motivo para alarme com a dosagem sugerida. Certamente aconselho as mulheres que correm risco de desenvolver câncer de mama a comer brócolis e couve-de-bruxelas. E também informo sobre a alternativa de usar o I-3-C como suplemento alimentar.

Também devia dizer que sempre fui a favor do incremento da fiscalização da indústria de suplementos alimentares, que provou ser incapaz de se policiar. O Canadá trabalhou melhor do que os Estados Unidos em relação a isso, de modo que os consumidores canadenses têm acesso a produtos melhores, com rótulos mais informativos e mais precisos. Eu gostaria de ver a U.S. Food and Drug Administration (FDA) criar um novo Departamento de Agentes Naturais Terapêuticos para regulamentar as ervas, vitaminas, sais minerais e outros produtos, não com a intenção de prejudicar o acesso dos consumidores a eles, e sim para garantir que os produtos oferecidos no mercado sejam seguros, que contenham o que afirmam conter, e que façam o que afirmam fazer. Também seria muito útil se médicos, farmacêuticos e enfermeiros conhecessem os suplementos alimentares, seus benefícios e riscos, e as possíveis interações deles com medicamentos controlados ou não por receita médica.

Você deve lembrar que eu disse antes que os suplementos alimentares são o componente principal da medicina antienvelhecimento que agora está tão na moda. Caminhar pelos corredores das feiras de uma convenção da medicina antienvelhecimento é ser assediado pelas pessoas que vendem pílulas, cápsulas e líquidos com alegados efeitos de aumentar o tempo de vida, comprimir a morbidade e reverter a idade. A maioria deles não deve ser prejudicial, mas quase todos são muito caros, em geral não têm provas científicas para confirmar o que afirmam, ou então são insuficientes para que os médicos se sintam à vontade para utilizá-los.

Escrevi no início deste capítulo que alguns cientistas brilhantes recomendam suplementos alimentares. Um exemplo é Bruce Ames, professor de bioquímica e microbiologia na Universidade da Califórnia, Berkeley, e um dos maiores especialistas nas causas e prevenção do câncer. (Usei como fonte as publicações dele sobre toxinas naturais nos alimentos.) Recentemente ele desviou sua atenção para a regeneração celular, especialmente visando a encontrar meios de desacelerar a deterioração das mitocôndrias com a idade. Ames investigou dois suplementos alimentares em ratos: o ácido alfa-lipóico (ALA) e o acetil-L-carnitina (ALCAR)[5]. O interesse pelo primeiro vem desde a década de 1950, mas o ALA não foi reconhecido como antioxidante até 1988 e em seguida descobriram que ele desempenha um papel central na produção de energia dentro da mitocôndria. Parece que também diminui a resistência à insulina e ajuda a tratar e a prevenir complicações do diabetes, como a neuropatia periférica. O ALCAR, um aminoácido derivado, também participa da produção de energia na mitocôndria.

Quando Ames deu uma combinação dos dois componentes para ratos velhos, "eles se animaram e dançaram a Macarena", segundo ele. "O cérebro parecia funcionar melhor, ficaram cheios de energia, tudo que examinamos parecia mais como um animal jovem." A teoria por trás do tratamento é que os radicais livres, gerados pelo metabolismo normal, incapacitam as enzimas das mitocôndrias que são necessárias para produzir energia. A combinação de ácido alfa-lipóico e acetil-L-carnitina parece que estimula a atividade das enzimas e as torna capazes de queimar mais combustível.

Ames ficou tão impressionado com esses resultados que, depois de publicá-los em *Proceedings of the National Academy of Sciences*, desenvolveu um produto comercial, o Juvenon,[6] que contém os componentes, e encontrou uma empresa para vendê-lo.

Em agosto de 2003, o *Berkeley Wellness Letter* analisou as provas dos benefícios dos componentes do produto que era vendido por um dos membros da própria faculdade:

> Ames e seus colegas descobriram que altas doses desses componentes, combinados, fazem com que ratos mais velhos funcionem como animais mais jovens. É claro que os mesmos resultados podem não ocorrer em seres humanos. Os estudos com seres humanos estão só começando. Apesar de as provas estarem se acumulando, é claro que as pesquisas sobre o ALA está apenas no início. São necessários estudos amplos e bem controlados com seres humanos... Embora o ALA até agora pareça seguro, os efeitos a longo prazo de altas doses suple-

mentares são desconhecidos... Ainda aconselhamos a esperar até mais pesquisas serem realizadas.[7]

Essa é a voz conhecida e conservadora da medicina tradicional. Mas quanto tempo devemos esperar? Todos nós estamos envelhecendo, nossas mitocôndrias junto com todo o resto. Na ausência da certeza médica, o que podemos fazer que seja seguro e eficiente para reduzir os riscos das doenças associadas ao envelhecimento, comprimir a morbidade e aumentar a chance de ter um envelhecimento saudável? Quando os estudos bem controlados com seres humanos forem feitos e analisados, podemos estar senescentes ou mortos. Devemos nos arriscar com o Juvenon e produtos similares sem provas definitivas?

Você encontrará minhas recomendações detalhadas sobre suplementos alimentares no Apêndice A. E quero orientá-los aqui sobre as principais categorias desses suplementos que penso que devem ser acrescentados ao seu programa.

Multivitaminas

Recomendo tomar uma dose diária de um produto multivitamínico com sais minerais que atenda às seguintes especificações:

- Não deve conter qualquer vitamina A sintética (retinol).
- Deve fornecer uma mistura de carotenóides, não apenas betacaroteno. Deve incluir luteína e licopeno, assim como outros membros dessa família de pigmentos antioxidantes.
- Deve ter vitamina E como tocoferóis naturais mistos, não só d-alfa-tocoferol ou, o que é pior, o dl-alfa-tocoferol sintético. Produtos de melhor qualidade também contêm mistura de tocotrienóis, os outros componentes do complexo natural da vitamina E.
- Deve ter 50 miligramas de cada uma das vitaminas B, a maior variedade delas possível, exceto o ácido fólico

(que deve ter pelo menos 400 microgramas) e a vitamina B$_{12}$ (pelo menos 50 microgramas).
- Não precisa conter muito mais do que 200 miligramas de vitamina C, que é tudo que o corpo humano é capaz de utilizar num dia.
- Deve fornecer pelo menos 400 UI de vitamina D, mas observe que você vai precisar tomar vitamina D adicional para chegar à dose diária que recomendo, que é de 1.000 UI.
- Não deve ter ferro, a menos que você seja uma mulher que ainda menstrua, que esteja grávida ou que tenha anemia ferropriva documentada.
- Não deve ter mais de 200 microgramas de selênio, um antioxidante mineral importante.
- Deve ter algum cálcio, de preferência como citrato de cálcio, embora a maioria das mulheres e alguns homens venham a precisar de doses adicionais de cálcio para manter a saúde dos ossos.

As cápsulas ou comprimidos de tal produto provavelmente terão de ser tomados mais de uma vez por dia. Você pode tomar a qualquer hora do dia, mas sempre de estômago cheio para evitar indigestão. As vitaminas D e E, e os carotenóides precisam de gordura para serem absorvidos. Não tome esses suplementos com, por exemplo, um café da manhã com baixo teor de gordura como meia toranja, um pote de mingau de aveia, e chá ou café.

A maioria das mulheres deve tomar de 1.200 a 1.500 miligramas de cálcio como suplemento, de preferência o citrato de cálcio que é mais bem absorvido. Os homens não devem tomar mais de 1.000 a 1.200 miligramas diários de todos as fontes de cálcio. Tome o cálcio com as refeições.

Apoio antioxidante adicional

Além dos antioxidantes que você obtém comendo frutas, legumes e verduras, bebendo chá, chocolate preto e azeite de oliva, e do seu suplemento com vitaminas e sais minerais (vitamina C, carotenóides, vitamina E e selênio), talvez seja bom consumir alguns produtos naturais que dão um apoio antioxidante adicional. Lembre que essa é uma área complicada, em que as provas científicas são deficientes e existem preocupações teóricas sobre um possível efeito negativo de se tomar antioxidantes na forma de suplementos (veja páginas 97-101). Entretanto, a maioria dos suplementos recomendados por adeptos da medicina antienvelhecimento são antioxidantes. Eu pensaria em tomar apenas aqueles com maior apoio da ciência por trás:

- *Co-Q-10* (coenzima Q, ou ubiquinona)[8] é produzida naturalmente no corpo. Além de agir como antioxidante, aumenta o uso de oxigênio no nível celular, melhora a função das células do músculo cardíaco e estimula a capacidade para exercícios aeróbicos. É muito pesquisada e largamente usada. Tomo essa coenzima, recomendo freqüentemente para os meus pacientes, inclusive para os que têm câncer, diabetes e problemas periodontais na gengiva, e acho que os benefícios compensam qualquer risco. O principal problema dela é sua biodisponibilidade – quanto é absorvido pelo sistema e quanto é usado. Novas formas de gel e emulsificadas são muito mais bem absorvidas, mas mesmo assim têm de ser tomadas junto com uma refeição que contenha gordura. Recomendo 60 miligramas por dia de uma das novas formas. Observe que as estatinas, drogas muito receitadas inibem a própria produção do corpo desse componente; qualquer pessoa que toma estatina deve tomar também um suplemento de Co-Q-10.
- *Extrato de semente de uva* e *extrato de casca de pinheiro* são fontes de um grupo de flavonóides chamados de proantocianidinas, ou PCOs,[9] relativos aos pigmentos antocianinas vermelhos e roxos comentados anteriormente. Muitos profissionais recomendam esses suplementos para a prevenção e tratamento de doenças espe-

cíficas associadas ao envelhecimento, inclusive doenças cardiovasculares, cataratas e degeneração macular. Na ausência de doenças específicas, eles sugerem uma dose diária de 100 miligramas para manter a saúde geral. Um extrato da casca do pinheiro marítimo francês, vendido com o nome fantasia Pycnogenol, equivale, na minha opinião, ao extrato de semente de uva mais barato. Não tomo nenhum desses, porque a minha dieta é rica em flavonóides do chá, das frutinhas silvestres e de outras frutas, legumes e verduras, e de chocolate preto, e já tomo muitos suplementos. Mas você pode pensar nesses produtos como apoio antioxidante adicional, se não está consumindo fontes alimentares suficientes de flavonóides.

- *Ácido alfa-lipóico*[10] (com ou sem acetil-L-carnitina) é interessante para mim porque diminui a resistência à insulina e ao mesmo tempo aumenta as defesas antioxidantes do corpo. Se você tem qualquer grau de síndrome metabólica (níveis baixos de colesterol HDL, níveis altos de triglicerídeos, tendência para ganhar peso no abdome, tendência a hipertensão arterial) ou se tem história pessoal ou familiar de obesidade ou de diabetes tipo 2, talvez valha a pena tomar ALA como antioxidante suplementar. Comece com 100 miligramas por dia; você pode tomar até 400 miligramas por dia.

Apoio antiinflamatório

Além de fazer uma dieta antiinflamatória, talvez você queira dar ao seu corpo um apoio adicional com suplementos. Algumas ervas culinárias provocam efeitos antiinflamatórios muito poderosos. São também drogas conhecidas e compradas sem receita.

- *Gengibre e açafrão-da-terra.*[11] É claro que podemos acrescentar esses temperos bem similares aos alimentos, mais fácil ainda no caso do primeiro, a menos que você costume fazer muitos pratos da cozinha indiana. As pessoas da nossa cultura gostam de chá de gengibre e de balas de gengibre (você já experimentou fatias de bala de gengibre cobertas de chocolate preto? Experimente) e gostam de temperar bolos e biscoitos com esse tempero, mas não devem consumir o suficiente e com regularidade para afetar as inflamações. Gengibre seco é um agente antiinflamatório mais potente do que gengibre fresco, porque há uma conversão de componentes na desidratação que favorece esse efeito. Cápsulas de gengibre desidratado em pó são vendidas nas lojas de produtos naturais. Algumas têm seus componentes ativos e conteúdo padronizadas. A dose inicial recomendada é de 1 grama por dia (normalmente duas cápsulas), tomadas depois da refeição para evitar irritação do estômago. Conheço algumas pessoas cujos problemas musculoesqueléticos e outros males desapareceram depois de usar o gengibre dessa forma alguns meses. Não há motivo para ficar tomando indefinidamente.

O açafrão-da-terra é mais problemático, porque tem gosto amargo em grandes quantidades, e pode manchar os dentes e a roupa de amarelo forte. Os americanos o conhecem como o principal ingrediente da mostarda amarela suave que gostam de misturar em curries exóticos de vez em quando. Fora isso, não teriam idéia de como consumir quantidade suficiente nos alimentos para fazer diferença no status inflamatório. Estou trabalhando para trazer o chá de açafrão-da-terra de Okinawa para o nosso mercado, em parte porque eu mesmo gostaria de beber. Como acontece com o gengibre, podemos encontrar produtos de açafrão-da-terra em lojas de produtos naturais, mas a maioria é preparada com cúrcuma, que é apenas um dos componentes ativos. Sugiro que você tome um extrato completo de açafrão-da-terra, como um que é preparado por meio do processo de "extração superficial", que usa dióxido de carbono liquefeito como solvente.

O açafrão-da-terra pode ter um efeito preventivo específico contra a doença de Alzheimer. A população da Índia rural tem uma das menores taxas de incidência dessa doença no mundo. O consumo diário de açafrão-da-terra pode ser um fator, porque experiências com animais demonstraram um efeito protetor. Acredito que reduz o risco de câncer também.

Você deve procurar produtos que combinem extratos de gengibre e açafrão-da-terra numa mesma cápsula, acrescentando outras ervas antiinflamatórias como alecrim, chá verde e manjericão sagrado (*Ocimum sanctum*) da Índia. Usei a combinação desses produtos com sucesso para tratar pequenos e grandes distúrbios inflamatórios, fazendo com que os pacientes reduzissem a dosagem de drogas antiinflamatórias comuns ou as eliminassem completamente. (Veja mais detalhes no Apêndice B.)

- *Aspirina*[12] oferece muitos benefícios para a saúde, inclusive a redução da inflamação. A redução do risco de ataques cardíacos que promove pode derivar dessa propriedade, mas em geral consideram que se deve à sua ação sobre as plaquetas. Elas ficam menos aderentes, com menor tendência de se aglutinarem e dar início aos coágulos que são a causa imediata das oclusões coronarianas. Esse efeito de tornar o sangue mais fluido é conseqüência da sua influência sobre os mesmos hormônios que medeiam a inflamação. E, como expliquei no capítulo anterior, há uma redução do risco de câncer que acompanha essa ação também, porque aqueles hormônios aumentam a proliferação de células e, por conseguinte, o risco de malignização. A melhor prova nesse caso é a prevenção de câncer colorretal, um dos cânceres mais letais no Ocidente. A aspirina também pode reduzir o risco de câncer do esôfago e de alguns outros órgãos.

Mas há um lado negativo da aspirina, em especial a irritação e sangramento da mucosa que reveste o estômago e o trato gastrintestinal inferior. (Também pode precipitar crises de asma em alguns indivíduos suscetíveis e aumenta levemente o risco de derrames hemorrágicos, que são raros de qualquer modo.) Em geral os benefícios para a saúde de doses baixas de aspirina compensam muito os riscos. Tomo duas aspirinas infantis por dia (81 miligramas cada uma, ou 162 miligramas no total), equivalentes a meio comprimido adulto.

- *Outros AINH* (drogas antiinflamatórias não hormonais), fora a aspirina, incluem ibuprofeno[13] (comercializado como Motrin e Advil) e produtos relacionados. O ibuprofeno reduz o risco da doença de Alzheimer mais do que a aspirina e apresenta os mesmos riscos de irritação e sangramento gastrintestinal. Eu recomendaria para uso diário apenas para as pessoas com inflamação sintomática (como artrite ou bursite) ou com uma história familiar significativa de doença de Alzheimer.

Apoio para a composição do corpo

A DHEA (dehidroepiandrosterona),[14] hormônio fabricado na glândula supra-renal e comercializado em forma sintética como suplemento, é promissor para reverter algumas mudanças na composição do corpo que acompanham o envelhecimento. Ele aumenta a densidade óssea, a espessura e a tonicidade da pele, e também diminui a gordura abdominal em homens e mulheres idosos. A gordura abdominal é um risco maior para a saúde do que gordura em qualquer outro lugar do corpo porque é associada à síndrome metabólica e aumenta o risco de ataque cardíaco e derrame. A diminuição da gordura abdominal que a DHEA promove também resulta no aumento da sensibilidade à insulina. E por fim esse hormônio pode reduzir a disfunção erétil nos homens e aumentar a libido nos homens e nas mulheres.

A DHEA é precursora dos hormônios sexuais tanto das mulheres como dos homens. A produção natural atinge picos mais ou menos entre os vinte e trinta anos de idade e depois só diminui. O uso do suplemento durante o envelhecimento ainda não é aprovado pelos médicos seguidores da medicina tradicional, que querem ver estudos maiores e em maior número sobre ele, mas os médicos antienvelhecimento o receitam rotineiramente e dizem que vêem poucos efeitos adversos. Algumas mudanças masculinizantes (acne, perda de cabelo, crescimento excessivo de pêlos e voz mais grave) foram registradas em mulheres. A DHEA pode aumentar um pouco o risco de câncer de mama e de próstata, afetar as funções hepáticas e a pressão arterial, e alterar o metabolismo de medicamentos.

A dose recomendada de DHEA na velhice normal é de 25 a 50 miligramas por dia. E pode levar até seis meses de uso para atingir os efeitos desejados. Considero esse hormônio relativamente seguro e eficiente, mas não recomendo experimentar sem primeiro conversar sobre os benefícios e os riscos com o seu médico.

Apoio imunológico

O nosso sistema imunológico enfraquece à medida que vamos envelhecendo, e nos torna mais suscetíveis a infecções e ao câncer, e retarda nossas reações de reparo. Além disso, o sistema imunológico tanto dos jovens quanto dos velhos estão sob ataque constante de toxinas do meio ambiente, as naturais e as feitas pelo homem. Viver em cidades superpopulosas, viajar freqüentemente de avião, e passar partes do dia em creches e escolas, tudo isso nos expõe a muito mais germes do que as pessoas tinham de enfrentar no passado. Podemos proteger e reforçar nosso sistema imunológico nos alimentando direito, nos exercitando e descansando bem, praticando a redução do estresse e cultivando estados emocionais saudáveis. Também vale a pena conhecer e experimentar produtos naturais que estimulam essa função imunológica.

Não temos um bom nome para essa classe de medicamentos que em geral são chamados de tônicos ou adaptogênicos. O nome tônico soa distintamente acientífico, conjurando imagens de panacéias falsificadas vendidas de carroças numa época antiga. O nome adaptogênico, criado por cientistas soviéticos em meados do século XX, é estranho e o significado não é muito claro. Mas, como quer que as chamemos, essas ervas e cogumelos são muito úteis. Não são tóxicos, podem ser usados por longos períodos e definitivamente funcionam. Escrevi sobre reishi e raiz ártica (*Rhodiola*) antes (veja página 52). Agora vou falar de dois produtos que estimulam o sistema imunológico que uso e sempre recomendo:

- *Astrágalo*,[15] obtido da raiz do *Astragalus membranaceus* da família das ervilhas, tem uma longa história na medicina chinesa, onde é usado para prevenir gripes e resfriados. O povo chinês cozinha fatias da raiz desidratada que tem um gosto agradável em sopas de galinha e caldo de carne para fazer uma sopa tônica, e extratos são vendidos em todas as farmácias chinesas com o nome de *hoangqi*. As pesquisas confirmam suas propriedades antivirais e estimulantes do sistema imunológico. É abundante e barata.

  Muitas vezes recomendo o astrágalo para pessoas que "pegam tudo que está no ar", para pacientes com câncer que fazem quimioterapia e ficam com a medula fraca, aos que têm imunodeficiências e para as pessoas saudáveis em toda a estação da gripe. Procure extratos em cápsulas e tome a dosagem diária recomendada no rótulo.
- *Cogumelos que estimulam o sistema imunológico*[16] são espécies comestíveis como shiitake, maitake e cogumelos-ostra, além dos apenas medicinais como reishi, que são amargos e duros demais para serem usados como alimento. Nenhum é tóxico e eles podem ser usados indefinidamente como suplementos alimentares. A pesquisa sobre esses cogumelos é extensa, e inclui a identificação

dos componentes ativos, uma grande quantidade de estudos em animais e cada vez mais investigações clínicas em casos de doenças infecciosas, câncer e AIDS. Valorizado há muito tempo pela medicina tradicional da China, da Coréia e do Japão, esses cogumelos agora estão atraindo um interesse maior dos pesquisadores e médicos do Ocidente.

Creio que é melhor consumir um grupo desses cogumelos juntos, porque seus efeitos são sinérgicos. Formas líquidas, em pó e em cápsulas existem no mercado e algumas fornecem extratos de sete espécies ou mais. O produto que tomo todos os dias contém uma dúzia de cogumelos diferentes, com nomes exóticos como *agarikon, zhu ling, yun zhi, chaga* e *himematsutake*. É um extrato líquido, cujo gosto não é desagradável. Tomo um dosador dele com um pouco de água duas vezes por dia e acredito que me torna mais resistente aos germes e mais capaz de enfrentar períodos de muitas viagens e comparecimento a eventos públicos. (Também acrescento uma colher de uma versão desidratada do mesmo produto na ração do meu cachorro uma vez por dia para reduzir o risco de câncer, que tem se tornado mais freqüente nos cães.) Você encontrará detalhes sobre onde encontrar esses produtos no Apêndice B.

Desintoxicação

A proteção contra as toxinas começa com a diminuição da exposição a elas, como não fumar, beber água purificada, comer alimentos livres de pesticidas sempre que possível, consumir os mais baixos da cadeia alimentar, não ingerir substâncias tóxicas e não morar perto de locais perigosos como depósitos de lixo tóxico. Você pode ajudar seu corpo a se livrar das toxinas bebendo bastante água pura, mantendo o ritmo intestinal regular, respirando fundo ar puro e transpirando. Essa última técnica é especialmente eficiente, e recomendo que você encontre meios de fazer sauna ou banho turco sempre que puder, certificando-se de beber bastante água quando fizer.

Como o órgão principal no processamento de toxinas é o fígado, vale conhecer um remédio a base de ervas considerado um excelente produtor e estimulador da função hepática. É o cardo branco, extrato das sementes de uma planta comum na Europa (*Silybum marianum*), agora aclimatado na América do Norte. O cardo branco não é tóxico e pode ser usado por longos períodos. Qualquer pessoa que bebe muito álcool, que faz uso de medicamentos hepatotóxicos, que tem a função hepática comprometida por qualquer motivo, que trabalha com solventes ou que tem histórico de exposição a toxinas deve tomar o cardo branco[17]. Procure extratos com 70 a 80% de silimarina, a fração ativa, e tome duas cápsulas duas vezes por dia, ou conforme indicação no rótulo.

Apoio para a energia

Uma reclamação bastante comum das pessoas mais velhas é a diminuição da energia. Essa é provavelmente a principal indicação para os tônicos de ervas e cogumelos. Vou dar uma lista dos meus preferidos e descrever os benefícios de cada um, mas você terá de experimentar para descobrir quais funcionam melhor para você. Sugiro que escolha e experimente cada um diariamente por dois meses. Depois faça a sua avaliação. Se gostar dos efeitos, pode tomar essas ervas indefinidamente, talvez parando de vez em quando, digamos, duas ou três semanas a cada quatro meses.

- *Ginseng*.[18] O ginseng asiático (*Panax ginseng*) e o ginseng americano (*Panax quinquefolius*) têm tido uma demanda muito grande no mundo inteiro. A espécie asiática é mais estimulante e mais valorizada como energizante sexual para homens. O ginseng americano é apreciado por suas propriedades adaptogênicas (proteção contra o estresse). Os conhecedores do ginseng chinês avisam para não desperdiçar essa raiz na juventude, para guardá-la para a velhice, e então ver o que ela é capaz de fazer por você. Compre apenas extratos com conteúdo de ginsenosídeo, siga as recomendações de dosagem nos rótulos e não espere perceber resultados antes de seis a oito semanas de uso regular.

- *Eleuthero ginseng*,[19] antigamente chamado de ginseng siberiano, vem de uma planta (*Eleutherococcus senticosus*) que é da família do verdadeiro ginseng. Tem uma longa história de uso pelos atletas, militares e cosmonautas da antiga União Soviética e é também muito procurado hoje em dia. Compre apenas produtos com eleuterosídeo e siga a dosagem recomendada nos rótulos, além de também esperar de seis a oito semanas para avaliar os efeitos.
- *Raiz ártica*, ou *Rhodiola*,[20] é a planta da qual já falei como possível remédio antienvelhecimento. Ela não tem essa propriedade, mas estimula a resistência, reduz os efeitos danosos do estresse, e melhora o humor e a memória. Algumas pessoas relatam aumento da energia sexual com ela também. A *Rhodiola* parece funcionar mais depressa do que o ginseng ou o eleuthero, possivelmente em apenas duas semanas. Procure produtos com 3% de rosavinas e 1% de salidrosídeos, e siga a dosagem recomendada nos rótulos.
- *Cordyceps*[21] é um cogumelo da China, muito usado naquele país como tônico energizante para pessoas debilitadas pela idade, doenças ou ferimentos. Também é usado por atletas para aumentar a capacidade aeróbica e a resistência. O cordyceps silvestre é parasita das larvas de certas mariposas. A preparação usada na China é o cogumelo inteiro e desidratado junto com uma larva mumificada, fervido na sopa. Aqui você obtém extratos de cordyceps cultivados em grãos, na forma líquida ou em cápsulas.

Apoio sexual

A diminuição do interesse e da energia sexual são reclamações comuns das pessoas idosas e, como já era de se esperar, existem muitos produtos à venda para tratar disso, inclusive drogas controladas por receita médica como o Viagra, ervas como o ginseng e suplementos alimentares como o aminoácido L-arginina. Antes de escrever sobre eles, devo observar que algumas pessoas acharam bom o declínio da energia sexual da idade em vez de buscar desesperadamente remédios para isso. Por exemplo, num ensaio famoso, "Sobre a velhice", o orador romano, político e filósofo Marco Túlio Cícero (106-43 a.C.) escreveu: "Agora chegamos a [outra] acusação que as pessoas fazem contra a velhice: sexo – ou melhor, a ausência dele. Mas na verdade é uma grande compensação da idade que nos liberta da fonte de tanta corrupção quando somos mais jovens."[22] Cícero continua elaborando os meios através dos quais o desejo de gratificação sexual domina a mente e interfere na busca da excelência na vida. Ele não seria um bom defensor do Viagra. Compreendo que a visão dele não é popular hoje em dia, mas gostaria que você pensasse um pouco sobre ela.

Eis uma rápida crítica dos remédios naturais para a deficiência sexual provocada pela idade:

- *Testosterona*,[23] o hormônio masculino, em doses pequenas pode ser um extraordinário estímulo para as mulheres pós-menopausa que vivenciam a falta de interesse em sexo. É uma droga controlada por receita médica, vem em comprimidos ou formas tópicas e não deve ser usada a menos que os exames de sangue revelem uma deficiência. (As mulheres produzem testosterona naturalmente, só que em quantidades muito menores do que os homens, e esse hormônio exerce uma influência grande na libido feminina.) Homens com deficiência comprovada de testosterona também podem se beneficiar, mas aqueles que tomam mais testosterona do que precisam podem se tor-

nar mais agressivos, em vez de mais sensuais. O hormônio também pode aumentar os riscos de aterosclerose e de doenças da próstata. Como todos os hormônios, a testosterona só deve ser usada sob supervisão médica.
- *Ginseng asiático* (veja página 209) é provavelmente o estimulador sexual para homens em forma de erva mais usado.
- *Ashwagandha*[24] é uma erva da Índia (*Withania somnifera*) muito usada na medicina ayurvédica e às vezes chamada de "ginseng indiano", apesar de não ter parentesco com o verdadeiro ginseng. É muito mais fácil encontrá-la e conseqüentemente é bem mais barata do que o ginseng e, diferente do ginseng, produz efeito calmante, levemente sedativo, em vez de estimulante. Os indianos atribuem valor ao seu poder como estimulante sexual, mais uma vez especialmente para os homens, e como tônico e adaptogênico geral. Procure extratos com 1,5% de whitanolídeos e 1% de alcalóides. E faça um teste de seis a oito semanas com ela.
- *Rhodiola* (veja páginas 52 e 210).

Essas são as principais categorias dos suplementos que considero parte de um programa para o envelhecimento saudável. É claro que você vai ouvir falar e ler a respeito de muitos outros produtos, especialmente da turma da medicina antienvelhecimento. *Caveat emptor* – cuidado, consumidor!

11

CORPO IV:
ATIVIDADE FÍSICA

Talvez seja possível levar uma vida sem atividade e mesmo assim envelhecer com saúde, mas não é muito provável. Manter uma atividade física a vida toda e envelhecer bem andam de mãos dadas. Essa foi uma das correlações mais fortes encontradas no Estudo do Envelhecimento nos Estados Unidos da Fundação MacArthur,[1] conforme o relatório de 1998 no livro *Successful Aging*. Quase todos os idosos saudáveis que conheço foram fisicamente ativos a vida toda, e muitos ainda são. Eles caminham, dançam, jogam golfe, nadam, levantam peso, fazem ioga e tai chi. Alguns estão mais empenhados nas atividades físicas do que seus colegas da meia-idade.

No Japão, que ainda goza da posição do primeiro país em longevidade com uma média de quase oitenta anos, o número de centenários está aumentando, mas também o número de "superidosos" está crescendo, idosos extraordinariamente em forma. Eis a descrição de um deles:

> Quando começa a amanhecer na maior metrópole do mundo, Keizo Miura, um centenário forte, já está vestido com sua roupa de corredor cinza-escuro e pronto para transpirar.
> Antes de tomar um café da manhã reforçado com algas e ovos, Miura faz seus exercícios em casa, e faz uma careta quando seu pescoço – ainda doído por causa de um problema na clavícula – o faz lembrar que nasceu em 1904. O

homem que se tornou modelo de vida no Japão grisalho engole a dor e a afasta como fazia no ano anterior, esquiando o Mont Blanc abaixo na Europa aos 99 anos de idade. Num minuto de Tóquio ele já sai pela porta de casa para a sua caminhada acelerada diária de quase quatro quilômetros. "Eu ainda me sinto bem", disse Miura, que em 1981 tornou-se o homem mais velho a escalar o monte Kilimanjaro, o pico mais alto da África, e que está treinando para partir numa expedição para os Alpes italianos no ano que vem. "Não há nada de tão extraordinário em mim... mas o meu filho, ele sim é surpreendente."

Ele se refere a Yuichiro Miura, 72 anos, que em maio de 2003 tornou-se o homem mais velho a chegar ao cume do Monte Everest.[2]

Eu poderia encher este capítulo com histórias de idosos que estão estabelecendo recordes e surpreendendo a todos nós com suas conquistas físicas, pessoas com mais de oitenta, noventa anos que ainda fazem musculação, pegam surfe, competem em triatlos e nos mostram de maneiras diversas que o corpo humano pode se manter em forma, como talvez nossos pais e avós nem sequer pudessem imaginar. Quando amigos e conhecidos ficaram sabendo que eu estava escrevendo sobre o envelhecimento saudável, convidaram-me para conhecer os superidosos americanos e observá-los fazendo power ioga, participando de maratonas de dança e outros feitos extraordinários.

Tudo isso serve de inspiração e é muito interessante para os entusiastas do antienvelhecimento, mas é periférico para o que tenho de dizer neste capítulo. Estou preocupado com a vida comum e com o que todos nós temos de saber sobre atividade física e envelhecimento, mesmo se não estivermos planejando escalar montanhas – *especialmente* se não estivermos planejando escalar montanhas. Nas culturas tradicionais, são as atividades da vida diária que condicionam o físico das pessoas. Por exemplo, os idosos saudáveis que conheci em Okinawa não tinham corrido maratonas. Trabalhavam o solo com as mãos, cortavam lenha, carregavam água, subiam as montanhas para colher plantas silvestres, pescavam com rede, e caminhavam e caminhavam a vida inteira.

O corpo humano foi feito para esse tipo de uso regular e variado. A vida moderna muitas vezes impede esse objetivo e força um número grande demais de pessoas a passar a maior parte dos dias sentadas às suas mesas e se locomovendo em automóveis. Temos de obter a nossa atividade física com períodos de exercícios, que muitas vezes não são variados. Isso é uma pena, mas as coisas são assim mesmo. Dadas as limitações da vida moderna, como podemos satisfazer as exigências do nosso corpo quanto à atividade física de que ele precisa para envelhecer com dignidade, com graça? Para fazer isso, temos de entender os benefícios e os riscos da atividade física.

Vou escrever sobre os riscos primeiro, porque raramente ouço explicações claras sobre isso e os entusiastas dos exercícios não gostam de reconhecê-los, menos ainda de discuti-los.

Vou começar dizendo que é possível ter atividade física em excesso, não só porque o excesso de atividade aumenta a possibilidade de danos nas articulações e nos ossos, como também graças aos possíveis efeitos adversos sobre a composição do corpo, sistema nervoso e funções reprodutiva e imunológica. Quanto ao primeiro caso, vou simplesmente observar que os médicos que cuidam das pessoas que fizeram trabalhos braçais a vida inteira sabem que a incidência de doenças degenerativas das articulações, de lesões por esforço repetitivo e de outras calamidades musculoesqueléticas são muito elevadas nesse grupo. Esses problemas em geral restringem muito a atividade física na velhice e prejudicam a qualidade de vida. Podem ser menos comuns nas culturas tradicionais, como a da Okinawa rural no século passado, porque a atividade física lá era muito variada. Os trabalhadores na nossa sociedade tendem mais a repetir a mesma atividade física sempre, o que os expõe ao risco de lesões. E deixe-me lembrar aos jovens leitores que as lesões provocadas por esportes com contato físico muitas vezes resultam em problemas neurológicos e musculoesqueléticos que vão incomodar demais quando vocês ficarem mais velhos, limitando a sua mobilidade. Os joelhos são especialmente vulneráveis, e métodos cirúrgicos para corrigir as lesões não são ideais. Lesões provocadas por concussões repetidas, como ocorre no futebol americano e no futebol podem ser associadas a danos na capacidade cognitiva na vida futura.[3] Escolha os esportes que pratica com cuidado.

Mulheres jovens que são atletas param de menstruar quando são muito ativas porque a gordura do corpo fica abaixo do nível que seus sistemas reprodutivos consideram seguros para a concepção. Sem reservas calóricas adequadas, uma gravidez não pode chegar a bom termo. Essa mudança na composição do corpo talvez tenha outras conseqüências menos aparentes para a saúde a longo prazo. É possível que exponha os sistemas nervoso e imunológico a danos potenciais de toxinas ambientais.

O sistema nervoso central é tecido gorduroso, constituído por tipos especiais de lipídeos. Muitos pesticidas e toxinas ambientais são solúveis em gordura. Se você fica exposto a elas e tem pouca gordura para diluí-las, elas vão se concentrar no tecido nervoso, onde podem dar início a processos destrutivos que levam a doenças neurodegenerativas. Talvez seja esse o motivo de a ELA (esclerose lateral amiotrófica) surgir com mais freqüência nos atletas.[4] Na Clínica de Medicina Integrativa na Universidade do Arizona, vi alguns homens de trinta e poucos anos com essa doença devastadora, um grupo estranhamente jovem para sofrer de ELA. Todos tiveram história de participação em esportes extremos e competitivos, eventos ultra-atléticos, e todos eram extraordinariamente magros.

Muitas pessoas raciocinam que os ultra-atletas devem ser ultra-saudáveis e que, quanto menos gordura você tiver no corpo melhor, em termos de saúde e de longevidade. Mas isso pode não ser bem verdade. É possível que atividade física intensa e magreza extrema tenham correlação com saúde cardiovascular melhor e risco muito baixo de diabetes tipo 2, mas pode haver um escambo em termos de saúde neurológica. Além disso, aqueles que têm pouquíssima gordura correm um risco maior de morrer por doença infecciosa aguda, que muitas vezes faz exigências metabólicas extremas ao corpo. Doenças febris graves como gripe e pneumonia provocam a perda rápida de peso – cinco quilos ou mais em poucos dias. Se você não tem peso para perder, suas chances de sobreviver a esse tipo de crise são menores do que a dos seus companheiros mais pesados.

Há outro perigo no excesso de atividade física, um que devia ser óbvio, mas que nunca é mencionado. Você deve lembrar que o metabolismo normal é a fonte mais significativa de estresse oxidativo, e que as defesas antioxidantes do corpo evoluíram para contê-lo. Quando você acelera o seu metabolismo, como ocorre nos momentos em que pratica exercícios aeróbicos, aumenta o estresse oxidativo. O exercício aeróbico é um gerador poderoso de radicais livres. Se exagerar, pode sobrecarregar suas defesas e deixar o seu organismo mais suscetível, com o tempo, às doenças associadas à idade. Talvez esse seja outro motivo de vermos o diagnóstico precoce de doenças neurodegenerativas raras em atletas extremos relativamente jovens.

Apresento essas idéias como argumento a favor da moderação nos exercícios (como em todas as coisas), não para ajudar você a justificar seu excesso de peso ou sedentarismo. Há muito mais gente na nossa cultura que peca por se exercitar de menos do que as que se exercitam demais. Apenas preste atenção ao fato de que atividade física demasiada, ou o tipo errado de atividade física pode danificar diretamente a estrutura do corpo, deixá-lo mais vulnerável às toxinas e a outros agentes que provocam doenças, e sobrecarregar suas defesas contra o estresse oxidativo. Além de saber quanta atividade precisa proporcionar ao seu corpo para ajudá-lo a envelhecer bem, você deve se informar sobre os tipos de atividade que lhe podem servir melhor.

Sob o título de "atividade física", incluo os seguintes componentes, que servem, cada um deles, a diferentes propósitos, apesar de todos serem necessários para uma saúde perfeita à medida que envelhecemos.

Exercício aeróbico ("*cardio*") é qualquer atividade que aumenta a freqüência cardíaca e faz você bufar e resfolegar. Nos estágios mais leves, você consegue conversar normalmente enquanto pratica. Nos estágios moderados, a conversa já fica difícil e, nos estágios mais intensos, você respira com muita força e não consegue conversar. A boa forma cardiovascular é indicada pela capacidade de encarar desafios aeróbicos como correr depressa distâncias curtas e subir alguns andares de escada, além da recuperação rápida, com a normalização da freqüência cardíaca poucos minutos após o término do exercício. Esse tipo de atividade, especialmente as formas moderadas constantes, talvez com alguns exercícios mais intensos entremeados, é necessário para manter o aparelho cardiovascular em bom estado. Tonifica o músculo cardíaco, melhora a elasticidade das artérias, ajuda a compensar o aumento da pressão arterial que ocorre com a idade, tão comum na nossa população, e desenvolve a circulação colateral cardíaca, protegendo-o contra possíveis obstruções no fluxo das artérias coronárias. Também equilibra o metabolismo, mantém a sensibilidade de todas as células à insulina e evita o aparecimento das síndromes metabólicas que levam à obesidade.

Além disso, o exercício aeróbico queima calorias e é a melhor maneira de evitar ganho de peso, se você está consumindo mais calorias do que o seu corpo precisa. O exercício isolado raramente corrige a obesidade, a menos que seja acompanhado por mudanças nos hábitos alimentares, mas pode evitá-la e, como observei antes, para aqueles que não podem chegar ao peso recomendado, o exercício aeróbico regular é absolutamente necessário para manter a saúde perfeita.

O exercício aeróbico produz tantos benefícios fisiológicos que não tenho espaço aqui para escrever a lista toda. Vou mencionar que estimula a função imunológica, a cognitiva e tem efeito marcante no humor. Aumenta a produção de endorfinas, moléculas próprias do corpo que funcionam como opiáceos, por isso trata e previne a depressão sem os efeitos colaterais das drogas antidepressivas. Aliás, é esse último efeito que conta para criar o potencial do exercício aeróbico tornar-se um vício. Como qualquer vício, exercitar-se compulsivamente limita a sua liberdade e desperdiça energia. Também pode expor você aos riscos da atividade física excessiva que já comentei. Eu não recomendo.

Mas é bom ter alguma atividade aeróbica todos os dias – isto é, fazer alguma coisa que o leve a ficar ofegante e que aumente a freqüência cardíaca. Você não precisa malhar numa academia para realizar isso. Pode fazer isso caminhando, subindo escadas, fazendo trabalhos domésticos ou no jardim e com outras tarefas comuns. É melhor procurar manter essa atividade aeróbica por trinta minutos ou mais, mas, se tiver de fazer aos poucos durante o dia, tudo bem.

À medida que você vai ficando mais velho, deve selecionar suas atividades aeróbicas com mais cuidado, para se certificar de que elas são apropriadas para o seu corpo e que não vão provocar lesões. Por exemplo, correr em geral é mais apropriado para os mais jovens. Pode ser aerobicamente intenso, é excelente para queimar calorias e pode dar um barato ótimo de endorfinas, mas, a menos que você seja magro e tenha ossos leves, é quase certo que vai danificar suas articulações. Vejo muitos homens de meia-idade que "correram apesar das dores", ignorando os protestos do próprio corpo, e que agora estão limitados no que podem fazer fisicamente.

Vou descrever os tipos de atividade aeróbica que gosto de praticar e que fazem parte da minha rotina:

- *Caminhar* é o melhor exercício para satisfazer a necessidade do corpo de atividade aeróbica regular, se você andar num ritmo suficientemente puxado. Há muito tempo promovi a caminhada como uma excelente forma de exercício porque não precisa de equipamento nenhum, todo mundo sabe fazer e tem o menor risco de provocar lesões. O corpo humano foi projetado para caminhar. Você pode caminhar em parques ou em shoppings, ou na frente da sua casa. Adoro andar em volta da minha propriedade no deserto, subindo e descendo colinas e ao longo dos leitos dos riachos. Quando estou longe de casa, sempre procuro caminhar todos os dias, mas fico abismado de ver que a maioria das cidades na América do Norte são inóspitas para os caminhantes, exceto Nova York. Manhattan é a única cidade americana em que as pessoas andam em toda parte, assim como fazem em todas as cidades do Japão. Os japoneses caminham muito, andam bem rápido, e estão constantemente subindo e descendo escadas para pegar trens e metrô. Manhattan é também a única cidade americana em que a grande epidemia de obesidade dos Estados Unidos não é tão visível, e não tenho dúvida nenhuma de que a relação causa e efeito com o ato de caminhar existe.

Para obter o máximo de benefícios da caminhada, tenha como objetivo andar 45 minutos por dia, numa média de cinco dias por semana. Inclua a subida de alguma ladeira e uns trechos de caminhada rápida para fazer com que sua respiração e sua freqüência cardíaca cheguem a um nível em que caminhar se torne um pouco difícil. Compre um bom calçado próprio para caminhadas em uma loja especializada em tênis esportivos e troque quando estiver gasto. Você também pode se filiar a clubes de caminhadas, aprender a power caminhada, ir para a Europa em excursões de caminhadas, usar cajados de caminhadas (são como os que se usam para esquiar; veja onde encontrar no Apêndice B) para auxiliar em terrenos irregulares, pode andar com amigos e cães. Apenas ande. E, além disso, comece a estacionar mais longe do seu destino, em vez de mais perto, quando estiver de carro, para compensar o tempo sedentário sentado no carro.

E, por favor, use a escada sempre que possível. Costumo subir sete andares no Centro de Ciências da Saúde da Universidade do Arizona quando estou na Clínica de Medicina Integrativa e não posso fazer outra atividade aeróbica. Quando pego um elevador, em geral o faço na companhia de pessoas que vão para dois andares, às vezes até um andar acima. (Muitos com excesso de peso e voltando da cantina com um refrigerante em uma mão e um folheado ou caixa de batatas fritas na outra. Será que temos mesmo de investigar as causas da obesidade no nosso país?)

Caminhar é um condicionador perfeito para as articulações. Leva você a lugares interessantes e pode funcionar na sua vida inteira. Mesmo quando você estiver muito velho e sem energia para as atividades aeróbicas da juventude, poderá andar pela casa.

- *Natação*. Adoro nadar. É uma atividade que exige que eu use meu corpo de forma diferente da dos outros exercícios, que me força a respirar conscientemente e com eficiência, é excelente para os músculos e articulações, e oferece uma alteração no estado de consciência que me ajuda a dissipar a tensão – um intervalo bem-vindo no trabalho sentado a uma mesa. Mas não tolero a maior parte das piscinas por causa do cloro, que é muito irritante para mim. Tenho uma piscina maravilhosa na minha casa que desinfeto com o gerador de íons de cobre-prata, muito superior ao sistema do cloro. (Posso nadar embaixo da água de olhos abertos e não sinto nada.) Existem também outras tecnologias que não utilizam cloro (veja o Apêndice B). Os obstáculos para o uso mais disseminado dessas tecnologias nas piscinas públicas é a resistência das firmas de manutenção, que não entendem como funcionam e das leis obsoletas das secretarias de Saúde em alguns lugares.

Em casa nado vinte ou trinta minutos quase todos os dias, a menos que o tempo esteja muito ruim. (A piscina é aquecida pelo sol, a maior parte do ano.) No verão, quando estou na minha casa de campo no norte, no Canadá, em que há um lago, procuro nadar todos os dias. É mais frio do que a minha piscina, mas tão limpo que podemos beber a água quando estamos nadando nele. E há uma ilha no meio que representa um desafio aeróbico. Começo com o crawl, mudo para nado de costas e peito quando meus músculos ficam cansados.

Nadar é ótimo para pessoas mais velhas, cujas articulações são problemáticas. Muitos spas e comunidades de aposentados oferecem aulas em grupo de aeróbica aquática ou hidroginástica que são muito agradáveis. Descubra onde você pode fazer.

Aqui vão duas dicas sobre natação que você deve saber. Procure usar pés de pato para aumentar o poder das suas pernadas. Fazem uma diferença enorme. Tente também nadar de máscara e com respirador, o que permite a movimentação pela água sem ter de virar nem levantar a cabeça para respirar. A maioria das pessoas vira a cabeça em uma única direção quando nadam e forçam os músculos do pescoço fazendo isso.

- *Andar de bicicleta.* Tenho uma mountain bike com amortecedores nas duas rodas, sistema de marchas simples e um selim confortável. Ando com ela por estradas de terra em volta da minha propriedade e vou até o parque nacional próximo. Não preciso enfrentar automóveis e as descargas dos seus escapamentos. Vejo paisagens bonitas. E subo algumas colinas que representam definitivamente esforço aeróbico. A descida na volta é muito divertida. Ando de bicicleta umas duas vezes por semana, mais na primavera e no outono, quando os dias são perfeitos. No Canadá, posso me locomover mais de bicicleta. É um exercício ótimo para os músculos das pernas, para o coração e os pulmões, e acho um complemento perfeito para a natação.

  Vejo muitas pessoas idosas andando de bicicleta em ruas asfaltadas na periferia de Tucson, muitas em bicicletas de passeio ou em bicicletas para duas pessoas. Por favor, preste atenção nos perigos do uso de bicicletas e nos muitos acidentes que acontecem com carros. Certifique-se de ter uma bicicleta adaptada para o seu tamanho, use capacete e tome todas as medidas de segurança para reduzir o risco de acidentes. E preste sempre muita atenção quando estiver rodando em estradas e ruas pavimentadas.
- *Aparelhos de ginástica e musculação* são convenientes para atividades dentro de casa. Você pode usá-los numa academia ou comprar um para ter em casa. Gosto do

aparelho elíptico porque não força os joelhos e acrescenta movimentos dos braços às passadas comuns. Nos dias em que não quero ou não posso nadar ou caminhar lá fora, procuro fazer uma sessão de trinta minutos de *cardio* nesse aparelho, em geral seguindo um programa com intervalo que exercita a resistência até de um a três minutos, e fico num nível de moderado a intenso com recuperação no meio. Transpiro bastante em meia hora. Nas academias eu usaria uma bicicleta ergométrica ou os steps (degraus), se não pudesse usar o aparelho elíptico e de vez em quando uma esteira. Mas devo dizer que acho todos esses aparelhos chatos, especialmente a esteira, e preciso sempre encontrar meios de me distrair para tornar a experiência mais interessante. Tenho meu aparelho elíptico em casa numa sala com televisão e muitas vezes assisto a filmes enquanto me exercito. Às vezes, ponho fones no ouvido e ouço um livro gravado. As duas estratégias funcionam bem para mim.

Recomendo muito ter algum aparelho de exercício em casa, mas você tem de se comprometer em usá-lo. Vejo muitos aparelhos aeróbicos juntando poeira em garagens ou usadas como cabide de roupas em quartos. Investigue também as opções que existem em detalhes antes de comprar um, e certifique-se de que o equipamento é correto para você e para o seu orçamento. Se conseguir um aparelho de graça por um período de experiência, faça isso. Procure também usá-lo com um vendedor ou treinador presente para ver se você está na posição certa e fazendo o exercício corretamente.

Todas essas formas de exercícios aeróbicos são boas para pessoas de todas as idades.

Para repetir e resumir o que escrevi nesta seção: exercício aeróbico regular é imprescindível para envelhecer com saúde. O ideal seria se você fizesse todo dia, e bem variado para maximizar os benefícios e minimizar os riscos. Recomendo que no início tenha como objetivo uma média de trinta minutos em alguma atividade aeróbica constante, uma média de cinco dias por semana. Faça com intensidade moderada: respiração forte, alguma interferência no andar. Em caso de caminhada, que recomendo especialmente, faça 45 minutos se possível. Além disso, procure fazer atividades comuns como trabalho doméstico e compras, que ficam mais aeróbicas se fizer tudo acelerado.

Musculação é o segundo componente da atividade física de que seu corpo precisa. O objetivo é incrementar e manter a massa muscular e óssea, que diminuem com a idade como resultado de mudanças nos níveis hormonais e do metabolismo. A perda da densidade óssea leva à osteopenia, depois à osteoporose, que predispõe a pessoa a fraturas e incapacidade física mais tarde na vida. Para evitar esses problemas, você precisa adquirir massa óssea suficiente bem cedo, especialmente na adolescência e no início da idade adulta. (O máximo de massa óssea é atingido por volta dos 35 anos de idade.) Depois você tem de ter um estilo de vida que mantenha, em vez de diminuir. Isso é especialmente importante para as mulheres, porque os níveis menores dos hormônios sexuais depois da menopausa representa um risco para elas bem mais cedo do que ocorre com os homens. Para construir a massa óssea na juventude, você tem de se alimentar direito (muitos legumes folhosos e verduras, fontes de cálcio e vitamina D), ter atividade física adequada e evitar comportamentos que promovem a perda da densidade óssea, como fumar e consumir grandes quantidades de refrigerante, café, álcool e açúcar. Para preservar a massa óssea na meia-idade e na velhice, você tem de dar ao seu corpo mais força, o que às vezes chamam de exercícios de resistência.

Os ossos estão sempre sendo remodelados pela ação de forças contrárias, algumas destrutivas, algumas construtivas, em reação aos estresses e às exigências impostas a eles. Essas mudanças ocorrem sob um controle celular e hormonal muito preciso e podem acontecer muito depressa. O exercício de resistência exige dos ossos o domínio das influências construtivas e interrompe a perda da densidade, chegando até a aumentá-la.

Todos nós executamos um pouco desse exercício como parte da nossa rotina diária, sempre que levantamos, puxamos ou empurramos algo pesado, por exemplo. Algumas atividades aeróbicas descritas aqui, como caminhar e subir escada, aumentam a força, mas outras não. Na natação, com a força da gravidade neutralizada pelo empuxo da água, e no ciclismo, seja numa bicicleta comum ou ergométrica, a armação da bicicleta suporta a maior parte do nosso peso. A melhor maneira de manter a densidade óssea é fazendo musculação, com aparelhos de resistência ou pesos independentes.

Isso também faz aumentar e mantém a massa muscular, igualmente importante à medida que envelhecemos. Além de proteger e estabilizar as articulações e de dar a força de que precisamos para aproveitar a vida, uma boa massa muscular otimiza o metabolismo e protege da obesidade e de suas complicações. O motivo é que o músculo, diferentemente da gordura, é uma fornalha metabólica. Quanto mais músculos você tiver, mais calorias poderá queimar e menos chances terá de desenvolver a resistência à insulina. Como no caso dos ossos, a massa muscular é facilmente adquirida na juventude, quando os níveis hormonais estão elevados e o metabolismo, mais ativo. Por esse motivo, muitas vezes aprovo o interesse que muitos adolescentes têm em adquirir massa muscular.

No entanto observo que a maioria dos fisiculturistas fazem isso por causa da aparência, especialmente os homens, que ficam obcecados com facilidade por esse "ganho de massa". Essa concentração muitas vezes faz com que ingiram quantidades excessivas de proteínas, tomem suplementos alimentares que supostamente aumentam a massa muscular e façam experiências com esteróides anabolizantes, além de malhar compulsivamente, e tudo isso pode sabotar a saúde a longo prazo. Tal comportamento dos homens parece análogo aos distúrbios alimentares das mulheres obcecadas com a magreza. Na verdade, distúrbios neuroquímicos semelhantes podem associar as duas coisas. Para mim os efeitos cosméticos da musculação são incidentais diante do seu verdadeiro valor que é manter as massas óssea e muscular saudáveis até idades mais avançadas.

Os fisiculturistas muitas vezes ficam decepcionados com a rapidez com que sua aparência reforçada conseguida a duras penas desaparece, quando deixam de seguir suas rotinas de levantamento de peso. Um fisiculturista competitivo me contou que tinha "esvaziado que nem um balão" quando parou. Mas essa reação rápida dos músculos aos exercícios também é motivo de felicidade: você verá os resultados quando iniciar a musculação bem depressa. Os ossos respondem com a mesma presteza, mas não podemos sentir a densidade deles do mesmo modo que vemos e sentimos a massa e a tonicidade dos nossos músculos.

Você pode começar a fazer musculação e se beneficiar muito com ela em qualquer idade. Ela pode até incrementar o bem-estar físico e mental dos idosos em condomínios com assistência completa.[5] Mas, se nunca fez esse tipo de atividade antes, recomendo que comece devagar e junto com um especialista, personal trainer ou instrutor numa academia. É muito importante usar os aparelhos de musculação corretamente, tanto para minimizar os riscos como para maximizar os benefícios. Não invista em nenhum equipamento para ter em casa sem pesquisar detalhadamente. Existem muitas opções, que vão de aparelhos caros e conjuntos elaborados de pesos, até conjuntos bem baratos e portáteis de tubos de borracha – de várias espessuras com manetes nas pontas que são muito eficientes depois que você aprende a usá-los. E podem ser utilizados para trabalhar todos os principais grupos de músculos.

De um modo geral, é bom fazer musculação dois ou três dias por semana, para ter dias de recuperação entre as sessões. Fazer mais vezes é contraproducente. Você deve aprender uma seqüência, seja com aparelhos, pesos ou tubos, que possa completar em meia hora.

Uma forma de musculação que virou moda ultimamente é o método Pilates,[6] inventado por Joseph Pilates e incrementado pela mulher dele, Clara, no início do século passado. Popular há muito tempo entre bailarinos, agora tem adeptos entre as pessoas preocupadas com a boa forma física de todas as idades e de todos os níveis. O sistema Pilates usa aparelhos especiais e em geral é ensinado em academias de ginástica por instrutores treinados. Enfatiza a postura correta e usa alongamento além de musculação. Também utilizam tensão elástica, correias para amarrar pés ou mãos e apoios para as costas, para o pescoço e para os ombros. As aulas em grupo são feitas em colchonetes e podem custar vinte dólares a hora, enquanto as aulas individuais usando todo o equipamento de Pilates pode custar cem dólares a hora. Você encontra instrutores e academias de Pilates na maior parte das cidades. As pessoas que conheço que usam esse método gostam muito, mas lembre-se de que você pode trabalhar sua musculatura em casa com os tubos de borracha, gastando quase nada.

Exercícios de flexibilidade e equilíbrio são o componente final da atividade física que quero que você conheça. O objetivo é reduzir o tipo de desconforto físico que incomoda as pessoas idosas, além de protegê-las de quedas. As quedas são a principal causa de incapacidade e principalmente em idosos. Você pode se proteger de duas maneiras: cuidando dos perigos potenciais no seu ambiente, e da capacidade do seu corpo de compensar rapidamente súbitas torções, batidas, topadas e escorregões.

As dores estão no topo da lista de reclamações dos idosos. Muitas são evitáveis, resultado de tensão muscular crônica e rigidez das articulações que simples exercícios de flexibilidade podem evitar tonificando os músculos e mantendo as articulações lubrificadas. Você faz um pouco disso quando se espreguiça. O princípio geral é simples: sempre que o corpo fica algum tempo numa mesma posição, é bom alongar, espreguiçar numa posição contrária. Por exemplo, se você passa um bom tempo trabalhando sentado diante do computador, levante-se periodicamente e estique as costas e o pescoço inclinando-os para trás.

O sistema formal mais conhecido de alongamento é a ioga,[7] agora imensamente popular no Ocidente. Filosofia e prática destinadas a facilitar a união com uma consciência mais elevada, a ioga inclui princípios alimentares, técnicas de higiene, exercícios respiratórios, meditação e posturas (asanas). As posturas da ioga são a parte mais conhecida por aqui, muitas vezes ensinadas como forma de exercício ou relaxamento, separadas do resto. Existem muitos estilos diferentes de ioga, alguns bastante vigorosos e taxativos, outros bem suaves. Fiquei muito satisfeito de ver a ioga se tornar tão divulgada e aceita na nossa parte do mundo. Acho que vai aumentar o número de pessoas mais saudáveis e mais felizes por aqui. Mas não recomendo as formas forçadas para todo mundo. As pessoas mais velhas se beneficiarão mais com as formas mais suaves da hatha ioga. Se você tem alguma lesão, problema musculoesquelético, ou qualquer problema sério de saúde, busque oportunidades de aprender e praticar a ioga terapêutica.

Você pode fazer ioga em grupo, e as turmas agora existem em toda parte, ou com instrutores que possam trabalhar com você individualmente. A maioria das pessoas que conheço faz aulas em grupo, e algumas também praticam sozinhas. Procure aprender a respiração e a filosofia da ioga nesse meio-tempo. Elas vão servir de diversas formas que comentarei, quando aconselhar sobre os métodos de se proteger dos efeitos prejudiciais do estresse.

É claro que há formas excelentes de alongamento que não fazem parte da ioga também, e muitas você pode descobrir por sua conta. A vantagem de aprender uma série básica de asanas é que elas alongam e tonificam os principais grupos de músculos. Há também um repertório de posições de equilíbrio da ioga, com nomes como Montanha, Árvore e Guerreiro. Pratique essas posições sob a supervisão de um instrutor até dominá-las bem.

Para aprender a ter equilíbrio, você tem muitas outras opções. Há as tábuas de equilíbrio sobre as quais você se apóia e as bolas infláveis de exercício que se usam para fazer abdominais, alongamento das costas e outros movimentos. Alguns instrutores dizem que essas bolas são a invenção mais importante para exercícios nos últimos anos. São também bem baratas se comparadas com outros equipamentos. Eu as uso como parte dos exercícios que faço dentro de casa e as acho muito úteis. Peça para alguém supervisionar você até se sentir seguro com elas, para não rolar de cima, cair no chão e se machucar.

Para uma forma completamente segura e eficiente de aprimorar o equilíbrio, recomendo o tai chi, aqueles movimentos coreografados em câmara lenta que às vezes chamam de "boxe com sombras chinês", ou "natação no ar". É isso que milhões de chineses fazem como exercício matinal, e é especialmente popular entre os idosos, porque é suave e gracioso, além de dar força. As pesquisas mostram que pessoas mais velhas que praticam tai chi têm menos probabilidade de cair e de se machucar ou sofrer lesões quando caem.[8] Por esse motivo alguns médicos que conheço estão procurando introduzir essa forma de exercício nos lares de idosos e nos condomínios para idosos com assistência de serviços e médica.

Você pode aprender tai chi em aulas coletivas ou com instrutores particulares. Os movimentos básicos parecem ilusoriamente fáceis e na verdade são bem fáceis de aprender mesmo, no nível de principiante. O real domínio desses movimentos exige prática constante e tempo. Tai chi é de fato uma arte marcial "suave", cujo principal objetivo é movimentar a energia vital (*chi* ou *qi*) em todo o corpo, para aumentar a vitalidade e promover saúde e longevidade. Conheci pessoas que praticam há muito tempo e que de fato parecem extraordinariamente vitais e saudáveis para a idade.

Vou terminar este capítulo com algumas palavras sobre os obstáculos que impedem as pessoas de obter a quantidade suficiente dos tipos certos de atividade física à medida que vão envelhecendo. Quando pergunto para pessoas sedentárias por que não são mais ativas, eis as respostas que elas costumam dar, e o que eu digo para elas:

Não tenho tempo para isso. Atividade física é um dos investimentos mais importantes que você pode fazer para a sua saúde a longo prazo e para envelhecer com saúde. Tem de ser uma prioridade. O tempo que você precisa gastar com isso não é tão grande assim: de trinta a quarenta minutos por dia de atividades aeróbicas a maior parte dos dias, trinta minutos de musculação duas ou três vezes por semana e talvez também trinta minutos de exercícios de flexibilidade e equilíbrio. Se puder combinar alguns desses exercícios com atividades comuns como trabalho doméstico ou no jardim, ou se for andando para o trabalho ou para as compras, o tempo fica até mais administrável. Quando você estabelece essas rotinas e vê e sente os resultados, vai querer ter esses momentos e vai começar a gostar deles.

Estou velho demais para começar. Não importa a idade em que você começa a fazer uma atividade física regular. Os benefícios vão aparecer. Nunca é tarde demais para começar.

Não sei como. Leia livros, assista a vídeos, trabalhe com instrutores, faça aulas. Você já sabe como andar e se alongar. Todas as formas de atividade descritas aqui são fáceis de aprender.

Simplesmente não gosto. A maioria das pessoas que não tem o hábito de se exercitar precisa combater a inércia inicial. O corpo inativo pode ser preguiçoso e lento. A maioria das pessoas que persiste na atividade física logo passa a achá-la gratificante. Os exercícios fazem com que nos sintamos melhor, física e emocionalmente, em parte, talvez, por causa da liberação de endorfina e das mudanças no metabolismo. Essa tem sido certamente a minha experiência. Só comecei a praticar uma atividade física regular pouco antes de chegar aos trinta anos, quando comecei a fazer ioga, a caminhar, andar por trilhas e de bicicleta, e a nadar. Agora, quando as circunstâncias me impedem de seguir a minha rotina mesmo um só dia, não me sinto perfeitamente bem. O dia parece incompleto. E mesmo quando estou com preguiça e começo a fazer meus exercícios aeróbicos, logo a atividade se torna um prazer. E você terá essa experiência também, basta fazer.

12

CORPO V:
DESCANSO E SONO

Além da atividade física adequada e apropriada, o corpo humano precisa de descanso e sono adequados e apropriados. A maioria das crianças e adultos jovens não têm problema com isso. As pessoas idosas muitas vezes têm.

As poucas lembranças que tenho da creche e do jardim-de-infância mais de meio século atrás são de sonecas à tarde depois de beber leite (que eu não gostava) e de comer biscoitos (que eu gostava), encolhido num cobertor no chão da sala de aula, muitas vezes sob um raio de sol que entrava pela janela. Era muito fácil então tirar uma soneca e acordar revigorado. Tive de reaprender esse processo quando cheguei aos sessenta anos... sem os biscoitos.

Quando estava na faculdade, sem estar informado sobre a importância da atividade física e ainda levando uma vida sedentária, muitas vezes chegava em casa depois das aulas, sentava para estudar algum texto e me via lutando para afastar a necessidade de dormir. Lia a mesma frase diversas vezes, minha mente não se concentrava e jogava a cabeça para trás quando ela caía para a frente semiconsciente. Se eu adormecia naquela posição e ficava assim alguns minutos, despertava grogue e furioso comigo mesmo por não ter conseguido me concentrar. Eu simplesmente não queria permitir que o meu cérebro tirasse aquele cochilo da tarde que ele queria. Passei a associar esses "ataques de sono", como os chamava, com maus hábitos de estudo. Quanto mais lutava contra eles, mais eles me perseguiam, e essa história continuou todo o tempo da faculdade de medicina e a maior parte da minha vida adulta. Por isso eu procurava não ler à tarde, especialmente quando estava perto de alguma poltrona ou sofá confortáveis. E sempre que adormecia nessa situação, tinha sonhos bizarros, às vezes com experiências desagradáveis de sair do meu corpo, e em seguida ficava grogue e com uma letargia que durava muito tempo.

O estudo que fiz da literatura sobre o sono e as conversas que tive com especialistas do sono me convenceram do valor das sonecas. Pessoas que tiram cochilos de vez em quando em geral gozam de saúde e eficiência mental melhores do que as que não fazem isso.[1] A qualidade do sono noturno delas tende a ser melhor também. O momento e a duração desses cochilos são fatores importantes: se forem em número excessivo, com freqüência demasiada, ou na hora errada do dia, podem ser contraproducentes, mas em geral tirar sonecas faz bem.

Acho que o meu problema era interferência da minha mente racional, que havia adotado uma atitude negativa em relação ao sono durante o dia, provavelmente devido a ter incorporado a ética do trabalho que recebi da família, das escolas e da sociedade. Como eu lutava contra o desejo que o meu corpo tinha de cochilar à tarde, essa experiência para mim era desagradável. Fico feliz de informar que isso mudou. Meus horários não permitem que eu tire sonecas todos os dias, mas se sinto essa vontade de dormir à tarde, agora, separo um tempo para deitar e curtir isso. Normalmente acordo depois de dez a vinte minutos e me sinto descansado, sem nenhum daqueles sonhos estranhos ou alucinações do passado. Além disso, fico satisfeito de poder tirar cochilos proveitosos sentado dentro de um carro, trem ou avião. Faço isso especialmente bem em aviões, quase sempre adormeço assim que o avião começa a rodar ou logo que decola e desperto quando já está no ar. Torna o nervosismo em aviões menos desagradável.

Cochilar é apenas uma maneira de cuidar da necessidade que o corpo tem de descansar. Você também pode deitar numa rede ou ficar simplesmente olhando para nada. A essência do descanso é *não fazer nada*, isto é, ficar passivo, tanto mental como fisicamente. Muitas mulheres que conheço obtêm esse descanso num banho quente de banheira. (Escrevo sobre relaxamento e proteção contra o estresse no próximo capítulo; parece-me que esses banhos de banheira pertencem mais a esse assunto.) Como você descansa, se é que descansa? Procure compreender que a nossa cultura trabalha ativamente contra esse conceito todo. Ela nos bombardeia com estímulos em mais e mais lugares e por mais tempo. Quando estou esperando para pegar meu vôo num aeroporto, muitas vezes não consigo escapar dos monitores de televisão que divulgam notícias – hoje em dia também em um número cada vez maior de elevadores nos hotéis – e sou forçado a ouvir anúncios ou até mais notícias. Descobrir oportunidades para descansar na nossa sociedade não é muito fácil.

Antropólogos observam que nas culturas "primitivas", como nas poucas sociedades de caçadores-coletores que sobraram na Terra, as pessoas têm muito mais tempo de descanso do que nós.[2] Como pode ser? Podemos achar que com tudo que temos para poupar tempo no trabalho e as conveniências modernas, estaríamos muito à frente deles nesse aspecto. As minhas experiências com as tribos indígenas na região Amazônica estão de acordo com os relatos dos antropólogos. Quando vivi com os cubeos, uma tribo à margem do rio Cuduyarí no território Vaupés na Colômbia oriental na década de 1970, descobri que eles dedicavam muito tempo todos os dias a atividades de lazer e descanso. É claro que cuidavam de suas plantações nas clareiras da floresta tropical, pescavam no rio, caçavam e cuidavam dos afazeres domésticos, mas quase todas as tardes passavam um tempo considerável em suas redes, sentados em círculos mascando folhas de coca e batendo papo, e muitas vezes tocavam músicas com flautas e tambores. Ficavam só admirando a beleza do pôr-do-sol amazônico e contemplavam o céu espetacular à noite, e pareciam não sentir nenhuma culpa nem enfrentar qualquer conflito por causa disso. Nós podemos ter feito progresso em outras áreas da vida, mas não nessa.

O corpo precisa de descanso, para equilibrar a atividade física e para recarregar a mente. Ficar quieto, observando as coisas em volta sem reagir e simplesmente não fazer nada algum tempo são coisas valiosas e necessárias para a saúde perfeita e para o envelhecimento com saúde. Se você agora não está satisfazendo essa necessidade, pense em como pode fazer isso.

A necessidade de sono é muito mais óbvia. Se ficar sem dormir ou se tiver um sono de má qualidade, logo não estará mais funcionando. E nesse caso também o envelhecimento traz mudanças e desafios.

Todos nós sabemos como é difícil acordar crianças dormindo. É espantoso como podemos carregá-las para lá e para cá, mudá-las de lugar e fazer barulho perto delas, sem que acordem. Outras lembranças da infância que tenho são de estar no carro da família à noite, no fim de uma longa viagem – para jantar na casa dos meus avós ou até a costa de Nova Jersey –, e quase sem perceber que chegamos em casa, ser carregado do carro para a cama, querendo apenas continuar dormindo. Em todo o ensino fundamental e provavelmente no ensino médio também, eu dormia muito e profundamente todas as noites e odiava ter de levantar de manhã, não gostava que meus pais me acordassem nem do alarme dos despertadores. Eu evitava as primeiras aulas da manhã e continuava a dormir aquele sono profundo e delicioso até bem depois da hora do café da manhã.

O início da faculdade de medicina quando eu tinha 22 anos mudou tudo isso. De repente eu tinha de levantar da cama às sete para assistir às aulas das oito, uma adaptação difícil e que levou quase um ano para se consolidar. Mas quando superei isso descobri que acordava cedo mesmo nos dias em que não precisava. E essa tendência foi progredindo até eu chegar a acordar com o nascer do sol. Hoje não consigo continuar dormindo depois que o sol nasce. Assim que o céu começa a clarear, desperto naturalmente, o que às vezes é inconveniente, se fiquei acordado até tarde na véspera. O interessante é que costumo obedecer a esse horário mesmo quando estou longe de casa e num quarto sem janelas. Fico satisfeito com essa minha habilidade de despertar tão cedo. A sensação é de que é natural, exatamente o que o meu corpo devia estar fazendo. (Não acredito no conceito dos "corujas", por falar nisso. Acho que as pessoas que dormem a manhã toda e são ativas à noite desconectaram seus biorritmos do ciclo dia/noite.)

O tempo em que fico acordado também varia com as estações. Estou escrevendo isso exatamente no solstício do inverno e acordei esta manhã quase às sete horas, meio tarde para mim. Daqui a seis meses, estarei acordando antes das cinco e terei toda a maravilhosa e fresca manhã do deserto diante de mim antes de o calor insuportável do verão chegar com o sol mais alto. Em geral já estou na cama às dez da noite e agora bastam sete horas de sono, em vez de oito, para eu me sentir bem.

A primeira vez que adormeço, faço isso com a mesma facilidade de sempre, em geral minutos depois de deitar na cama. Quando leio deitado, isso funciona como soporífero garantido, tão bom como qualquer sedativo que já experimentei. Raramente passo de duas páginas. Só não consigo dormir rapidamente quando algo me preocupa. Isso acontece raramente, mas, quando acontece, impede definitivamente que eu me livre dos pensamentos e que escape da consciência da vigília. E outra mudança que notei foi que fico sonolento mais cedo do que o habitual, às vezes às oito e meia ou nove horas, quando estou tranqüilo em casa, praticamente sem estímulo nenhum. Não gosto de ir para a cama a essa hora porque então dormirei demais ou acabarei acordando ainda de noite.

Os especialistas do sono chamam essa última mudança de "avanço da fase do sono" e observam que é uma experiência comum das pessoas mais velhas. Ouço piadas sobre "pratos especiais para madrugadores" oferecidos pelos restaurantes próximos das grandes comunidades de aposentados como as que existem no sul da Flórida. Refeições com desconto para os idosos que querem jantar no fim da tarde, bem antes do pôr-do-sol. A quantidade de pessoas que aproveita esses descontos vai estar de pé às três ou quatro horas da madrugada, muitas vezes sem saber o que fazer no meio da noite.

Mas a qualidade do meu sono mudou com a idade. Por volta dos meus trinta anos, passei a ter um sono bem mais leve.

Barulho e outras perturbações que não teriam efeito nenhum na adolescência e aos vinte anos começaram a me fazer acordar. Às vezes não conseguia mais pegar no sono com facilidade quando era assim despertado, uma mudança radical do passado e um aborrecimento também. Agora, à medida que vou envelhecendo, parece que meu sono fica cada vez mais superficial. Pelo menos tenho mais consciência da minha experiência à noite do que antes. Aos quarenta e aos cinqüenta, passei a ter de me levantar para urinar à noite, outra mudança. Numa noite típica, isso acontece uma ou duas vezes, e costumo voltar a dormir com facilidade.

Para obter conselhos sobre como administrar as mudanças no sono associadas ao envelhecimento, consultei o dr. Rubin Naiman,[3] psicólogo da faculdade clínica do Programa de Medicina Integrativa da Universidade do Arizona. Ele é especialista em sono e sonhos e no que esses contribuem para a saúde, e também autor do livro *Healing Night: The Science and Spirit of Sleeping, Dreaming, and Awakening* [Noite que cura: a ciência e o espírito do sono, dos sonhos e do despertar]. Quando os colegas médicos do programa apresentam novos pacientes nas nossas conferências clínicas, é sempre o dr. Naiman que lembra que eles devem relatar os hábitos de sono e de sonhos dos pacientes.

O dr. Naiman gosta de se referir ao descanso como "dormir acordado" porque o mesmo mecanismo neuroquímico (aumento do neurotransmissor GABA no cérebro) pode ser o mediador tanto das versões diurnas como das noturnas. Ele chama atenção para o fato de que quanto mais despertos ficamos durante o dia, melhor o sono que poderemos ter à noite, e que é desejável manter esse tipo de variabilidade na nossa vida. Mas na nossa cultura as pessoas mais velhas tendem a perder isso. "Estamos sendo nivelados", ele observa, "sonolentos durante o dia e acordados à noite."

Um pouco disso é problema generalizado da civilização moderna. No passado não muito distante, o dia e a noite eram demarcados com muito mais nitidez, e as noites sem essa massa de iluminação elétrica eram mais escuras. A chegada da noite trazia perigos,[4] mas também forçava as pessoas a passar para um modo diferente de consciência. Hoje em dia, a distinção não é bem nítida e podemos manter a consciência e o comportamento diurnos nos lares bem iluminados até bem tarde da noite. (Pode-se vivenciar o extremo desse novo padrão em Las Vegas, onde cassinos imensos e sem janelas, explodindo em luzes, barulho e outros estímulos, isolam completamente as pessoas do ciclo natural da luz e da escuridão, da atividade e do sono.)

O dr. Naiman argumenta que a variação na quantidade de luz a que somos expostos durante o dia tem grande influência no ciclo vigília/sono. "A maioria das pessoas se expõe pouco à luz durante o dia", ele diz. "Mesmo nos dias nublados, a luz natural ao ar livre é muito mais intensa do que a que se obtém numa sala iluminada. Vá lá para fora!" Ele acha que também precisamos de mais escuridão à noite. A glândula pineal secreta a melatonina, nosso hormônio que induz ao sono, quando escurece. Você pode facilitar esse processo natural passando mais ou menos uma hora na penumbra antes de ir para a cama (usando óculos escuros, se precisar) e evitando a exposição a qualquer luz forte quando estiver na cama. Isso quer dizer não adormecer com a televisão do quarto ligada e não acender a luz do banheiro quando tiver de se levantar no meio da noite para urinar.

Outra recomendação de Naiman para pessoas mais velhas é de procurar estruturar a refeição da noite e a socialização para mais tarde. "Fique conectado logo que anoitece", ele recomenda, pois essa devia ser a tendência natural da humanidade antes de desfazer a distinção entre o dia e a noite. Quando escurecia, as pessoas costumavam se reunir para comer e conversar, tanto por motivo de segurança como de conforto. Muitos aposentados hoje em dia fazem exatamente o contrário: eles se reúnem e jantam à tarde e ficam sozinhos à noite, dando sinais errados ao cérebro da hora que é.

Naiman também presta muita atenção nos sonhos dos pacientes. O sono com movimento rápido dos olhos – REM (*rapid eye movement*) –, a fase do sono associada aos sonhos, diminui à medida que envelhecemos. "REM não equivale a sonho", diz Naiman. "Provavelmente sonhamos o tempo todo; REM é uma janela através da qual podemos observar esses sonhos." Ele considera o sonho uma expressão de outro tipo de consciência, acoplada à imaginação e à fantasia. O dr. Naiman e eu acreditamos que é importante ter acesso a esse mundo.[5] Meditar, sonhar acordado e outros estados de consciência alterada, tudo isso são janelas para ele. E a melatonina também, e você pode tomá-la como suplemento. Muitas pessoas usam para ajudar a dormir, especialmente quando cruzam os fusos horários. Um dos efeitos que produz é o aumento da lembrança de sonhos, às vezes bem nítidos. A nossa produção de melatonina diminui com a idade e uma série de especialistas, inclusive o dr. Naiman, defende a terapia de reposição de melatonina para pessoas mais velhas. Eu também, e darei daqui a pouco alguns conselhos sobre isso.

Tenho uma vida muito ativa no que se refere a sonhos. Ou melhor, deveria dizer que tenho muita consciência dos meus sonhos, mesmo quando não recordo de todos os detalhes. Em geral são agradáveis, muitas vezes se referem a viagens e aventuras em locais exóticos. Ter consciência deles é uma fonte de satisfação e provoca uma sensação de bem-estar. Tomo melatonina na hora de ir para a cama talvez uma vez a cada quatro noites, com mais freqüência se estou viajando, e atribuo a nitidez dos meus sonhos ao uso da melatonina.

Para finalizar, uma idéia do dr. Naiman. "Considero o símbolo yin-yang uma descrição perfeita do relacionamento ideal do sono com a vigília. As partes escura e clara são iguais e no coração de cada uma há uma aparição do seu oposto. O complemento de um cochilo durante o dia pode representar um período de consciência lúcida à noite." Isso pode significar um sonho lúcido, no qual você sabe que está sonhando, ou alguma outra experiência de consciência desperta no meio do ciclo do sono. Talvez não seja ruim passar um tempo acordado no meio da noite.

Então aqui está o meu conselho de descanso e sono para envelhecer com saúde:

- O descanso é importante. Pense em algum modo de conseguir descansar. Disponha de um tempo para isso: períodos do dia em que pode ficar quieto, sem estímulos, sem fazer nada. O descanso é tão importante quanto a atividade física para a saúde em geral.
- Cochilos são bons. Procure adquirir o hábito de tirar cochilos: dez a vinte minutos à tarde, de preferência deitado num quarto escuro.
- Passe algum tempo fora de casa sempre que puder para se expor à luz forte natural. Se estiver preocupado com os efeitos nocivos da radiação solar, faça isso antes das dez da manhã ou depois das quatro da tarde, ou então use filtro solar.
- Procure se conceder algum tempo – até uma hora – sob luz bem fraca antes de ir dormir à noite. Reduza a iluminação na sua casa e no seu quarto e, se outros moradores da casa reclamarem, use óculos escuros.
- Preste atenção na higiene do sono[6] – todos os detalhes do estilo de vida, inclusive o consumo de cafeína e a decoração do quarto, que afetam a qualidade do sono. Quando estiver pronto para ir dormir, procure manter seu quarto completamente escuro.
- Para evitar acordar cedo demais, procure atrasar a última refeição até depois de escurecer e dedique algum tempo a atividades estimulantes no início da noite.
- Se a sua mente estiver muito ativa quando for se deitar, não vai conseguir dormir, por mais cansado que esteja. É bom conhecer uma ou duas técnicas de relaxamento para ajudá-lo a livrar-se dos pensamentos; veja sugestões no próximo capítulo.
- As duas melhores coisas para ajudar a dormir são a valeriana e a melatonina. Valeriana é uma erva sedativa, usada há séculos. Você encontra extratos dela nas lojas de produtos naturais e farmácias. Tome uma ou duas cápsulas meia hora antes de ir para a cama. A valeriana não é tóxica e não vicia, mas pode deixar algumas pes-

soas meio lerdas de manhã. A melatonina[7] é um hormônio que regula o ciclo vigília/sono e outros biorritmos diurnos. Só recentemente a melatonina sintética apareceu no mercado como suplemento vendido no balcão das farmácias. Prefiro tabletes sublinguais (que devem ser postos embaixo da língua até dissolver). Tome 2,5 miligramas na hora de dormir como dose ocasional, certificando-se de que o seu quarto está completamente escuro. Provas recentes sugerem que doses bem menores, de 0,25 a 0,3 miligrama são mais eficientes para uso continuado.

A melatonina provoca o aumento dos sonhos na maioria das pessoas. Algumas não suportam porque têm pesadelos. Fora isso, não tem nenhum efeito colateral conhecido e até estimula o sistema imunológico. (Altas doses – de até 20 miligramas toda noite na hora de dormir – podem ampliar a sobrevivência de pessoas com câncer metastático.)

- Se você não tem consciência dos seus sonhos, experimente melatonina. Escrever os sonhos ou contá-los para seu companheiro ou companheira de cama, ou gravar numa fita também pode ajudar a desenvolver essa consciência. Experimente ter um bloco de notas ou gravador embaixo do travesseiro.
- A necessidade de sono varia de pessoa para pessoa, desde quatro horas apenas por noite até dez. A maioria precisa de sete a oito horas, mas essa necessidade tende a mudar com o tempo. Em geral a quantidade de sono de que você precisa diminui à medida que vai ficando mais velho.
- Se você acordar cedo demais mesmo assim, procure usar seu tempo de modo produtivo. Leia ou escreva por uma hora, depois procure voltar a dormir até amanhecer. Pense no yin-yang – que um período acordado durante a noite complementa seu cochilo diurno.

13

CORPO VI:
CONTATO FÍSICO E SEXO

Não quero sair do assunto das necessidades do corpo sem escrever algumas linhas sobre contato físico, carinho e sexo. O contato físico é exigência básica para a saúde perfeita.[1] Bebês privados desse contato, tanto animais como humanos, não se desenvolvem normalmente. Essa necessidade não diminui com a idade, mas pessoas mais velhas muitas vezes têm menos oportunidades de dar e de receber esse contato físico que promove a saúde. Por morarem sozinhas, ou estarem enfermos, ou isolados com outras pessoas idosas e enfermas. Podem ter vergonha do próprio corpo e pensar que os outros não querem tocá-los nem serem tocados por elas. Podem ter medo de se machucar com contato físico com pessoas mais jovens e mais fortes, ou com crianças muito ativas, até os próprios netos.

Muitas vezes essas idéias são infundadas, mas não são nada surpreendentes, dada a predominância do culto à juventude. Filmes, programas de televisão e revistas em geral igualam a atração e a vontade de pegar e abraçar, com a juventude, raramente com os idosos. Será interessante ver se as pessoas da década de 1950 vão conseguir modificar esse preconceito cultural. São uma parcela bem grande e poderosa da população, conhecida pela consciência dos seus direitos e que agora se aproxima da idade mais avançada. Sabem o que querem e se esforçam para obter. Não acho que essa geração vai se conformar em ficar marginalizada, isolada e intocada pela sociedade em geral.

Nesse meio-tempo, peço encarecidamente que você descubra maneiras de tocar e ser tocado à medida que vai avançando na vida. Uma maneira, que é muito boa, é fazer massagem regularmente. Existem muitas formas de trabalhar o corpo, desde a conhecida massagem sueca até uma grande variedade de técnicas especializadas e exóticas. O seu seguro-saúde talvez até reembolse parte disso, especialmente se houver recomendação médica. Pergunte. Já vi massagens produzindo maravilhas na mente e no espírito, e também no corpo das pessoas mais velhas.

A falta de sexo não é tão fácil de ser remediada se a pessoa vive sozinha ou com um parceiro que não se interessa mais, ou que está fisicamente incapacitado para ter uma relação sexual. É claro que muitas pessoas mais velhas têm vida sexual ativa e que têm tanto ou mais prazer do que sempre tiveram, apesar de as formas de sua atividade sexual poderem ter mudado com o tempo. Recentemente conversei sobre envelhecimento saudável com um grupo na Califórnia. Havia um casal de oitenta e poucos anos, e a mulher defendeu com muito entusiasmo os benefícios do sexo. "É o melhor remédio que encontrei para dores e males", ela disse para mim. "Faz com que eu pare de pensar nisso." E na verdade alguns pesquisadores sugerem que os idosos que continuam sexualmente ativos têm saúde física e emocional melhor do que os que não continuam.[2]

O culto à juventude quer nos fazer acreditar que o prazer sexual é direito exclusivo dos jovens, que as pessoas mais velhas não deviam pensar em sexo e que imaginar idosos fazendo sexo é repugnante. Nada disso é verdade. As pessoas que foram ativas sexualmente desde cedo na vida costumam continuar a ser a vida toda, desde que a saúde física permita. Mas as mudanças que ocorrem no corpo das pessoas mais velhas muitas vezes exigem adaptações na mecânica do sexo, desde a necessidade de lubrificação vaginal para mulheres que já passaram da menopausa, até tratamento de disfunção erétil e redução da sensibilidade à estimulação nos homens mais velhos. Medicamentos rotineiros comuns prescritos para os idosos também podem interferir na função sexual, inclusive drogas para hipertensão arterial e para depressão. Esses problemas têm solução.

O fato é que muitos idosos dizem que a capacidade de sentir prazer sexual aumenta com a idade, apesar de não ocorrer a mesma coisa com a freqüência e a intensidade da atividade sexual. Mas o alcance da atividade sexual, impressionantemente extensa em qualquer idade, permanece grande entre os idosos. Vejo homens mais velhos que se preocupam muito com a perda da virilidade e que adquirem um interesse obsessivo por drogas e mecanismos para recuperá-la, e também por mulheres bem mais jovens. Conheço mulheres mais velhas que são dedicadas aos seus vibradores e que os levam para todo lugar que vão. Mas um padrão muito comum que também ouço dos casais mais velhos é que o desejo de manter relações sexuais não existe mais, apesar de o desejo de carícias íntimas não ter diminuído. Isto é, as pessoas querem ser abraçadas e acariciadas pelos parceiros e trocar essas carícias prazerosas com eles. Podem ainda querer ter orgasmos, mas talvez não tanto através da penetração. A ausência da paixão sexual da juventude não é problema para eles, mas a ausência da associação através da carícia amorosa poderia ser.

A questão é que a sexualidade se modifica à medida que envelhecemos. Se concordamos em que o objetivo é a aceitação da velhice, então temos de fazer as pazes com as mudanças na nossa vida sexual. Eis algumas estratégias que recomendo:

- Se você tiver problemas sexuais na velhice (ou em qualquer ponto da vida, aliás), procure ajuda – de médicos, terapeutas sexuais ou livros (veja as sugestões no Apêndice B). Bons conselhos e bons remédios existem para os problemas comuns.
- A comunicação aberta sobre carências, angústias e dificuldades sexuais é importante a vida inteira. Se você é mais velho e vive com seu parceiro, procure expressar suas necessidades, especialmente se elas mudaram. Veja se consegue encontrar pontos em comum nos quais possam trocar alguma forma de contato gratificante.
- Pode ser mais difícil para idosos solteiros encontrar parceiros sexuais do que é para solteiros jovens, mas não é

impossível. Há até serviços de namoro pela Internet para pessoas idosas.[3]
- O auto-estímulo é sempre uma opção. Considero uma prática saudável a vida toda.
- Lembre que cada pessoa é diferente. Não existem regras para o sexo e para o envelhecimento. Preste atenção no modo com que seus interesses e apetites sexuais mudam. Procure se adaptar às mudanças. E não esqueça que para algumas pessoas a diminuição do interesse pelo sexo é uma mudança libertadora e bem-vinda que a velhice traz. Volte e leia as palavras de Cícero que citei anteriormente (veja página 211).

14

MENTE I:
ESTRESSE

Posso dizer tudo que você tem de saber sobre o efeito do estresse na saúde em uma única frase. O cortisol, hormônio da suprarenal mediador das reações em resposta ao estresse, é diretamente tóxico para os neurônios da porção cerebral responsável pela memória e pela emoção.[1] Se você quer minimizar os déficits da função mental associados ao envelhecimento, deve conhecer e praticar estratégias para neutralizar os efeitos nocivos do estresse no cérebro e em outros órgãos.

A vida é estressante, sempre foi. Eliminar completamente o estresse não é uma opção. É claro que se há fontes discriminadas de estresse na sua vida – um relacionamento, um emprego, um problema de saúde – você pode e deve agir para tentar mitigá-las. Mas sei por experiência própria que estamos sujeitos a uma espécie de lei de conservação do estresse, que mantém o total residual constante o tempo todo. Se o estresse retrocede em uma área, parece aumentar em outra. Ponha as suas finanças em ordem e seu relacionamento azeda. Sane os seus relacionamentos e os filhos o fazem sofrer. Eduque bem os filhos e acabará descobrindo que tem um problema no coração.

Por isso, além de resolver os problemas e as situações que criam estresse para você, não deixe de aprender e de praticar as técnicas de proteção para o estresse que vou descrever. Observe que não uso o termo "redução de estresse". O objetivo é modificar a sua reação em resposta ao estresse e, com isso, proteger o seu corpo. Você vai reconhecer que essas técnicas são métodos de relaxamento. Na verdade, recomendo que cultive a "reação de relaxamento"[2] que o dr. Herbert Benson de Harvard pesquisou e escreveu há tanto tempo. Essa reação é uma mudança no sistema nervoso autônomo, da predominância do simpático para a predominância do parassimpático.

A atividade do sistema nervoso simpático nos prepara para reações de luta ou fuga. É a forma de o corpo/mente lidar com o perigo, seja ele real ou imaginário, e é absolutamente necessária para a sobrevivência. Mas, como as inflamações, só deve ocorrer quando necessária e deve permanecer nos seus limites determinados. O estímulo ao sistema nervoso simpático faz com que o coração bata mais rápido, a pressão arterial suba, o açúcar no sangue também, faz com que o sangue flua da superfície para o interior do corpo (provocando esfriamento das extremidades) e faz a digestão ficar mais lenta ou parar. Também aumenta os níveis de cortisol. O excessivo estímulo crônico pelo sistema nervoso simpático, como a inflamação crônica, pode causar uma série de doenças, de arritmias cardíacas e hipertensão arterial a distúrbios metabólicos, disfunção endócrina, desequilíbrios no sistema imunológico e doenças gastrintestinais. É óbvio que também está associado à ansiedade e aos distúrbios do sono e, muitas vezes, com mecanismos de defesa e isolamento.

Quando o sistema nervoso parassimpático é dominante, os batimentos cardíacos ficam mais lentos, a pressão arterial cai, a circulação sanguínea se equilibra por todo o corpo (tornando mãos e pele quentes), os órgãos digestivos funcionam bem, e o metabolismo e o sistema imunológico são perfeitos. A experiência emocional que acompanha essas reações fisiológicas é uma sensação de bem-estar que torna a empatia e a verdadeira integração com os outros mais fácil.

Acredito que a superatividade do sistema nervoso simpático é a principal causa das doenças crônicas e um grande impedimento para o envelhecimento saudável. Além do mais, tem sido característica da vida humana em todos os lugares e em todas as épocas. A civilização moderna, urbana, não possui o monopólio desse problema. A lei de conservação do estresse que mencionei antes vale para todos os lugares e todas as épocas. Se não são os tigres-dentes-de-sabre e a ameaça de fome generalizada, são as horas de pico no trânsito e o noticiário da noite.

Recentemente os cientistas demonstraram uma correlação direta do estresse objetivo e do percebido no envelhecimento das células.[3] Mediram o comprimento dos telômeros, a atividade telomérica e o estresse oxidativo nos glóbulos brancos em mulheres saudáveis pré-menopáusicas que eram mães biológicas de uma criança saudável ou de uma criança com doença crônica. As mulheres que vivenciaram mais estresse em suas vidas tinham telômeros mais curtos, menos atividade telomérica e maior estresse oxidativo do que as outras, menos estressadas. Todas essas mudanças indicavam envelhecimento acelerado e provavelmente um aumento do risco de contrair doenças associadas com a velhice. Nesse estudo as mudanças tinham relação com o estresse *percebido* e sua cronicidade (isto é, a duração desse estresse com o passar do tempo). Quanto maior a percepção do estresse e quanto mais tempo durava, mais danoso era.

Você deve estar imaginando por que pus o assunto estresse nesta seção do livro sobre a mente, já que estou escrevendo tanto sobre seus efeitos físicos. O motivo é que a mente é o centro de controle das reações de estresse que são mediadas pelos sistemas nervoso e hormonal. A mente é onde podemos fazer alguma coisa quanto à percepção do estresse. Uma psicóloga amiga minha que também é uma sobrevivente do câncer costuma dizer que a vida passa de uma crise para outra. Eu concordo. Mas temos opções para reagir às crises, mesmo sem ter consciência de que fazemos isso. O modo pelo qual reagimos a acontecimentos perturbadores em geral é questão de hábito. E hábitos podem mudar.

Seja qual for o estresse objetivo que você tem de enfrentar, pode aprender a ativar a reação de relaxamento. E pode fazer isso de diversas formas: trabalhando a sua respiração, praticando ioga, aprendendo a fazer *biofeedback*, boiando na água, ou acariciando um cão ou um gato do qual goste muito. Mas terá de praticar o que funcionar melhor para você, e terá de praticar sempre, se quiser modificar o padrão habitual da dominância do sistema nervoso simpático e viver com seu sistema nervoso parassimpático controlando seu corpo a maior parte do tempo.

Já comentei a necessidade que o corpo tem de descansar. Descanso e relaxamento não são sinônimos, porque o primeiro é o não-fazer, e o segundo envolve técnicas ativas para influenciar o sistema nervoso. Relaxamento e proteção contra o estresse tornam mais fácil descansar e também ter um sono de melhor qualidade. Descanso e sono são necessários, mas não suficientes para nos proteger dos efeitos nocivos do estresse.

Quando faço o histórico médico de algum paciente, incluo as seguintes perguntas: Qual é a principal fonte de estresse na sua vida? O que faz para relaxar? Já aprendeu alguma forma de relaxamento? As respostas para as primeiras duas perguntas variam. A resposta para a terceira costuma ser não. Respostas mais comuns que recebo para a segunda pergunta são: tomo um drinque; assisto à televisão; tiro férias; malho. Vou explicar por que não considero essas coisas uma boa maneira de se proteger do estresse.

Muita gente usa o álcool para relaxar depois de um dia estressante, especialmente no trabalho, e, como você sabe, muitos especialistas argumentam que o uso ocasional ou moderado de bebida alcoólica tem efeitos benéficos para a saúde e para o envelhecimento. O problema com o álcool é que pode viciar e é tóxico na quantidade que muita gente consome. E, como o estresse na vida não acaba nunca, se você depender de qualquer substância para enfrentá-lo, legal ou não, com ou sem receita controlada, vai acabar usando essa substância regularmente e pode cair no excesso com muita facilidade. Se gosta de beber, use a bebida – moderadamente, por favor –, mas procure dominar métodos que neutralizam o estresse sem envolver drogas que afetam seu cérebro.

A televisão pode ser relaxante, mas depende muito do que você assiste. Grande parte da programação é estimulante e simplesmente faz disparar o sistema nervoso simpático, em vez de acalmá-lo. Isso certamente acontece com as notícias e com os muitos programas que apresentam violência. Até os comerciais podem criar inquietação interna e não relaxamento, fazendo com que você deseje ter produtos que não tem e de que não precisa, ou então aguçando seu apetite em todos os sentidos. Gosto muito de filmes e muitas vezes assisto a alguns em casa à noite, mas tenho cuidado com o que assisto e não uso isso como substituto da prática de relaxamento.

Férias podem ser relaxantes, mas também podem não ser. É muito comum terem sua própria dose de estresse, diferentemente dos dias de trabalho mas igualmente prejudiciais. Em todo caso, as férias acontecem sem uma freqüência capaz de ajudá-lo a cultivar a reação de relaxamento de forma regular.

Quanto a fazer exercícios, malhar, observo que muita gente usa exercícios vigorosos como forma de extravasar a raiva, reduzir a agressividade que vai se acumulando no trabalho ou nas estradas, para melhorar o humor. É fácil conseguir uma reação de relaxamento depois de uma atividade física, mas só se você provocar isso. Senão o exercício pode alimentar a competitividade e reações fisiológicas mais associadas ao sistema nervoso simpático do que ao sistema parassimpático. Sou a favor de todas as atividades físicas regulares, como sabe, mas não uso como recurso para me proteger do estresse.

Em vez disso, eis os métodos que eu uso:

- *Trabalhar a respiração.* Os leitores que já estão familiarizados com meus livros sabem que há muito tempo divulgo os benefícios do trabalho com a respiração como a forma mais simples e mais eficiente de aproveitar a conexão que existe entre a mente e o corpo, para afetar a saúde tanto física como mental. Em resumo, a respiração influi na superfície comum da interação mente e corpo. É uma função única que pode ser completamente voluntária e consciente, ou completamente involuntária e inconsciente. Oferece a possibilidade de usar a mente consciente e os nervos voluntários para modificar a mente inconsciente e os nervos involuntários, e inclusive afeta o equilíbrio entre a atividade simpática e a parassimpática.

Dei instruções detalhadas sobre esse trabalho com a respiração em outros livros e programas de áudio (veja o Apêndice B), e espero que dê uma olhada neles. Uma técnica específica de relaxamento através da respiração que recomendo que você aprenda é a seguinte:

1. Ponha a ponta da língua encostada atrás e um pouco acima dos incisivos superiores e fique assim durante todo o exercício.
2. Solte o ar completamente através da boca, fazendo ruído do ar passando entre os lábios abertos.
3. Respire profunda e tranqüilamente pelo nariz, contando até 4 (de boca fechada).
4. Prenda a respiração contando até 7.
5. Solte o ar pela boca soprando e fazendo ruído, contando até 8.
6. Repita os passos 3, 4 e 5 até completar quatro ciclos de respiração.

Isso pode ser feito em qualquer posição. Se estiver sentado, mantenha as costas eretas. Pratique esse exercício pelo menos duas vezes por dia e, além disso, sempre que se sentir estressado, ansioso ou inquieto. Não faça mais do que quatro respirações de cada vez no primeiro mês de prática, mas repita o exercício quantas vezes quiser. Depois de um mês, se estiver se sentindo bem com ele, aumente para oito respirações de cada vez.

Com a prática isso pode se tornar um meio muito poderoso de provocar a reação de relaxamento que vai ficando mais eficiente com o tempo. É um tônico para o sistema nervoso, passa a energia do sistema simpático para o parassimpático, com muitos benefícios fisiológicos. Reduz a pressão arterial e os batimentos cardíacos, aumenta a circulação do sangue para as extremidades e para a pele, e melhora a digestão. (Presume-se que também diminua o estresse oxidativo, aumente a atividade da telomerase e ajude a preservar o comprimento dos telômeros nas suas células.) Pode também ajudá-lo a ter maior controle das suas emoções e carências.

Alguns princípios gerais do trabalho com a respiração são: tornar sua respiração mais lenta, mais profunda, mais tranqüila e mais regular sempre que pensar nela; aprofundar a fase de relaxamento da respiração expulsando mais ar dos pulmões no fim de cada respiração (mais uma vez, sempre que pensar nela); e manter a sua atenção na respiração mais tempo. As vantagens óbvias desse tipo de exercício de respiração são que não precisa de nenhum equipamento, é gratuito e pode ser feito em qualquer lugar. É o método mais em conta em termos de tempo e eficiência que descobri e ensino a todos os pacientes que vêm me consultar, e também a todos os profissionais de saúde que treino.

- *Meditação*. Pratico meditação sentado há muitos anos. O que eu faço é simples. Quando acordo de manhã, depois de lavar o rosto e escovar os dentes, sento com as costas eretas e as pernas confortavelmente cruzadas, e procuro concentrar minha atenção na respiração e nas sensações do meu corpo por 15 ou 20 minutos. Durante o dia, entro nesse mesmo estado alguns minutos aqui e ali, sempre que lembro, como uma forma de ficar atento, de trazer a consciência completa para o momento presente. Acredito que essa prática tem me ajudado a controlar mudanças de humor e me protege da depressão, além de neutralizar os efeitos do estresse e aumentar a minha eficiência em várias esferas de atividade, desde cozinhar até falar em público. Também tem me tornado mais consciente da minha vida inconsciente, incluindo a intuição e os sonhos.

A meditação não passa de um momento em que a atenção está concentrada, dirigida para fora ou para dentro – para a respiração, por exemplo, que é provavelmente o alvo mais natural da meditação, ou para um ponto focal visual externo, ou uma palavra ou frase repetida mentalmente. A meditação não precisa ser associada a nenhuma prática religiosa, ocidental ou oriental, e pode ser praticada sozinho ou com outras pessoas. Você pode aprender a técnica básica da meditação com livros, em grupos ou em retiros para prática mais intensiva. Mas, de qualquer forma que aprenda, não fará bem nenhum se não praticar regularmente. O tempo dedicado à meditação não precisa ser longo. Você encontrará sugestões de material instrutivo sobre meditação no Apêndice B.

- *Visualização*. Algumas terapias para a mente e para o corpo se aproveitam do poder da imaginação visual para afetar o corpo e promover o relaxamento. Costumo indicar para os meus pacientes alguns hipnoterapeutas e praticantes de imagens orientadas que fazem esse tipo de trabalho e que chegam a bons resultados. A técnica básica dessas terapias é pedir para a pessoa imaginar lugares reais de experiências antigas em que foi extremamente feliz, onde se sentia segura e tranquila. Pode ser uma praia, uma floresta ou um cômodo da casa onde a pessoa foi criada. A instrução seguinte é para a pessoa se imaginar nesse lugar e tornar todas as sensações as mais vívidas possíveis. Para onde você iria numa sessão imaginária dessas? Eu vou para um pequeno lago num cânion no parque nacional perto da minha casa no deserto, lugar que visito sempre na vida real e onde costumo fazer meditação.

Essa é outra maneira eficiente de ativar a reação de relaxamento. Como o trabalho com a respiração, ela utiliza uma capacidade que todos nós temos, não requer equipamento algum e não custa nada. Realmente é uma extensão do sonhar acordado e da fantasia, atividades que a nossa cultura, na melhor das hipóteses, considera sem importância. Costumamos considerar a fantasia um desperdício de tempo e muitas vezes dizemos para as crianças, quando estão sonhando acordadas, prestar atenção. Elas *estão* prestando atenção – à realidade interna, em vez da realidade externa –, e é através do portal da imaginação visual que temos acesso à reação de relaxamento e aos seus inúmeros benefícios sobre a saúde e o envelhecimento. Recomendo cultivar essa capacidade, sozinho mesmo, com um terapeuta, ou com livros e programas de áudio como os que enumero no Apêndice B.

- *Massagens*. No capítulo anterior, mencionei a massagem, trabalhar o corpo, como uma forma de satisfazer a necessidade de contato físico, algo que considero essencial para a saúde perfeita e para o envelhecimento saudável. Aqui quero informar sobre outra qualidade potencial da massagem: ela pode provocar uma reação de relaxamento muito forte.

  Quando faço uma boa massagem, quase sempre saio da consciência normal do estado de vigília para outro estado que fica entre a vigília e o sono, e às vezes beiro o sono leve, depois volto para uma certa consciência do meu corpo, da sala e das mãos do massagista. Uma característica que define bem esse estado é a passividade. Com todas as formas de atividade com que passo as horas do dia, tanto física como mentalmente, acho muito bom render-me à passividade e deixar outra pessoa manipular o meu corpo. Não é a mesma coisa que deitar numa rede ou numa praia e descansar, o que também é muito prazeroso. Mas em vez disso, para mim, é a decisão consciente de passar o controle para outra pessoa que cria a reação de relaxamento e me faz lembrar de um comportamento que considero importante cultivar. Não consigo uma boa massagem sempre e a maioria das pessoas também não, mas recomendo como uma forma de se familiarizar com o processo de se soltar que ajuda a mudar a percepção do estresse.

Esses são os métodos de proteção contra o estresse que eu uso. Existem muitas outras possibilidades, desde ouvir música até estar em contato com a natureza, e é bom ter mais do que um método no seu repertório de estratégias de relaxamento. No capítulo anterior, mencionei o banho de banheira como uma opção. Como a maioria dos homens que conheço, tomo duchas com freqüência e banhos de banheira raramente, mas conheço muitas mulheres que usam a banheira como principal método de neutralizar o estresse no fim do dia, e fazem disso um ritual com velas, música e óleos perfumados. Tenho certeza de que adorava banhos de banheira quando era criança, mas a maioria das banheiras nas quais entrei depois de adulto não pareciam feitas para o meu corpo. Foi só quando fui ao Japão que descobri os benefícios de ficar de molho em água quente sem acabar cheio de câimbras numa típica banheira ocidental. Tentei recriar essa experiência em casa, com fogo a lenha, a gás e até (no sul do Arizona) com banheiras com aquecimento solar. Ainda não consegui recriar a experiência japonesa, mas estou tentando.

Gostaria que você fizesse um inventário da sua vida para identificar todas as formas que usa para ativar e cultivar a reação de relaxamento. Lembre que isso precisa ser feito regular e conscientemente. Só assim estará à sua disposição quando a próxima crise inevitável chegar, quando couber a você mudar a sua percepção do estresse que todos nós sofremos, para evitar que ele subverta a sua saúde e impeça que você envelheça com dignidade e graciosamente.

15
MENTE II:
PENSAMENTOS, EMOÇÕES, ATITUDES

Seus pensamentos, emoções e atitudes são fatores determinantes de como você envelhece. Vou explicar como influenciam a saúde e o processo do envelhecimento e depois darei sugestões para orientá-los em direções melhores.

Pensamentos (com a contribuição das imagens visuais) são as principais fontes das emoções, dos comportamentos e (com o tempo) das atitudes que tomamos em relação a nós mesmos e ao mundo em que vivemos. A maior parte dos maus humores e a maior parte dos sentimentos de tristeza e ansiedade nascem de pensamentos e de associações habituais de idéias. Tendemos a não ter consciência da conexão e não sabemos como modificá-la.

As formas mais comuns de desequilíbrio emocional – depressão e ansiedade ou angústia – são tão comuns que podem muito bem ser chamadas de epidêmicas. Afetam pessoas de todas as idades, inclusive uma grande percentagem da população de idosos, e certamente comprometem a qualidade de vida e interferem no envelhecimento saudável. Os médicos as tratam com drogas, agentes antidepressivos e calmantes, e a palavra-chave aqui é "administrar". Esses medicamentos suprimem a depressão e a ansiedade; não as curam nem chegam às suas causas. Defendo o uso de drogas psiquiátricas para a administração de estados graves a curto prazo, e reconheço que a depressão pode ser uma ameaça à vida, e a ansiedade ou angústia pode ser incapacitante, mas aconselho meus pacientes e médicos a estarem sempre atentos para as medidas alternativas. As drogas podem ser tóxicas, podem causar dependência e podem modificar a química do cérebro de modo a aumentar, e não diminuir, a possibilidade de problemas emocionais no futuro.

A depressão muitas vezes é causada por pensamentos habituais de baixa auto-estima e isolamento, a ansiedade por pensamentos de perda de controle e incapacidade de reagir aos desafios diários que a vida traz. À medida que você vai ficando mais velho, a suscetibilidade a esse tipo de idéias pode aumentar com facilidade. Numa cultura orientada para a juventude, as pessoas mais velhas muitas vezes passam a acreditar que o valor da vida diminui com a idade e se vêem isoladas com outras pessoas idosas. É inevitável que o seu corpo envelhecido não corresponda mais ao que você espera dele, e o force a cortar as atividades da juventude, deixando-o mais sem controle e temeroso.

Observo que as pessoas idosas costumam se atormentar com três preocupações generalizadas: (1) elas não querem sofrer; (2) não querem ser um fardo para ninguém; (3) querem que o que resta de suas vidas tenha algum significado. Esses são problemas concretos no fim da vida e devem ser encarados de frente, não virar obsessão. O primeiro requer que você converse com seus médicos e com a sua família e explique exatamente o que quer e o que não quer que seja feito com você caso venha a ter uma doença fatal ou fique incapacitado por algum outro motivo. As decisões que você tomar devem ser postas no papel e comunicadas para todos os que podem estar envolvidos em cuidar de você. O segundo problema exige também preparo com antecedência, nesse caso com advogados, com a família e com consultores financeiros. O terceiro é mais sua responsabilidade mesmo – pensar em quais atividades poderão enriquecer a sua vida e aumentar sua auto-estima. Pode ser que algum tipo de prestação de serviço ou alguma forma de expressão criativa resolva para você. Em vez de ficar ruminando sobre o vazio da vida, descubra alguma coisa para fazer.

A psicoterapia convencional pode conscientizar as pessoas do tipo de raciocínio e associação de idéias que geram os problemas emocionais, mas raramente ajuda as pessoas a modificar esse padrão, daí a continuada popularidade dos medicamentos supressivos. Considero importante aprender como mudar os padrões de pensamentos contraproducentes. Se não fizer isso, você continua correndo o risco de ficar deprimido e angustiado, e essas duas coisas são obstáculos para o envelhecimento saudável. A depressão pode sabotar a motivação para cuidar bem do seu corpo. Ela interfere na boa alimentação, na atividade física e no sono adequados, por exemplo, e é capaz de reduzir a eficiência do seu sistema imunológico diretamente.[1] A ansiedade se associa ao aumento da atividade do sistema nervoso simpático, que bloqueia a reação de relaxamento.

Mudar os hábitos de pensamento exige um esforço e prática conscientes e muitas vezes ajuda externa. As melhores fontes de ajuda que encontrei são formas inovadoras de psicoterapia e da psicologia budista.

A terapia cognitiva comportamental (TCC)[2] tornou-se popular só recentemente. Tem suas origens mais remotas nos ensinamentos de Buda e de um filósofo grego, Epiteto (cerca de 55 a cerca de 135 d.C.), ex-escravo que desenvolveu a ciência da felicidade. Ele ensinava as pessoas a viver de acordo com a natureza, a desaprender o hábito de julgar tudo que acontece como bom ou mau, e a aprender a distinguir o que está em seu poder para mudar e o que não está. "Faça o melhor uso do que está em seu poder, e aceite o resto como vier" é uma citação atribuída a ele. Outra, bem central ao assunto deste capítulo e do anterior, é: "O que incomoda as pessoas não é o que acontece, mas o que elas pensam que isso significa."

(Uma expressão bem conhecida da filosofia de Epiteto é a Oração da Serenidade, atribuída ao teólogo protestante Reinhold Niebuhr [1892-1971] e muito usada pelos Alcoólicos Anônimos e outros grupos de auto-ajuda: "Deus, dê-me a serenidade para aceitar as coisas que não posso mudar, coragem para aceitar as coisas que posso mudar e sabedoria para reconhecer a diferença."*)

---

* Um amigo me mandou recentemente uma paródia relevante intitulada Oração da Senilidade: "Deus, dê-me a senilidade para esquecer as pessoas de quem nunca gostei mesmo, a sorte de encontrar as que eu gosto e a visão boa para saber a diferença."

Quinhentos anos antes, Buda ensinou aos seus seguidores que a infelicidade deriva do hábito incessante de julgar cada experiência como agradável, desagradável ou neutra, e de tentar se agarrar às agradáveis, descartando as desagradáveis.[3] Ele falou muito sobre a tirania da mente indisciplinada e recomendou a meditação como forma de desenvolver a capacidade de observar o processo do pensamento sem se prender a ele. A prisão aos pensamentos, na concepção budista, leva ao desequilíbrio emocional e, por sua vez, ao comportamento que aumenta o sofrimento.

Mas oração e meditação são estratégias de longo prazo a que apenas alguns de nós têm condição de se apegar. Na década de 1970, uma "revolução cognitiva" na psicoterapia incorporou as idéias anteriores à psicologia moderna e inspirou a criação de métodos práticos de implementação delas. O resultado foi que agora existem tecnologias para ajudar as pessoas a modificar seus padrões de pensamento e as emoções e comportamentos que derivam deles. (Quando digo "tecnologias", eu me refiro a estratégias terapêuticas como a TCC, não ao uso de aparelhos.) Além disso, essas novas formas de psicoterapia são eficientes[4] – tão eficientes quanto as mais recentes drogas psiquiátricas em muitos estudos – e funcionam rapidamente, sem necessitar do comprometimento de tempo e de dinheiro que as formas antigas de terapia exigem.

Um expoente proeminente da nova psicologia é Martin E. P. Seligman,[5] professor de psicologia na Universidade da Pensilvânia e autor do clássico *Learned Optimism*. Seligman estudou as diferenças entre as pessoas vítimas de depressão depois de reveses na vida e as que se recuperaram bem deles. Descobriu que a principal diferença estava no "estilo explanatório" – de que modo as pessoas explicam as rejeições e as derrotas para si mesmas. Os pessimistas interpretam esses problemas como confirmações das próprias falhas e incompetência, enquanto os otimistas não os vêem como permanentes e não deixam que afetem sua auto-estima. A descoberta mais importante de Seligman foi que essa diferença não é apenas uma questão de como as pessoas são, e sim de como elas aprenderam a interpretar suas experiências. Podemos aprender o otimismo. E os otimistas se dão melhor do que os pessimistas em quase tudo na vida, inclusive no ótimo funcionamento do sistema imunológico.

O processo de aprendizado do otimismo começa com a identificação dos pensamentos derrotistas. Pode-se fazer isso de forma mais eficiente com a ajuda de um terapeuta cognitivo bem preparado. Depois de conhecer os hábitos de raciocínio que levam às emoções negativas, você pode começar a substituí-los por outros. Por exemplo, sempre que notar que está ruminando um tema como: *Eu não valho nada e este último fracasso confirma isso*, você pode substituir conscientemente por: *Este fracasso é apenas uma coisa que aconteceu; vou superar isso, porque sou capaz e persistente*. A teoria por trás desse trabalho é simples: é impossível manter pensamentos opostos na mente ao mesmo tempo, e o impacto de uma idéia negativa sobre os sentimentos pode ser cancelado por um pensamento positivo. À medida que você vai praticando essa substituição do pensamento negativo pelo pensamento positivo, isso vai aos poucos se tornando um hábito dominante. Essa é a parte cognitiva da TCC. A terapia comportamental então pode mostrar para você como modificar o seu comportamento com base nessa nova maneira de pensar.

Os psicoterapeutas, mesmo os mais embrenhados na nova psicologia, tendem a prestar mais atenção nos pensamentos do que nas imagens mentais, mas pela minha experiência as imagens têm pelo menos o mesmo poder de provocar emoções e influenciar o comportamento, e podem ser manipuladas da mesma maneira. Isto é, o impacto das imagens negativas pode ser neutralizado pela invocação consciente de imagens positivas, como as que você usa no trabalho de visualização que descrevi no capítulo anterior.

George Lakoff, professor de ciência cognitiva e de lingüística na Universidade da Califórnia, Berkeley, escreveu sobre sua experiência com os ataques terroristas no World Trade Center no dia 11 de setembro de 2001, em seu livro inspirado *Don't Think of an Elephant!* [Não pense em um elefante!]:

> Agora percebo que a imagem do avião colidindo com a torre sul foi para mim uma imagem de uma bala atravessando a cabeça de alguém, as chamas saindo pelo outro lado como o sangue jorrando. Foi um assassinato. A torre caindo era o corpo tombando... A imagem depois disso foi o inferno: cinzas, fumaça e vapor subindo, o esqueleto do prédio, escuridão, sofrimento, morte... De dia as conseqüências inundaram a minha mente; à noite as imagens me fizeram ficar ofegante, os pesadelos me mantinham acordado. Aqueles símbolos estavam vivos nos centros emocionais do meu cérebro.[6]

Essa é uma descrição gráfica do poder das imagens na mente e da ligação com as emoções. Sei de muitos pacientes com quem trabalhei e que tiveram de mudar as imagens que haviam conservado na memória, imagens que provocavam medo e que bloqueavam a cura. Um era um rapaz com um distúrbio auto-imune que tinha como alvo suas plaquetas e glóbulos vermelhos, e resultava em anemia episódica e problemas hemorrágicos. Ele ficou seriamente doente depois de um acidente grave de carro, uma colisão frontal na qual um carro invadiu a pista em que ele trafegava. O paciente achou que era um ato suicida. A última coisa que viu antes do impacto foi a cara do outro motorista, uma mulher, com um sorriso fixo e assustador. Ela morreu e os passageiros do carro dele ficaram feridos. Apesar de ter saído dessa relativamente incólume fisicamente, o trauma psicológico do acidente – simbolizado por aquela imagem – ativou sua auto-imunidade com força incrível. Ele não conseguia apagar a imagem da memória e sempre que ela surgia ele revivia o terror do acidente. Isso o mantinha num estado de desequilíbrio mental e físico que acabou alimentando sua doença auto-imune.

Esse paciente aprendeu da forma mais difícil que não podemos nos livrar de uma imagem negativa tentando não vê-la, assim como não podemos nos livrar de um pensamento negativo não pensando nele. (Daí o título do livro de George Lakoff.) Procurar não se concentrar nas imagens e pensamentos que você não deseja só contribui com mais energia para eles, ficam mais fortes e mais persistentes. A única estratégia que funciona é investir energia no contrário deles, em imagens e pensamentos que são incompatíveis com os que são indesejados e que evocam sentimentos positivos. Através de imagens orientadas, meu paciente aprendeu a trazer à tona a imagem de um lugar onde se sentia seguro e feliz, sempre que a memória visual do acidente começava a invadir a sua consciência. Praticou isso religiosamente e, quando a imagem indesejada e as emoções associadas a ela desapareceram, sua doença terminou.

Eis algumas sugestões para administrar esse aspecto da mente como parte de um programa para envelhecer com saúde:

- Aprenda a identificar pensamentos e imagens habituais que produzem sensações de tristeza ou ansiedade, especialmente os que dizem respeito ao processo do envelhecimento e às mudanças do seu corpo e da sua aparência. Se achar difícil fazer isso sozinho, procure trabalhar com um terapeuta cognitivo, mesmo que apenas em algumas sessões. Pode ser uma estratégia eficiente a curto prazo para melhorar a saúde mental.
- Não tente bloquear os pensamentos ou as imagens negativas. Em vez disso, pratique substituí-las por pensamentos e imagens positivas que geram sentimentos de felicidade e segurança.
- Lembre que é preciso praticar para modificar os hábitos mentais. Não pare.

Com o tempo, os hábitos mentais criam atitudes que caracterizam nosso modo de ver a vida e de interpretar nossa experiência de envelhecimento. Quero chamar a sua atenção para duas atitudes que associo com o envelhecimento saudável: flexibilidade e humor.

Já escrevi sobre os benefícios do cultivo da flexibilidade do corpo, fazendo alongamento ou ioga, por exemplo. Quanto mais flexível você for fisicamente, menos será incomodado pelas dores e sofrimentos rotineiros da velhice e diminuirá as chances de se machucar seriamente se cair. Há uma qualidade análoga à flexibilidade física que é a flexibilidade mental, que pode protegê-lo de perder o equilíbrio com as mudanças que a idade traz.

Darei um exemplo do que quero dizer. Quanto mais velho você fica, maior a probabilidade de vivenciar perdas – a perda dos pais, da família, de amigos, de companheiros, de animais de estimação, da juventude e da beleza da juventude, da acuidade sensorial, da independência, das funções físicas, e até de partes do corpo. Qualquer perda pode fazer você se lembrar de todas as perdas, e acabar mergulhando na dor e no desespero. Mas procure se lembrar do ensinamento principal de Epiteto: "O que incomoda as pessoas não é o que acontece, mas o que elas pensam que significa." Ele aponta para uma verdade da maior importância: temos uma opção na hora de interpretar nossas experiências, quanto ao significado que damos a elas.

A psicologia budista também direciona a nossa atenção para esse potencial de escolha. Visa a nos ajudar a vivenciar maior liberdade ao atribuir significado ao que acontece, desaprendendo os antigos hábitos e praticando novos. Tenho observado a incorporação bem-sucedida de uma técnica de meditação derivada da tradição budista, a redução do estresse baseada na consciência (MBSR),[7] em ambientes médicos, para ajudar os doentes crônicos a melhorar sua qualidade de vida e enfrentar melhor os sintomas que o tratamento médico não é capaz de modificar. MBSR é muito eficiente com dor crônica, seja qual for a causa. À medida que os pacientes vão aprendendo e praticando a técnica, têm a experiência real do aumento da liberdade para interpretar suas sensações. Apesar de estarem sentindo dor, a mente pode aprender a considerar essa dor de forma nova e diferente, que diminui o estresse e a ansiedade que ela provoca. E então, quando a pessoa consegue parar de se defender da dor, a experiência da dor muitas vezes muda para melhor.

Essa é a mágica que a mente é capaz de fazer. Saber que ela existe e saber como tirar vantagem dela são coisas muito úteis – eu diria até essenciais – para envelhecer com saúde.

O humor é uma atitude que também ajuda a reavaliar o sentido das experiências, qualidade que minha mãe considerava vital para envelhecer com dignidade e que manteve até o seu declínio final. É uma forma de ver o lado ridículo da vida, as incongruências e os absurdos que nos podem fazer rir mesmo em meio a desgraças, especialmente no meio das desgraças. Rir talvez seja mesmo o melhor remédio, e como o otimismo, podemos aprendê-lo. O dr. Madan Kataria,[8] clínico geral de Mumbai, Índia, recentemente iniciou uma prática chamada de ioga do riso, na qual grandes grupos de pessoas se encontram para rir juntas como forma de exercício mental e físico. Ele viajou pelo mundo inteiro inaugurando clubes do riso. Neles as pessoas riem sem motivo, usam técnicas de respiração da ioga no início e não dependem de piadas, de situações cômicas nem de senso de humor. Logo a risada falsa se transforma em riso verdadeiro e dura de 15 a vinte minutos, e todos saem de lá se sentindo ótimos. Ser capaz de rir de uma má experiência – uma perda, por exemplo – é o maior sinal da aceitação saudável desse problema e boa adaptação a ele.*

---

* Uma das descrições mais comoventes que conheço desse potencial da mente foi num filme antigo (1957) de Federico Fellini, *As noites de Cabíria*, sobre uma jovem prostituta em Roma que realmente perde tudo, inclusive tudo que economizou a vida inteira e o seu amor. Apesar de arrasada com o que a vida apresentava, ela mesmo assim consegue encontrar uma maneira diferente de interpretar sua experiência e numa última cena triunfante recupera o senso de humor e a auto-estima. Giulietta Masina, que interpreta a prostituta brilhantemente, exprime essa mudança de consciência sem dizer uma só palavra – de forma tão brilhante que muitos espectadores consideram a última cena os três minutos mais grandiosos de toda a história do cinema. É uma expressão muito poderosa da filosofia que insisto para que você aplique à sua vida.

16
MENTE III:
MEMÓRIA

"Declínio cognitivo associado à idade" é o termo médico para uma das mudanças mais apavorantes que a velhice pode trazer: a erosão da mente. Lembre que o estudo da Fundação MacArthur identificou a manutenção de associações sociais e intelectuais a vida toda como principal característica do envelhecimento bem-sucedido, junto com atividade física sem interrupção. Se o seu intelecto, memória, aprendizado, uso da linguagem, concentração e atenção declinarem à medida que vai envelhecendo, você não poderá atender a essa exigência.

Das muitas funções do cérebro, é a memória que parece a mais vulnerável com o passar do tempo. A perda de memória associada ao envelhecimento é a marca registrada do que costumava ser chamado de "senilidade" e que agora é mais comumente vista como um primeiro sinal da doença de Alzheimer, um mal temido que ataca a essência do indivíduo, deixando o corpo intacto enquanto destrói a mente. A doença de Alzheimer (DA) é a causa mais comum da demência nas pessoas idosas. É uma doença neurodegenerativa associada à idade, de causa desconhecida, e enfaticamente não é conseqüência do envelhecimento normal.

É claro que você vai querer fazer tudo que puder para evitar a doença de Alzheimer, especialmente porque até hoje não existe cura e os tratamentos são decepcionantes e inadequados. Uma questão maior é o que pode ser feito para preservar a função mental em geral, para nos proteger do declínio cognitivo associado ao envelhecimento, que algumas autoridades realmente consideram parte do processo normal do envelhecimento, como a diminuição da massa muscular e da densidade óssea.

Todos os conselhos que eu dei na Parte Dois deste livro vão ajudá-lo a manter sua mente em forma. Eu disse que a doença de Alzheimer começa com uma inflamação no cérebro, assim como outras doenças neurodegenerativas, e que o hormônio do estresse (cortisol) é tóxico para os neurônios na parte do cérebro responsável pela memória (hipocampo). O estresse oxidativo também mina as funções do cérebro. A dieta antiinflamatória que descrevi anteriormente, a seleção de suplementos, atividade física, descanso e sono adequados e neutralização do estresse, tudo isso funciona de maneiras diferentes para proteger o cérebro e a mente. Outra causa comum da demência é a doença cardiovascular, que pode privar certas áreas do cérebro da circulação sangüínea. Se você seguir as recomendações nesses capítulos, poderá reduzir esse risco também.

Dois fatores que oferecem mais proteção contra o declínio cognitivo associado à idade merecem ser mais comentados. São a educação e a nicotina.

Quanto mais educação você tem, menos probabilidade terá de sofrer da doença de Alzheimer ou do declínio cognitivo associado à velhice. E, se tiver, esses problemas deverão aparecer mais tarde do que aparecem nas pessoas sem formação. Desse modo, a educação comprime a morbidade cérebro/mente. O motivo para isso parece estar relacionado à "redundância neural", o total de conexões extras entre os neurônios no cérebro.

O sistema nervoso central é altamente plástico.[1] Sua estrutura e função estão sempre seguindo um fluxo dinâmico, reagindo às necessidades e estímulos que estão sempre mudando. O aprendizado provoca mudanças estruturais na rede neurológica, no modo com que os neurônios individuais se conectam com outros neurônios. Quanto maior o seu aprendizado, mais conexões terá no seu cérebro, e muitas dessas conexões são redundantes. Isto é, elas são extrínsecas e duplicadas, mas alimentam a riqueza e a plasticidade do todo. Uma conseqüência prática disso é que uma parte maior de tal rede pode se perder ou ser danificada sem perda de função, de modo que se algum processo degenerativo realmente ocorrer, levará mais tempo para produzir sintomas de declínio cognitivo ou demência.

A nicotina afeta a química do cérebro de algumas formas que o protegem tanto da doença de Alzheimer como do mal de Parkinson.[2] Algumas pesquisas sugerem que os fumantes correm a metade dos riscos que correm os não fumantes de vir a ter Alzheimer. O problema é que a nicotina inalada cria dependência muito grande e produz outros efeitos nocivos na saúde em geral, e na saúde do cérebro em particular. É um poderoso constritor das artérias, por exemplo, e reduz o fluxo de sangue para o cérebro e para outros órgãos. E junto com a fumaça do cigarro há uma infinidade de agentes químicos nocivos que aumentam muito o estresse oxidativo. As pesquisas também demonstram claramente que as pessoas que fumam muito correm um risco muito maior de desenvolver incapacidade cognitiva bem mais cedo na vida do que os não fumantes, talvez a partir dos cinqüenta anos de idade.

O que devemos concluir desse paradoxo? Certamente ninguém deve começar a fumar por motivo de saúde, e ninguém, eu espero, defenderia os benefícios que o fumo moderado pode trazer, como muitos realmente fazem em relação aos benefícios que o consumo moderado de álcool traz para a saúde. Mas você deve saber que pesquisadores farmacêuticos estão procurando produtos menos tóxicos análogos à nicotina que poderiam ser usados na prevenção e no tratamento das doenças degenerativas. Além disso, essas observações sobre a nicotina geram uma pergunta mais geral: existem outros produtos no mercado capazes de protelar o declínio cognitivo associado à velhice?

Você encontrará afirmações extravagantes desse tipo feitas sobre muitos produtos nas lojas de produtos naturais e drogarias, na Internet e nos livros sobre antienvelhecimento. Na verdade há toda uma classe das chamadas drogas inteligentes que já são populares há algumas décadas. Algumas precisam de receita médica, outras são produtos farmacêuticos encontrados em outros países e muitos são suplementos alimentares que supostamente aumentam os níveis de neurotransmissores no cérebro. A maioria é segura, mas provas de sua eficiência são raras. Vou mencionar três das mais promissoras aqui, um medicamento a base de erva e dois suplementos.

Ginkgo, um extrato das folhas da árvore ginkgo (*Ginkgo biloba*), é um remédio botânico muito estudado que aumenta o fluxo sanguíneo para a cabeça e que já se viu retardar o progresso da demência[3] quando a doença de Alzheimer aparece em pessoas mais jovens. Tem a reputação de ser um agente de aprimoramento da memória – alguns estudantes até tomam antes das provas –, mas acredito que só é útil para pessoas com problemas de circulação sanguínea cerebral (resultado de aterosclerose, por exemplo), e, em todo caso, leva de seis a oito semanas de uso continuado para produzir efeito. Você pode encontrar extratos industrializados de ginkgo em qualquer loja de produtos naturais. (Devem conter 24% de ginkgo glicosídeos de flavona e 6% de terpeno-lactona; a dose é de 60 a 120 miligramas duas vezes por dia, com uma refeição.) O ginkgo tem baixa toxicidade. Pode provocar leve irritação estomacal e pode ter um efeito anticoagulante, o que sugere cuidado ao usá-lo junto com medicação anticoagulante receitada pelo médico.

Mencionei o *acetil–L-carnitina* (também chamado de ALC ou ALCAR), um aminoácido derivado, anteriormente. É um dos dois componentes da fórmula rejuvenescedora que Bruce Ames desenvolveu e estudou em ratos. Uma declaração típica da literatura que promove as vendas dos produtos com ALC é: "O acetil-L-carnitina passa com facilidade do sangue para o cérebro e seu papel potencial na proteção da função neurológica é muito claro." Na verdade, os estudos clínicos desse componente são poucos e as provas são dúbias. Um grupo objetivo, o Fórum de Pesquisa de Alzheimer (Alzheimer Research Forum) diz o seguinte: "Há algumas provas de um efeito modesto do ALCAR em pacientes com início precoce da doença de Alzheimer [mas] a prova da eficácia do ALCAR não é muito concreta nem convincente. Além do mais, algumas evidências sugerem que ele de fato acelera o declínio cognitivo em alguns pacientes idosos que sofrem da doença de Alzheimer."[4] Muita gente está tomando

ALC como estimulante da função cognitiva. A dose é de 500 a 1.000 miligramas duas vezes por dia, de estômago vazio. ALC não é tóxico, mas esse é um tratamento caro.

Fosfatidil-serina, ou PS,[5] é um lipídio que ocorre naturalmente, componente da membrana das células. É considerado um nutriente das células do cérebro, e estudos em seres humanos utilizando suplementação de PS registraram efeitos positivos sobre a memória e a concentração. O PS pode estimular a função cognitiva em adultos normais e pode ajudar a reverter o declínio cognitivo relativo à idade. A forma suplemento, derivada de grãos de soja, já está no mercado, embora não seja nada barata. A dose inicial é de 100 miligramas duas ou três vezes por dia; se isso produzir benefícios depois de um mês ou mais, talvez seja possível continuar com uma dose menor de manutenção. O PS é atóxico e desses três produtos naturais é o que eu experimentaria primeiro.

No entanto, se fosse você, eu não dependeria de suplementos para preservar a memória e outros aspectos das funções mentais à medida que fica mais velho. O que eu faria, além de seguir todos os conselhos gerais de estilo de vida que dei aqui, seria retornar ao efeito protetor da educação e procurar identificar os tipos específicos de aprendizado que mantêm meu cérebro e minha mente mais resistentes. Encontro várias pessoas que são muito conscienciosas quanto à atividade física. Elas exercitam muito o corpo, mas não pensam em formas de exercitar suas mentes. "Use ou perca" não se aplica só aos músculos. É verdade também para as funções do cérebro.

Existe até uma marca registrada chamada Academia do Cérebro (Brain Gym) que afirma desenvolver as conexões entre os neurônios, facilitar o aprendizado e melhorar a memória e a concentração, mas usa exercícios físicos para isso. E há muitos livros, jogos e programas interativos de computador que dizem oferecer a mesma coisa, tanto para crianças como para adultos. (Alguém recentemente enviou para mim um jogo de tabuleiro chamado GinkGo! que supostamente "estimula e ativa os centros da memória no cérebro".) Já recomendei muitas vezes jogos de cartas e de palavras para as pessoas interessadas em exercitar suas funções cognitivas.

Mas, pensando melhor sobre isso, cheguei à conclusão de que existe uma experiência cognitiva específica que oferece o exercício mais essencial para a mente. E você pode obter isso de várias maneiras. Vou tratar aqui de duas delas: aprender a usar um novo sistema operacional de computador e aprender outra língua.

Se você usa um computador, certamente conhece o tipo exclusivo de frustração que acontece quando tem de passar para um novo sistema operacional. (Se você não usa computador, pense na frustração que teria tentando aprender.) É enlouquecedora. Assim que você grava tudo e se acostuma com os comandos e os formatos na sua tela, eles se modificam. Você quer tudo de volta do jeito que era. É um esforço enorme fazer essa mudança. Você fica com dor de cabeça, exausto. Essa sensação – a frustração, a dor de cabeça, a fadiga – é exatamente o tipo de desafio mental que força a rede de neurônios a mudar, a criar mais conexões, a permanecer flexível e jovem. É exatamente como a inércia do corpo físico que não quer se exercitar, mas que agradece mais tarde por isso.

Acostumar-se a um novo sistema operacional do computador é uma maneira de nos manter nesse estado por um tempo relativamente curto, em geral é uma questão de dias. Aprender a usar um computador se você nunca usou um vai mantê-lo ocupado muito mais tempo. É um desafio mental perfeito para as pessoas mais velhas.

Neste momento na nossa sociedade, há uma divisão de gerações entre os alfabetizados do computador e os analfabetos do computador. Quase todas as pessoas com menos de sessenta anos sabe usar um. Muita gente acima dos sessenta não sabe. Entre as pessoas que hoje têm setenta, oitenta e noventa anos, a facilidade com computadores não é tão comum. E isso é uma pena por muitos motivos, o principal é que os e-mails e a Internet são oportunidades ótimas de manter conexões sociais e intelectuais com pessoas que às vezes são fisicamente incapazes de sair de casa, com a mesma freqüência de quando eram mais jovens. É óbvio que essa situação será bem diferente daqui a trinta anos.

Quando minha mãe tinha 85 anos, fiz de tudo para que usasse o correio eletrônico. Comprei equipamentos variados que pensei que seriam fáceis para ela aprender a manusear. Providenciei um professor para ela e pedia para os amigos irem à sua casa de vez em quando dar uma ajuda. Todo esse esforço fracassou. Minha mãe tinha um bloqueio mental em relação a esse tipo de tecnologia que não conseguia superar e, com o tempo, acabou cobrindo o computador com um paninho colorido e anunciou para mim e para os meus amigos que o estava aposentando para sempre. Eu gostaria de ter feito esse esforço para ensinar a ela mais cedo, porque sei que teria animado sua vida e que seria bom para o seu cérebro.

Procure pensar nas coisas que geram esse tipo de frustração em você. E depois trate de aprendê-las. Não precisa ter sucesso: é o esforço que aumenta a plasticidade e a flexibilidade do cérebro.

É por isso que aprender outra língua pode ser um desafio perfeito para pessoas de qualquer idade. É um compromisso continuado e sem fim que mantém você num estado contínuo de exercício mental, ao mesmo tempo frustrante e gratificante. Existe até uma pesquisa fascinante que mostra um elo direto entre a capacidade de falar duas línguas e o aprimoramento da função cerebral. Sabemos que crianças criadas num ambiente bilíngüe adquirem habilidades de linguagem mais lentamente do que suas contrapartidas unilíngües, mas que acabam com maior eficiência mental. Um estudo recente relata que indivíduos bilíngües, jovens e idosos, reagem mais rápido e são mais capazes de descartar informações não relevantes, ou que apenas servem de distração, do que pessoas que falam apenas uma língua.[6] Os pesquisadores sugerem que o mesmo processo cerebral que se envolve no uso de duas línguas é necessário para manter a concentração e administrar a atenção, ao mesmo tempo que ignora as informações irrelevantes, um recurso chamado de "inteligência fluida". A inteligência fluida é um dos primeiros aspectos da função cerebral a sofrer o declínio cognitivo associado à velhice. Portanto, a eficiência em duas línguas deve representar proteção – mais ainda, acho eu, do que qualquer droga ou suplemento chamados de inteligentes.

Não tive contato com uma segunda língua até estudar alemão no ensino médio – quatro anos aprendendo uma língua antiga que achei muito difícil, mas que me permitiram me tornar praticamente fluente nela quando passei algum tempo em Berlim em um ano de viagem entre o ensino médio e a faculdade. Muito mais tarde, vim a aprender espanhol com certa rapidez, não na escola, mas simplesmente morando numa aldeia mexicana onde era forçado a falar. Descobri que enquanto fazia isso muito do alemão que sabia voltou, como se algum centro de processamento de línguas no meu cérebro estivesse se exercitando. Sou fluente em espanhol e agora estou decidido a aprender japonês. Já tenho um extenso vocabulário e boa pronúncia, resultado de muitas viagens que fiz ao Japão. Tenho certeza de que conseguiria falar um japonês passável se ficasse lá uns dois meses, sem encontrar pessoas que falassem inglês.

A propósito, não considero o aprendizado de outra língua um feito intelectual. Os únicos talentos necessários são a capacidade de ouvir e de imitar sons. Afinal de contas, as criancinhas aprendem a falar sem desenvolvimento intelectual nenhum e sem usar livros de gramática. A motivação para aprender outra língua é essencial. As crianças são altamente motivadas, e também os adultos que se colocam em situações em que precisam entender e se fazer entender.

Para manter seu cérebro jovem e se proteger do declínio cognitivo associado à velhice, aprenda a usar um computador se não usa um agora, mude seu sistema operacional com freqüência e aprenda outra língua. Aliás, não estou nada convencido de que o declínio cognitivo é uma conseqüência inevitável do envelhecimento. Ao contrário, acho que a maioria das pessoas simplesmente não se dedica aos tipos de desafios mentais de que os cérebros precisam para manter sua funcionalidade.

17
ESPÍRITO I:
ESSÊNCIA IMUTÁVEL

Esta é uma experiência que tenho muitas vezes. Encontro alguém que conheci muito bem um dia – digamos, um colega de faculdade –, mas que não vejo há vinte anos ou mais. E não é uma das pessoas que continuou exatamente do jeito que eu lembrava. Na verdade as mudanças que o tempo provocou são drásticas, tão grandes que mal consigo encontrar qualquer semelhança entre a imagem mental que tenho dela e a realidade presente. O choque é tão grande que a interação social se complica. Mas depois de alguns minutos, quando conversamos e começamos a relaxar, aos poucos vou me adaptando à mudança e novamente sou capaz de identificar a pessoa diante de mim com a lembrança. Começo a enxergar, através da aparência modificada, a essência imutável.

Essa experiência tem paralelo com outra, uma que citei na introdução e que acredito que todos nós temos. Apesar de todas as provas contrárias, tenho a sensação de que uma parte de mim é a mesma desde as mais antigas lembranças que tenho da infância. É óbvio que não é o meu corpo, que agora tem outra aparência e que sinto diferente do que era dez anos atrás, mais ainda cinquenta. Também não pode ser a minha mente, que aprendeu muito e armazenou muitas experiências em mais de meio século. Chamo essa parte de essência imutável, aquela parte do ser que não é afetada pelo tempo. Mas o que eu estou realmente descrevendo aqui é o espírito, o centro não físico do nosso ser.

Um dos princípios da medicina integrativa que pratico é que saúde e doença envolvem mais do que o corpo físico; a boa medicina deve tratar das pessoas por inteiro, ou seja, do corpo, da mente e do espírito. Quando fiz uma palestra sobre isso no Japão, tive problema com os tradutores. A tradução comum da palavra inglesa *spirit* levou as platéias japonesas a pensar que eu estava falando de fantasmas, sobre a veneração dos ancestrais e sobre possessão por espíritos. É claro que não me refiro a isso. Estou apenas procurando chamar atenção para a nossa essência imutável.

No entanto fica claro que muita gente aqui, como no Japão, dá tanto crédito a isso como aos fantasmas. Se você é materialista, se acredita que a realidade é apenas o que pode ser percebido pelos sentidos, então terá problema para acompanhar o que vou dizer neste capítulo e no próximo. Mas leia de qualquer maneira. E depois espero que experimente as idéias contidas neles e compare com a sua experiência pessoal. Creio que essas idéias podem ser muito úteis para a aceitação do envelhecimento.

A realidade não material é muitas vezes território da religião e da fé. Se você acredita em alguma coisa que não consegue perceber com os sentidos, terá de aceitá-la pela fé. Para muitas pessoas a fé não passa de uma crença infundada, crença na ausência de provas, e esse é o anátema da mente científica. Existe um grande movimento em direção à "medicina baseada em provas" hoje em dia, uma tentativa de acabar com as idéias e práticas que não têm o apoio do tipo de provas que os médicos preferem: os resultados de experiências controladas ao acaso. Essa maneira de pensar desconta a prova da experiência. Insisto em que é possível olhar para o mundo de forma científica e também ter consciência de uma realidade não material, e considero importante, tanto para médicos como para pacientes, saber de que modo ter acesso à saúde espiritual.

Há uma tendência menor no estudo da medicina hoje de oferecer alguns ensinamentos nessa área. Mas é mais comum serem oferecidos como matérias eletivas e não como pré-requisitos, e em geral essas matérias estão associadas à morte e aos casos terminais. Na melhor das hipóteses, dá a consciência aos estudantes de medicina de que existe essa outra dimensão na vida humana e lhes dá as ferramentas para ajudar os pacientes a reconhecer suas forças e suas fraquezas, sejam ou não vítimas de doenças muito graves.

Kathleen Dowling Singh, psicóloga transpessoal e que trabalhava num lar de idosos, escreveu sobre o valor de fazer uma avaliação ou inventário espiritual:

> Não é tarde demais para avaliar nossa vida, mesmo nas últimas semanas ou dias das doenças terminais. E para nós que estamos no meio da vida, na segurança aparente da nossa saúde, não é cedo demais. Não importa o tempo que ainda temos para viver, as respostas para as perguntas a seguir, pronunciadas com a sinceridade serena do nosso coração, oferecem guias para o resto de nossa existência.[1]

Quem eu tenho sido todo esse tempo?

De que maneira usei esse dom da vida humana?

O que preciso "esclarecer" ou "esquecer" para obter mais paz?

O que dá sentido à minha vida?

O que tenho de agradecer?

O que aprendi sobre a verdade e com quanta verdade aprendi a viver?

O que aprendi sobre o amor e quão bem aprendi a amar?

O que aprendi sobre ternura, vulnerabilidade, intimidade e comunhão?

O que aprendi sobre coragem, força, poder e fé?

O que aprendi sobre o ser humano e quão grande é a minha compaixão?

Como estou enfrentando meu sofrimento?

Qual a melhor maneira de compartilhar o que aprendi?

O que me ajuda a abrir meu coração e esvaziar minha mente, e sentir a presença do Espírito?

O que me dará força quando eu morrer? Qual o relacionamento que tenho com o que me dará força quando eu morrer?

Se lembrar que minhas respirações são limitadas, qual será o meu relacionamento com essa respiração agora?

Quem sou eu?

Perguntas e respostas como essas podem nos ajudar a entrar em contato com o âmago do nosso ser e assim reforçar nossa ligação com os outros, com a natureza e com uma consciência mais elevada.

A mudança é universal. Tudo se modifica – tudo que percebemos, isto é, inclusive nossos pensamentos e idéias, que estão sempre surgindo, permanecendo um tempo e desaparecendo. Ao mesmo tempo, um pouco da essência de tudo permanece inalterada. Meditar sobre essa natureza paradoxal da realidade pode afetar profundamente nosso modo de ver a nós mesmos e nosso modo de pensar sobre o envelhecimento e a morte. Pode ser um estímulo para o despertar e o desenvolvimento espiritual, quer você seja ou não adepto de qualquer religião.

O melhor exemplo que posso dar do que estou querendo dizer é uma história que vem sendo passada adiante há 2.500 anos. É o início da lenda da inspiração do Buda, protótipo de um relato de um herói épico. Conforme escreveu Joseph Campbell em *The Hero with a Thousand Faces*, a jornada do herói começa com o chamado da aventura, um acontecimento que serve de gatilho para o despertar do ser. Eis como Campbell reconta a história:

O jovem príncipe Gautama Sakyamuni, o futuro Buda, tinha sido protegido pelo pai de toda informação sobre velhice, doença, morte e monacato, para que não fosse impelido por idéias de renúncia à vida; pois haviam profetizado no nascimento dele que seria o imperador do mundo ou um Buda. O rei, com tendência preconceituosa a favor da vocação real, deu para o filho três palácios e 40 mil dançarinas, a fim de manter sua mente ligada ao mundo. Mas tudo isso só serviu para acelerar o inevitável, pois, quando era ainda relativamente jovem, o rapaz já havia chegado à exaustão no campo da felicidade carnal e tornou-se assim maduro para a outra experiência. No momento em que estava pronto, os devidos arautos apareceram automaticamente.

Num determinado dia, o futuro Buda desejou ir ao parque e disse para o cocheiro preparar a carruagem. Obediente, o homem foi buscar uma carruagem suntuosa e elegante, enfeitou-a ricamente e atrelou-a a quatro cavalos imponentes da raça sindhava, brancos como as pétalas do lótus, e anunciou ao futuro Buda que estava tudo em ordem. E o futuro Buda subiu na carruagem, que era como um palácio dos deuses, e partiu em direção ao parque.

"A hora da inspiração do príncipe Sidarta se aproxima", pensaram os deuses, "precisamos dar-lhe um sinal." E um deles se transformou num velho decrépito, dentes quebrados, cabelos grisalhos, curvado e com o corpo todo retorcido, apoiado num cajado e trêmulo, que se mostrou para o futuro Buda, de modo que apenas ele e o cocheiro o viram.

Então o futuro Buda disse para o cocheiro:
– Amigo, por favor diga, quem é este homem? Até seu cabelo não se parece com o dos outros homens.

E ao ouvir a resposta ele disse:
– Desgraçado nascimento, já que todos que nascem têm de ficar velhos.

E com o coração muito aflito ele retornou e entrou no seu palácio.

– Por que meu filho voltou tão depressa? – perguntou o rei.

– Senhor, ele viu um homem velho – foi a resposta –, e, porque viu um velho, resolveu se isolar do mundo.[2]

Mais três mensageiros dão continuidade ao chamado. Em excursões subseqüentes, o príncipe vê um homem doente, um homem morto e um monge, e o efeito desses quatro encontros é sua saída do ambiente protegido do palácio para renunciar à vida mundana e buscar a luz. O despertar espiritual do futuro Buda começou com sua consciência do envelhecimento, com a descoberta de que a vida não é estática, mas que está em constante mutação e que o resultado final dessas mudanças é a senescência e a decadência.

A história sugere um potencial do envelhecimento que é raramente reconhecido: que a contemplação desse processo pode catalisar o despertar do ser e impulsionar o desenvolvimento e o crescimento espiritual. Uma das formas pela qual faz isso é nos forçando a considerar qual parte do nosso ser que não se modifica enquanto o tempo altera nosso corpo e nossa mente. Além disso, a consciência do envelhecimento e da mortalidade é capaz de inspirar um compromisso maior com a vida, é capaz de fazer com que vivamos a vida ao máximo, e queiramos satisfazer nosso potencial de realizações. Uma reflexão pessoal minha é que à medida que fui ficando mais velho, tornei-me mais produtivo, mais concentrado e mais preocupado com o que vou deixar para trás como legado. A propósito, é justamente por causa desse potencial que assumi minha posição atual, de conselheiro contra a negação do envelhecimento.

Em *A saúde ideal em 8 semanas,* escrevi sugestões para cada uma das semanas de mudanças no estilo de vida que tratam dos três componentes dos seres humanos: o físico, o mental e o espiritual. Aqui, correndo o risco de me repetir, apresento algumas recomendações que fiz para estimular a saúde e o bem-estar espiritual:

- Preste atenção na sua respiração. Muitas culturas identificam a respiração com o espírito, consideram o ciclo respiratório como o movimento do espírito no corpo físico. Pratique concentrar sua atenção na respiração sem tentar influenciá-la, como modo de aumentar a consciência da sua existência não física. (É também muito mais seguro do que concentrar sua atenção em pensamentos e imagens, que costumam ser fonte de emoções negativas.) Para finalizar, a respiração é o elo com a energia básica da vida que circula no nosso corpo – o que os chineses chamam de *qi* (chi) e os iogues de *prana* – e que nos conecta com a fonte da energia universal. O simples ato de se concentrar na respiração é uma maneira de expandir a consciência para além do ego, de vivenciar a transcendência.
- Ligue-se à natureza. Você pode fazer isso caminhando ou parado, sentado, num ambiente natural. Um parque na cidade funciona muito bem. Permita-se desacelerar, sair de suas rotinas habituais, e apenas absorva a influência do lugar.
- Faça uma lista de pessoas da sua vida em cuja companhia você se sente mais vivo, animado, alegre e otimista. Faça um esforço para passar mais tempo com elas. Os nossos seres espirituais ressoam com os outros e essa ligação é curativa.
- Leve flores para o seu lar e aprecie a beleza delas.
- Ouça música que você considera inspiradora e elevada.
- Admire uma obra de arte que eleve seu espírito: uma pintura, uma escultura, uma obra de arquitetura.
- Tome a iniciativa de reatar os laços com alguém de quem está afastado. Pratique a capacidade de perdoar.
- Faça algum tipo de trabalho voluntário, de prestação de serviço. Ofereça um pouco do seu tempo e da sua energia para ajudar os outros. As possibilidades são infinitas, mas não incluem apenas escrever um cheque para alguma obra de caridade.

Quando você ler essa lista, pode achar que não são atividades espirituais. Isso talvez se deva à confusão comum que fazem de espiritualidade com religião na nossa cultura. As práticas religiosas, como orações e outros rituais, podem ter um objetivo espiritual, mas as práticas espirituais não precisam ter nada a ver com a religião. As sugestões anteriores têm por objetivo ajudá-lo a ter mais consciência do seu ser espiritual. Qualquer atividade que o faça sentir-se mais vivo, mais ligado aos outros e à natureza, menos isolado, mais à vontade com as mudanças, é benéfica. Ela vai aprimorar sua saúde física e mental. Vai ajudá-lo a aceitar o fato de que está envelhecendo. Vai ajudá-lo a envelhecer com dignidade, com naturalidade.

18
ESPÍRITO II:
LEGADO

Recentemente aprendi uma prática antiga, agora modernizada e divulgada como bem-estar espiritual. É o *testamento ético*. Um testamento comum ou testamento final diz respeito principalmente à disposição das posses materiais de alguém quando esse alguém morre. Um testamento ético trata de doações imateriais, dos valores e das lições da vida que você deseja deixar para os outros.

Em muitas culturas os idosos, os sábios e os santos deixaram alguns dos seus ensinamentos mais essenciais para alunos e discípulos reunidos em volta do seu leito de morte. Santos hindus, mestres zens e rabinos têm sido especialmente bons nisso. Muitas de suas últimas palavras são gravadas para a posteridade. Documentos formais que reúnem a sabedoria acumulada quando se aproxima o fim da vida também são encontrados em muitas culturas, mas a maioria associada à tradição judaica. Os testamentos éticos judeus com quase mil anos de existência são preservados, e a prática de escrevê-los parece datar de pelo menos mil anos antes disso.

Procurei exemplos dessa literatura entre as comunidades de judeus na Europa nos últimos séculos.[1] Alguns são comoventes, outros tediosos e outros cômicos. A maior parte dos antigos testamentos éticos que li são palavras de homens à morte que pedem aos filhos, principalmente aos filhos homens, que tenham vidas devotas e que permaneçam fiéis aos valores dos seus pais. Algumas dessas declarações são exortativas, outras, lamentos. "Vós soubestes, meu filho!, do trabalho e do preço que paguei para casar sua irmã mais velha e suas irmãs mais novas", um pai diz no início da lista de conselhos. Eis algumas outras citações de que gosto muito:

Por isso, meu filho, esforce-se ao máximo enquanto ainda é jovem, mais ainda agora, já que reclamou de sua memória fraca. O que, então, você fará na velhice, a mãe do esquecimento? Acorde, meu filho, desse seu sono! Dedique-se à ciência e à religião.

Meu filho! Não beba água que ficou descoberta durante a noite. Há muitas armadilhas no mundo e nelas caem os homens, como pássaros nas arapucas.

Honre a si mesmo, seu lar e seus filhos, oferecendo roupas decentes, até onde permitam seus recursos. Pois não fica bem para ninguém, quando não está trabalhando, andar por aí malvestido. Economize da sua barriga para pôr nas suas costas!

Essas são as coisas que meus filhos e minhas filhas farão, atendendo ao meu pedido. Eles irão à casa de oração pela manhã e ao anoitecer... Assim que terminarem as orações, deverão ocupar-se um pouco com o Torá, os Salmos ou com obras de caridade. Seus negócios devem ser conduzidos com honestidade, no tratamento com os judeus e com os gentios.

E deixem-me enfatizar isso também para todos vocês. A penalidade por não cumprir uma promessa é um fardo maior do que um homem é capaz de suportar!

Grande parte disso pode parecer piegas, antiquado e irrelevante para a vida contemporânea. Mas é interessante notar que o testamento ético está voltando com muita força atualmente – não necessariamente entre os judeus, não necessariamente associado à morte –, e isso é de grande relevância no mundo de hoje, especialmente para os que se preocupam em dar um sentido à vida e ao fato do envelhecimento.[2]

Um site na web dedicado aos testamentos éticos aconselha as pessoas a pensar nesse tipo de trabalho como escrever "uma carta de amor para a sua família". (Eu alargaria esse conceito de família para incluir os amigos e a comunidade como um todo.) Também informam que "testamentos éticos são uma forma de partilhar nossos valores, nossas bênçãos, as lições de vida, esperanças e sonhos para o futuro, amor e perdão... Hoje em dia, os testamentos éticos estão sendo escritos pelas pessoas que se encontram em encruzilhadas da vida: enfrentando situações desafiadoras e em estágios transitórios da vida. Em geral são partilhados com a família e com a comunidade enquanto quem escreveu ainda está vivo".

Não consigo imaginar forma melhor de terminar este livro do que recomendando que você se empenhe na composição de um testamento ético. Não importa a sua idade, pode ser um exercício que fará com que você avalie a sua experiência de vida e tire dela os valores e a sabedoria que conquistou. Depois pode guardar esse documento, lê-lo de novo à medida que os anos forem passando e fazer uma revisão de tempos em tempos, como achar melhor. Um testamento ético certamente poderá ser um presente maravilhoso para deixar para a sua família no fim da sua vida, mas acho que o mais importante dele é o que oferece para você ainda em vida.

Gostaria de partilhar com você parte do meu testamento ético, como está nos meus 62 anos de idade, prestes a me tornar um idoso, naquele ponto da vida em que a ciência médica me levaria a esperar o início do declínio da saúde mental e física associado à velhice.

Aprendi a contar muito com a minha intuição, o sentido interior que tenho do certo e do errado, da verdade e da falsidade. Cultivei a habilidade de ouvir essa voz interior e a ponho em prova constantemente diante da minha experiência e de fontes externas de informação. Acredito que todas as pessoas são intuitivas; infelizmente, nosso sistema educacional não nos ensina a usar essa faculdade. Vocês têm de aprender sozinhos.

Sempre fui cético das certezas, seja na ciência, na medicina ou em qualquer outro campo do conhecimento. Toda vez que alguma autoridade me diz: "Isso é assim", a minha mente sempre procura outras interpretações daqueles dados. Fico bem à vontade com a incerteza e aconselho vocês a aprenderem a ser assim também. Vivemos num universo de incertezas.

As formulações da realidade que impõem os excludentes "é isso *ou* aquilo" me afligem. Prefiro as formulações que dizem "ambos" ou "isso *e* aquilo". Podem parecer estranhas no início, mas abrem muito mais possibilidades e tornam a vida muito mais interessante. Experimentem. (Por exemplo, procuro dominar os aspectos claros e os escuros da minha natureza, do mesmo modo que gosto igualmente do dia e da noite.)

Viagens e experiências com outras culturas influenciaram profundamente a minha visão do mundo. Acredito em realidades múltiplas. É possível construir imagens diferentes da realidade a partir dos dados do nosso sistema sensorial, e todas podem ser internamente consistentes e válidas. É necessário fazer um esforço para nos desfazer dos antolhos da nossa própria cultura e adquirir a consciência dessa verdade.

É importante viver em harmonia com a natureza. Muitas pessoas que encontro têm medo da natureza, consideram-na fundamentalmente hostil. Sinto dizer que vejo esse tipo de atitude em muitos que exercem a minha profissão. Muitos dos meus colegas médicos realmente acreditam que as drogas farmacêuticas são mais seguras do que os remédios feitos com ervas, por exemplo, porque as drogas são conhecidas e puras. De acordo com a minha experiência, é exatamente o contrário. (A percentagem de plantas, ou cogumelos, ou insetos capazes de nos matar ou ferir gravemente é muito pequena; a percentagem de drogas farmacêuticas que podem matar ou nos prejudicar seriamente não é pequena.) A natureza pode ser complexa e selvagem, mas é bom tê-la como aliada, não como inimiga.

Observo uma curiosa e fascinante interação entre a realidade interna e a externa. O que temos dentro da nossa cabeça afeta e determina a experiência que temos com o mundo exterior. Um exemplo bem familiar é que o medo de um animal como o cachorro faz com que ele reaja com agressividade. Quando encontramos coisas das quais não gostamos, vale a pena procurar descobrir de que modo podemos modificá-las ou então modificar nosso relacionamento com elas. Esse princípio se aplica claramente às interações com outras pessoas. É sempre válido buscar pontos de correspondência e semelhança entre nós e os outros. Essa é a base da compaixão. Aprendi que quando não consigo suportar alguma coisa em outra pessoa, isso em geral é o reflexo de alguma coisa que não gosto ou que procurei apagar em mim mesmo. Tudo é projeção, até prova em contrário.

Acredito em magia e em mistério. Também tenho um compromisso com a metodologia e o conhecimento científico, com base em provas. Como pode ser isso? Eu disse que opero a partir de uma mentalidade "ambos" ou "isso *e* aquilo", e não "isso *ou* aquilo".

Acredito que a consciência é primária, que é mais básica do que a matéria ou a energia, e que direciona a evolução do universo material. Não me interessa tentar provar essa convicção que tenho nem discuti-la com cientistas materialistas. Os materialistas acreditam que um processo cego de seleção natural criou o universo, que a consciência é apenas um "epifenômeno" gerado pela atividade bioquímica e elétrica do cérebro. A minha maneira de pensar funciona para mim e dá mais sentido à minha experiência do que outras crenças que já explorei.

Apesar de ser tão sujeito a altos e baixos emocionais e a noites sombrias da alma como qualquer pessoa, quando estou mais centrado e com a mente clara, tenho uma sensação poderosa, profunda e, fico tentado a dizer, *não racional* de que tudo é exatamente do jeito que deve ser, inclusive o fato do meu envelhecimento e movimento em direção à morte. Não sei explicar isso, mas, quando sinto, fico menos ansioso, aceito muito mais as mudanças, fico mais satisfeito.

E, finalizando, quero dar a vocês a minha bênção e desejar que envelheçam com graça, dignidade e saúde, à medida que os anos vão passando. Espero que descubram e aproveitem os benefícios que o envelhecimento pode trazer: sabedoria, profundidade de caráter, arestas aparadas, evaporação do que é inconseqüente e concentração dos verdadeiros valores.

E não se esqueçam de usar roupas decentes; não é bom andar por aí malvestidos.

PROGRAMA DE DOZE PONTOS PARA O ENVELHECIMENTO SAUDÁVEL

Achei que poderia ser útil condensar os conselhos e receitas deste livro numa lista resumida dos pontos essenciais.

1. Faça uma dieta antiinflamatória.
2. Use suplementos alimentares com sabedoria para incrementar as defesas do corpo e o poder natural de cura.
3. Use a medicina preventiva de forma inteligente: conheça os riscos que você corre de ter certas doenças associadas ao envelhecimento, obtenha os exames diagnósticos apropriados e tome todas as vacinas, e trate os problemas (como pressão arterial e colesterol elevados) em seus estágios iniciais.
4. Faça exercícios regularmente a vida inteira.
5. Descanse e durma adequadamente.
6. Aprenda e pratique métodos de proteção contra o estresse.
7. Além do corpo, exercite sua mente também.
8. Mantenha ligações sociais e intelectuais em toda a sua vida.
9. Seja flexível de mente e de corpo: aprenda a se adaptar a perdas e a deixar para trás comportamentos que não são mais apropriados para a sua idade.
10. Pense e procure descobrir por sua conta os benefícios do envelhecimento.
11. Não negue a realidade do envelhecimento nem use sua energia para tentar impedir que ele venha. Use a experiência da idade como estímulo para o despertar e o crescimento espiritual.
12. Mantenha o registro contínuo de tudo que você aprende, da sabedoria que adquire e dos valores que preza. Em pontos críticos da sua vida, leia essas anotações, escreva outras, faça uma revisão e as compartilhe com as pessoas a quem você quer bem.

GLOSSÁRIO

Verbetes com referência cruzada estão escritos em *itálico*.

Acromegalia: distúrbio marcado pelo aumento progressivo da cabeça, do rosto, das mãos e dos pés devido à secreção excessiva do hormônio do crescimento em adultos; crescimento de órgãos internos e diabetes também podem ocorrer.
Aminoácidos: as peças que formam as proteínas; componentes *orgânicos* simples que contêm nitrogênio.
Anabólica: refere-se à fase de desenvolvimento do *metabolismo* que converte pequenas moléculas em moléculas maiores, como em *esteróides anabolizantes*.
Anabolizantes, esteróides: drogas que aumentam a massa muscular e a densidade óssea pelo efeito que provocam no *metabolismo*.
Assexuado/a: sem sexo, como em reprodução assexuada (vegetativa).
Auto-imunidade: estado doentio em que o sistema imunológico ataca os tecidos do próprio corpo.
Bariátrico: refere-se ao peso do corpo. A medicina bariátrica é a medicina da perda de peso.
Betabloqueadores: uma classe de drogas que bloqueiam ou inibem algumas reações à atividade do sistema nervoso simpático, largamente usadas para tratar distúrbios cardiovasculares como a *hipertensão arterial*.
Cadeia alimentar: seqüência de organismos na qual os que estão em cima se alimentam dos que estão embaixo.
Carcinogênico: que provoca câncer.
Cardiovascular, sistema: coração, circulação e vasos sanguíneos.
Catalisador: na química, a substância que acelera uma reação química sem que ela mesma se desgaste ou se modifique.
Células-filhas: produtos da divisão (replicação) das células *somáticas*. Quando uma célula se divide, o resultado são duas células-filhas geneticamente idênticas.

Células reprodutivas ou germinativas: óvulos e espermatozóides (ova e spermatozoa), distintos das células *somáticas*.
Celulose: base da fibra vegetal, carboidrato complexo (complexo demais para o aparelho digestivo humano poder desmembrar) composto de longas cadeias de moléculas de glicose.
Centenários: pessoas que têm cem anos ou mais.
Cognitivo: que pertence ao processo mental do conhecimento, inclui consciência, percepção, raciocínio e julgamento.
Compressão da morbidade: redução do período de tempo de doenças no fim da vida e declínio – a estratégia mais importante para ter um envelhecimento saudável.
Cromossomos: estruturas em forma de haste que contêm material genético (DNA) no núcleo de uma célula. As células *somáticas* humanas possuem 46 cromossomos dispostos em pares; as *células reprodutivas* possuem 23 cromossomos não pareados.
Demência: perda, em geral progressiva, das funções *cognitiva* e intelectual, sem comprometimento da percepção ou da consciência.
Destilação: processo de purificar um líquido aquecendo-o até o ponto de fervura, depois resfriando e recolhendo o vapor que é condensado.
Diuréticos: substâncias que aumentam a produção e o fluxo da urina.
DNA: ácido desoxirribonucléico, também chamado de ADN, o material genético comum a todas as formas de vida. Genes são segmentos do DNA com códigos para a produção de proteínas específicas.
EBCT: tomografia computadorizada por emissão de elétrons, exame diagnóstico que utiliza uma varredura rápida de raios X para determinar a presença ou ausência de depósitos de cálcio dentro e em volta das artérias coronárias.
Enzima: proteína catalisadora de reações bioquímicas.
Estrogênio ou estrógeno: qualquer substância, natural ou sintética, que exerça efeitos biológicos típicos dos hormônios sexuais femininos. Estrógenos estimulam as características sexuais secundárias e controlam o ciclo menstrual nas mulheres.
Fermentação: uma mudança química, facilitada por uma *enzima*, através da qual componentes *orgânicos* complexos são separados em componentes mais simples; o processo pelo qual os microorganismos digerem e obtêm energia das moléculas dos alimentos sem usar oxigênio.
Fotossíntese: processo bioquímico pelo qual as plantas verdes usam a energia da luz solar para dividir as moléculas da água e combinar seus

átomos com dióxido de carbono para produzir glicose e liberar oxigênio como subproduto.

Genoma: seqüência completa de genes exclusiva de um organismo. O genoma humano possui de 20 mil a 25 mil genes, toda a informação necessária para criar um novo ser humano.

Glicação: reação química entre açúcares e proteínas. Nos organismos vivos, a glicação é anormal e resulta em produtos tóxicos que podem acelerar o envelhecimento.

Glicêmica, carga: medida do impacto de um alimento à base de carboidrato no corpo. Mede a quantidade de carboidratos numa porção de comida e a velocidade com a qual aqueles carboidratos específicos se transformam em açúcar (glicose) no sangue.

Glicose, tolerância à: capacidade que o corpo tem de eliminar a glicose do sangue, normalmente medindo a glicose em vários intervalos de tempo depois de fazer o indivíduo ingerir uma quantidade de solução glicosada. Tolerância à glicose comprometida é característica da *síndrome metabólica* e do diabetes.

Hatha ioga: a forma da ioga mais conhecida para os ocidentais; enfatiza posturas físicas, chamadas de asanas.

Hayflick, limite: o número de vezes que uma célula pode se dividir (replicar). O limite Hayflick difere de espécie para espécie e corresponde ao comprimento dos *telômeros*, a parte final dos *cromossomos*.

HGH: hormônio do crescimento humano, produzido naturalmente pela glândula pituitária e também fabricado pelos laboratórios farmacêuticos.

Hipertensão arterial: pressão arterial alta.

Hipocampo: uma estrutura no cérebro que processa a memória e as emoções.

Homeostase: processo pelo qual o corpo mantém o equilíbrio (compensação de pressões contrárias) de várias funções e composições químicas de fluidos e tecidos.

Hormônio: substância química formada em um órgão ou parte do corpo que é levada pelo sangue para outro órgão ou parte do corpo, onde altera estrutura ou função.

Imortalização: processo pelo qual células malignas superam o *limite Hayflick* e adquirem a capacidade de se replicarem indefinidamente. Envolve na sua maior parte a ativação da *telomerase*.

Inflamatória, reação: vermelhidão, calor, inchaço e dor no local da ferida ou ataque infeccioso.

Leucotrienos: uma classe de *hormônios* que medeiam a inflamação e as reações alérgicas. O corpo os fabrica a partir do ácido araquidônico, componente da gordura alimentar.

Ligações cruzadas: formação de elos químicos anormais entre cadeias de proteínas adjacentes que deformam as proteínas, muitas vezes comprometendo suas funções no corpo.

Ligninas: uma classe de compostos químicos de cadeias longas formados por subunidades de álcool que dão força à madeira; as ligninas ocorrem junto com a *celulose* na madeira e em outras fibras das plantas.

Livre, radical: um átomo ou grupo de átomos instável, altamente reativo, que contém um elétron díspar, ou a mais.

Macronutrientes: carboidratos, gorduras e proteínas – alimentos necessários em grandes quantidades para manter o *metabolismo* normal e o crescimento.

Malignização: processo pelo qual uma célula normal passa a ser cancerosa. *Imortalização* é uma das características dessa transformação maligna.

Maligno: canceroso; que tem a propriedade dos tumores e *metástases* localmente invasivos e destrutivos.

Metabólica, síndrome: distúrbio caracterizado pelo comprometimento da *tolerância à glicose*, resistência à insulina, taxa elevada de triglicerídeos, baixo HDL (bom) colesterol, e tendência à *hipertensão* arterial e aumento de peso no abdome.

Metabolismo: a soma das mudanças químicas e físicas que ocorrem nos tecidos vivos cujo papel é liberar ou prover energia.

Metabólito: qualquer substância que é produzida pelo *metabolismo*.

Metástase: quando a doença se espalha de uma parte do corpo para outra, como acontece no câncer, em que as células *malignas* deixam seu local de origem e criam novos tumores em locais distantes.

Micronutrientes: alimentos necessários em quantidades relativamente pequenas para manter o *metabolismo* e o crescimento normais: vitaminas, sais minerais, fibras e fitonutrientes.

Mitocôndria: estruturas (organelas) dentro das células em que ocorre o *metabolismo respiratório*. Acredita-se que as mitocôndrias são bac-

térias que foram capturadas pelas células dos animais no curso da evolução.
Monozigótico: que se desenvolvem a partir de um óvulo fertilizado, como no caso de gêmeos idênticos.
Orgânico: na química refere-se aos compostos de carbono; na agricultura, refere-se à produção de alimentos sem o uso de pesticidas e fertilizantes químicos, e sem manipulação genética.
Oxidação: (1) Uma combinação química com oxigênio. (2) Perda de elétrons de um átomo ou componente, que resulta em maior carga positiva.
Oxidativo, estresse: a pressão total das reações da *oxidação* em um organismo, incluindo a produção de *radicais livres* tóxicos no curso do metabolismo normal. O corpo precisa ter defesas contra o estresse oxidativo para permanecer saudável.
PCBs: bifenil policlorados, uma classe de compostos químicos fabricados pelo homem, inicialmente usados como resfriadores e lubrificantes em equipamento industrial, agora proibidos porque se acumulam no meio ambiente e provocam efeitos nocivos à saúde.
Poliinsaturados, ácidos graxos (PUFAs): moléculas que compõem as gorduras que têm mais de um elo duplo ou triplo entre os átomos de carbono em suas cadeias. As gorduras, como os óleos vegetais, com elevado teor de PUFAs, existem em estado líquido à temperatura ambiente, e quanto mais PUFAs tiverem, mais baixa a temperatura terá de ser para começarem a se solidificar.
Políporo: uma grande família de cogumelos que produzem células reprodutoras (esporos) de uma camada de tecido com muitos orifícios ou poros minúsculos. Muitos são fungos que crescem em árvores vivas ou mortas.
Prostaglandinas: uma classe de substâncias fisiologicamente ativas, presentes em muitos tecidos e derivadas de ácidos graxos na dieta, que medeiam a *reação inflamatória*, dilatam e contraem os vasos sanguíneos e afetam os músculos involuntários em vários órgãos.
Proteólise: decomposição da proteína.
Recombinante, DNA: DNA alterado, resultado da inserção em sua cadeia de uma seqüência que não estava presente originalmente nessa cadeia. Uma técnica muito usada pelos laboratórios farmacêuticos para transformar bactérias em fábricas de hormônios e outros produtos genéticos desejados.

Respiração: (1) Troca de oxigênio e dióxido de carbono nos pulmões. (2) *Oxidação* dos alimentos nas células que libera energia e produz dióxido de carbono e água.

Respiratório, metabolismo: *oxidação* de alimentos nas células que libera energia e produz dióxido de carbono e água.

Seleção, polarização da (selection bias): distorção dos dados de pesquisa por não trabalhar com um grupo representativo de indivíduos da população estudada – fraude científica.

Senescência: fase de declínio no curso do envelhecimento. No campo celular, a senescência é caracterizada pela incapacidade de se replicar.

Sinergística/o: que possui efeito cumulativo, aditivo, maior do que a soma dos efeitos das partes que compõem.

Somática/o: refere-se ao corpo. No campo celular, refere-se às células que compõem o corpo, diferentes das *células reprodutivas* ou germinativas que possuem a metade do número normal de *cromossomos*.

Soporífico: que induz ao sono.

Taninos: grande classe de constituintes complexos das plantas que têm sido usados em curtume e tingimento do couro de animais. Formam manchas pretas na presença do ferro, base para sua utilização em tintas.

Telomerase: uma enzima, ausente na maioria das células normais, que aumenta o comprimento dos *telômeros*, recuperando a capacidade de as células *senescentes* se replicarem. Também torna imortais as células malignas.

Telômero: extremidade de um cromossomo, que consiste na repetição de seqüências curtas do código do DNA. Uma parte do telômero se perde a cada divisão celular, até atingir o *limite Hayflick*, quando cessa a replicação.

Trans, gorduras: *ácidos graxos poliinsaturados* deformados que têm um formato articulado, em vez da forma curva normal. Resultam em geral do tratamento dado aos óleos comestíveis com calor e produtos químicos.

Zigoto: óvulo fertilizado, resultado da combinação de um óvulo com um espermatozóide.

APÊNDICE A
A dieta antiinflamatória

Este é um resumo dos pontos específicos da dieta criada para evitar inflamações indevidas e assim reduzir o risco das doenças associadas ao envelhecimento. Esta dieta é a mesma que recomendo para promover a saúde perfeita em qualquer idade.

GERAL

- Procure sempre variar.
- Inclua o máximo de alimentos frescos que for possível.
- Minimize o consumo de alimentos processados e de *fast-food*.
- Coma muitas frutas, legumes e verduras.

CONSUMO CALÓRICO

- A maioria dos adultos precisa consumir entre 2 mil e 3 mil calorias por dia.
- As mulheres e as pessoas menores e menos ativas precisam de menos calorias.
- Os homens e as pessoas maiores e mais ativas precisam de mais calorias.
- Se você ingere a quantidade certa de calorias para o seu nível de atividade, seu peso não deve variar muito.
- A distribuição de calorias que você consome deve ser a seguinte: 40 a 50% de carboidratos, 30% de gorduras e de 20 a 30% de proteínas.
- Procure incluir carboidratos, gorduras e proteínas em todas as refeições.

CARBOIDRATOS

- Numa dieta de 2 mil calorias por dia, mulheres adultas devem consumir cerca de 160 a 200 gramas de carboidratos por dia.
- Homens adultos devem consumir de 240 a 300 gramas de carboidratos por dia.
- A maior parte deve ser na forma de alimentos menos refinados e menos processados, com baixo teor glicêmico.
- Reduza o consumo de alimentos feitos com farinha de trigo e açúcar, especialmente pão e a maioria dos lanches em saquinhos (inclusive batata frita e biscoitos salgados).
- Coma mais grãos integrais (não produtos com farinha de trigo integral), feijões, ervilhas, lentilha, *squash* e batata-doce.
- Cozinhe o macarrão al dente e coma com moderação.
- Evite os produtos feitos com xarope de milho com alto teor de frutose.

GORDURA

- Numa dieta diária de 2 mil calorias, 600 calorias podem ser de gordura – isto é, cerca de 67 gramas. Isso deve ser em proporção de 1:2:1 de gordura saturada para monoinsaturada para poliinsaturada.
- Reduza seu consumo de gordura comendo menos manteiga, creme de leite, queijo e outros laticínios feitos com leite integral, frango com pele, carnes gordurosas e produtos feitos com óleo de coco e azeite-de-dendê.
- Use o azeite de oliva extravirgem como seu óleo principal na cozinha. Se quiser um óleo com gosto neutro, use o de canola orgânico, tirado por pressão. Versões de óleo de girassol e açafrão com elevado teor oléico também são aceitáveis, de preferência não-OGM (organismo geneticamente modificado, do inglês GMO – genetically modified organism), ou seja, não transgênicos.
- Evite o consumo regular de óleo de girassol, açafrão, milho, algodão e os óleos vegetais mistos.
- Evite sempre o consumo de margarina, gordura vegetal e todos os produtos que os tenha como ingredientes. Evite todos os produtos feitos com óleos parcialmente hidrogenados de qualquer tipo.

- Inclua na sua dieta abacate e nozes de um modo geral, especialmente nozes, castanha de caju, amêndoas e manteigas feitas com essas sementes.
- Para obter os ácidos graxos ômega-3, coma salmão (de preferência fresco ou congelado livre, ou da espécie *sockeye* – também chamado de *red* ou *blueback*, diferente do salmão rosa – enlatado), sardinha enlatada em água ou azeite de oliva, arenque, peixe-carvão-do-Pacífico, ovos com ômega-3, sementes de cânhamo e de linhaça (de preferência recém-moídas) e nozes, ou tome um suplemento de óleo de peixe (veja a seguir).

PROTEÍNA

- Numa dieta de 2 mil calorias diárias, seu consumo de proteína por dia devia ficar entre 80 e 120 gramas. Coma menos proteína se tiver problemas de fígado ou dos rins, alergias ou doença auto-imune.
- Diminua o consumo de proteína animal, menos de peixe e de laticínios com baixo teor de gordura.
- Coma mais proteína vegetal, especialmente dos feijões em geral e da soja especificamente. Familiarize-se com a variedade de alimentos feitos de soja que há no mercado e descubra de quais você gosta.

FIBRA

- Procure comer 40 gramas de fibra por dia. Você pode obter essa quantidade aumentando o consumo de frutas, especialmente de frutinhas silvestres, legumes (especialmente feijões) e grãos integrais.
- Cereais prontos podem ser boas fontes de fibra, mas leia os rótulos das embalagens para certificar-se de que oferecem pelo menos 4 e de preferência 5 gramas de farelo de trigo ou outras fibras por porção de 28,35 gramas.

FITONUTRIENTES

- Para obter o máximo de proteção contra as doenças associadas ao envelhecimento, inclusive as doenças cardiovasculares, cân-

cer e doença neurodegenerativa, além da proteção contra a toxicidade ambiental, coma grande variedade de frutas, legumes, verduras e cogumelos.
- Escolha frutas e legumes de todas as partes do espectro de cor, especialmente frutinhas silvestres (da amora ao morango), tomates, laranjas e frutas amarelas, e verduras folhosas verde-escuras.
- Escolha produtos orgânicos sempre que puder. Aprenda quais culturas convencionais costumam ter resíduos de pesticidas (veja em www.foodnews.org) e evite esses produtos.
- Coma legumes crucíferos (família dos repolhos) regularmente.
- Inclua produtos de soja na sua dieta.
- Beba chá em vez de café, especialmente chá branco, verde ou *oolong* de boa qualidade.
- Se costuma beber, dê preferência ao vinho tinto.
- Coma chocolate preto puro (com no mínimo 70% de cacau) com moderação.

VITAMINAS E SAIS MINERAIS

- A melhor maneira de obter todas as suas vitaminas, sais minerais e micronutrientes diários é proceder a uma dieta rica em alimentos frescos com abundância de frutas, legumes e verduras.
- Além disso, suplemente sua dieta com o seguinte coquetel antioxidante:

    Vitamina C, 200 miligramas por dia.

    Vitamina E, 400 UI da mistura de tocoferóis naturais (d-alfa-tocoferol com outros tocoferóis, ou, melhor ainda, um mínimo de 80 miligramas de tocoferóis e tocotrienóis naturais misturados).

    Selênio, 200 microgramas de uma forma orgânica (com levedura).

    Misto de carotenóides, 10 mil a 15 mil UI por dia.
- Além disso, tome suplementos multivitamínicos com sais minerais diariamente para suprir pelos menos 400 microgramas de ácido fólico e pelo menos um mil UI de vitamina D. Não devem conter ferro e nenhuma vitamina A (retinol) pré-formada.

- Tome suplemento de cálcio, de preferência como citrato de cálcio. As mulheres precisam de 1.200 a 1.500 miligramas por dia, dependendo do consumo desse mineral na dieta. Os homens devem consumir até 1.200 miligramas por dia de cálcio de todas as fontes.

OUTROS SUPLEMENTOS ALIMENTARES

- Se você não consome peixe rico em óleo pelo menos duas vezes por semana, tome óleo de peixe suplementar, em cápsula ou na forma líquida, de 1 a 2 gramas por dia. Procure produtos destilados molecularmente com garantia de estarem livres de metais pesados e de outros tipos de contaminação.
- Converse com o seu médico sobre uma terapia com aspirina em baixas doses, uma ou duas aspirinas infantis (81 a 162 miligramas) por dia.
- Se não costuma comer regularmente gengibre e açafrão, procure consumi-los na forma de suplementos (veja o Apêndice B).
- Acrescente Co-Q-10 ao seu regime diário: 60 a 100 miligramas de uma forma gelatinosa com a maior refeição do dia.
- Se é dado à síndrome metabólica, tome o ácido alfa-lipóico, de 100 a 400 miligramas por dia.

ÁGUA

- Procure beber de 6 a 8 copos de água pura por dia, ou bebidas que tenham muita água (como chá, suco de frutas muito diluídos, água mineral gasosa com limão).
- Use água mineral ou compre um purificador de água, se a água que você bebe tem gosto de cloro ou outro tipo de contaminação, ou se mora numa região em que se sabe ou suspeita que está contaminada (veja o Apêndice B).

PÁGINAS DA INTERNET

Para obter mais informações sobre a dieta antiinflamatória, inclusive planejamento do cardápio, guias de compras e receitas, veja em www.healthyaging.com.

APÊNDICE B
Sugestões de leitura, recursos e suprimentos

LIVROS

Herbert Benson, *The Relaxation Response* [A reação do relaxamento] (Nova York: Harper Torch, 1976)

Wayne Booth, *The Art of Growing Older: Writers on Living and Aging* [A arte de envelhecer: escritores escrevem sobre a vida e a velhice] (Chicago: University of Chicago Press, 1996)

Thomas R. Cole e Mary G. Winkler, *The Oxford Book of Aging: Reflections on the Journey of Life* [O livro Oxford sobre a velhice: reflexões sobre a jornada da vida] (Nova York: Oxford University Press, 1994)

Ken Dychtwald, *Age Power: How the 21st Century Will Be Ruled by the New Old* [Como o século XXI será governado pelos novos idosos] (Los Angeles: Tarcher, 2000)

Leonard Hayflick, *How and Why We Age* [Como e por que envelhecemos] (Nova York: Ballantine, 1996)

David Heber, *What Color Is Your Diet?* [De que cor é a sua dieta?] (Nova York: Regan Books, 2002)

Lana Holstein, *How to Have Magnificent Sex: Improve Your Relationship and Start to Have the Best Sex of Your Life* [Como ter sexo magnífico: melhore seu relacionamento e comece a ter o melhor sexo da sua vida] (Nova York: Three Rivers Press, 2003)

Jon Kabat-Zinn, *Full Catastrophe Living: Using the Wisdom of Your Body and Mind to Face Stress, Pain and Illness* [Vivendo intensamente a catástrofe: aproveite a sabedoria do seu corpo e da sua mente para enfrentar o estresse, a dor e a doença] (Nova York: Delta, 1990)

Jon Kabat-Zinn, *Wherever You Go, There You Are: Mindfulness Meditation in Everyday Life* [Aonde quer que você vá, é lá que está: meditação consciente no dia-a-dia] (Nova York: Hyperion, 1995)

Tom Kirkwood, *The Time of Our Lives: The Science of Human Aging* [A época das nossas vidas: a ciência do envelhecimento humano] (Nova York: Oxford University Press, 1999)

Nick Lane, *Oxygen: The Molecule That Made the World* [Oxigênio: a molécula que criou o mundo] (Nova York: Oxford University Press, 2002)

David Mahoney e Richard Restak, *Longevity Strategy: How to Live to 100 Using the Brain-Body Connection* [Estratégia da longevidade: como viver até os cem anos usando a conexão cérebro-corpo] (Hoboken, Nova Jersey: Wiley, 1999)

S. Jay Olshansky e Bruce Carnes, *The Quest for Immortality: Science at the Frontiers of Aging* [A busca da imortalidade: a ciência na fronteira do envelhecimento] (Nova York: W. W. Norton, 2001)

David Perlmutter e Carol Colman, *The Better Brain Book: The Best Tools for Improving Memory and Sharpness and for Preventing Aging of the Brain* [O livro para o cérebro melhor: as melhores ferramentas para estimular a memória e a acuidade e para evitar o envelhecimento do cérebro] (Nova York: Riverhead Books, 2004)

Thomas T. Perls, Margery Hutter Silver e John Lauerman, *Living to 100: Lessons in Living to Your Maximum Potential at Any Age* [Viver até os cem anos: aprendendo a viver seu potencial máximo em qualquer idade] (Nova York: Basic Books, 2000)

Michael Rose, *The Long Tomorrow: How Evolution Can Help Us Postpone Aging* [O longo amanhã: como a evolução pode nos ajudar a adiar o envelhecimento] (Nova York: Oxford University Press, 2005)

John W. Rowe e Robert L. Kahn, *Successful Aging* [Envelhecer com sucesso] (Nova York: Pantheon, 1998)

Robert M. Sapolsky, *Why Zebras Don't Get Ulcers: An Updated Guide to Stress, Stress-Related Diseases, and Coping* [Por que as zebras não têm úlceras: um guia atualizado do estresse, das doenças associadas ao estresse e de como lidar com isso], 2.ª edição (Nova York: W. H. Freeman, 1998)

Zalman Schachter-Shalomi e Ronald S. Miller, *From Age-ing to Sage-ing: A Profound New Vision of Growing Older* [Do envelhecimento para a sabedoria: uma visão nova e profunda do envelhecimento] (Nova York: Warner Books, 1997)

Martin E. P. Seligman, *Learned Optimism* [Otimismo se aprende] (Nova York: Alfred A. Knopf, 1991)

David Snowdon, *Aging with Grace: What the Nun Study Teaches Us about Leading Longer, Healthier, and More Meaningful Lives* [Envelhecer com dignidade: o que a pesquisa com as freiras nos ensina sobre levar uma vida mais longa, mais saudável e mais significativa] (Nova York: Bantam, 2002)

George E. Vaillant, *Aging Well: Surprising Guideposts to a Happier Life from the Landmark Harvard Study of Adult Development* [Envelhecer bem: guia surpreendente para uma vida mais feliz a partir do pioneiro Estudo de Harvard sobre o Desenvolvimento dos Adultos] (Boston: Little, Brown, 2003)

Andrew Weil, *Eating Well for Optimum Health: The Essential Guide to Bringing Health and Pleasure Back to Eating* [*Alimentação ideal para uma saúde perfeita*. Editora Rocco] (Nova York: HarperCollins, 2001)

Andrew Weil, *8 Weeks to Optimum Health: A Proven Program for Taking Full Advantage of Your Body's Natural Healing Power* [*A saúde ideal em 8 semanas*. Editora Rocco.], edição revista (Nova York: Ballantine, 2006)

Andrew Weil, *Natural Health, Natural Medicine: The Complete Guide to Wellness and Self-Care for Optimum Health* [Saúde natural, medicina natural: o guia completo para o bem-estar e os cuidados para a saúde perfeita], edição revista (Boston: Houghton Mifflin, 2004)

Andrew Weil, *Spontaneous Healing: How to Discover and Enhance Your Body's Natural Ability to Maintain and Heal Itself* [*Cura espontânea*: como descobrir e aprimorar a capacidade natural do seu corpo de efetuar a manutenção e a própria cura. Editora Rocco.] (Nova York: Ballantine, 2000)

Bradley J. Willcox, D. Craig Willcox e Makoto Suzuki, *The Okinawa Program: How the World's Longest-Lived People Achieve Everlasting Health – And How You Can Too* [O Programa

Okinawa: como as pessoas mais velhas do mundo obtêm saúde eterna – e como você pode obter isso também] (Nova York: Three Rivers Press, 2002)

Walter C. Willett e P. J. Skerrett, *Eat, Drink, and Be Healthy: The Harvard Medical School Guide to Healthy Eating* [Coma, beba e seja saudável: o guia da faculdade de medicina de Harvard para a alimentação saudável] (Nova York: Free Press, 2002)

Rodney Yee, *Moving Toward Balance: 8 Weeks of Yoga with Rodney Yee* [Movimento para encontrar o equilíbrio: 8 semanas de ioga com Rodney Yee] (Emmaus, Pa: Rodale Press, 2004)

BOLETINS INFORMATIVOS

Self Healing
42 Pleasant Street
Watertown, Massachusetts 02472
www.drweilselfhealing.com
800-523-3296 (Nos Estados Unidos)

SITES NA WEB

Healthy Aging
www.healthyaging.com

Este novo site premiado foi especialmente criado como companheiro on-line do livro *Envelhecer com saúde*. Apresenta as pesquisas e informações mais recentes sobre nutrição, forma física, administração do estresse e uma vasta gama de requisitos para a saúde, junto com uma comunidade on-line, recomendações de produtos e ferramentas interativas para beneficiar você no seu processo exclusivo de envelhecer com dignidade e graça.

DrWeil.com
www.drweil.com

Baltimore Longitudinal Study of Aging
www.grc.nia.nih.gov/branches/blsa/blsa.htm

The University of Georgia Gerontology Center
www.geron.uga.edu/centenarian_study.html

National Center for Creative Aging
www.creativeaging.org

National Institute on Aging
www.nia.nih.gov

NIH Senior Health
www.nihseniorhealth.gov/listoftopics.html

PROGRAMAS DE ÁUDIO

Andrew Weil, "Breathing: The Master Key to Self Healing" [Respiração: chave mestra para a autocura], Sounds True, edição de áudio, 1999

Andrew Weil e Jon Kabat-Zinn, "Meditation for Optimum Health: How to Use Mindfulness and Breathing to Heal Your Body and Refresh Your Mind" [Meditação para a saúde perfeita: como usar a consciência e a respiração para curar seu corpo e descansar sua mente], Sounds True, edição de áudio, 2001

SUPLEMENTOS ALIMENTARES

Recomendo e uso as vitaminas da marca Weil Lifestyle de DrWeil.com. Desenvolvi essas fórmulas com base científica e supervisiono sua produção. Entre em www.drweil.com e clique em Supplement Center, ou vá para o Vitamin Advisor, ou ligue para 800-585-5055 (nos Estados Unidos) para obter informações. Esses produtos da marca Weil Lifestyle também podem ser encontrados em muitas lojas especializadas em produtos naturais e de saúde.

Todo o lucro líquido das vendas desses produtos vai para uma fundação sem fins lucrativos que apóia o desenvolvimento da medicina integrativa. Veja em www.weilfoundation.org.

Os outros produtos listados nesta seção atendem às minhas especificações de qualidade.

Astrágalo, dong quai, ginkgo biloba e outras ervas medicinais chinesas
Herbal Fortress
2106 South Big Bear Road
Coeur d'Alene, Idaho 83814
888-454-3267
www.herbalfortress.com

Produtos feitos com cogumelos medicinais
Fungi Perfecti
P.O. Box 7634
Olympia, Washington 98507
800-780-9126
www.fungi.com

Esta empresa fabrica um produto chamado Mycosoft Gold que costumo dar para meus companheiros caninos.

O tônico medicinal de cogumelos que tomo diariamente é o Host Defense Liquid, encontrado em:

New Chapter Company
22 High Street
Brattleboro, Vermont 05301
800-543-7279
www.newchapter.info/index.html

Fish Oil Supplements [suplementos de óleo de peixe]
Nordic Naturals
94 Hanger Way
Watsonville, Califórnia 96076
800-662-2544
www.nordicnaturals.com

Ervas com propriedades antiinflamatórias
Para obter extratos supercríticos de gengibre e açafrão, assim como o produto Zyflamend, que é uma combinação de ervas antiinflamatórias:
New Chapter Company
22 High Street
Brattleboro, Vermont 05301
800-543-7279
www.newchapter.info/index.html

Sistemas de purificação de água de piscina sem cloro
Sigma Water
1330 West Boxwood Avenue
Gilbert, Arizona 85233
800-222-7032
www.sigmawater.com

Cajados de andarilhos
Exerstrider Products, Inc.
P.O. Box 3087
Madison, Wisconsin 53714
800-554-0989
www.exerstrider.com

Purificadores de água
Purefecta
Pall Corporation
674 South Wagner Road
Ann Arbor, Michigan 48103
888-426-7255
www.pall.com/purefecta

NOTA SOBRE MEDICINA INTEGRATIVA

A medicina integrativa é a medicina que visa à cura e que leva em conta a pessoa como um todo (corpo, mente e espírito), inclusive todos os aspectos do estilo de vida. Enfatiza o relacionamento médico-paciente e usa todas as terapias adequadas, tanto as convencionais como as alternativas.

Fundei e continuo a dirigir o Programa de Medicina Integrativa da Universidade do Arizona para criar uma transformação na saúde através da educação e do apoio a uma comunidade de profissionais especializados nos princípios e na prática desse novo sistema. O Programa de Medicina Integrativa busca atingir seu objetivo através de quatro estratégias:

1. *Cursos.* O programa prepara os médicos para praticar e servir de modelo da medicina integrativa, e também os líderes de programas e instituições por todo o país. Centros acadêmicos de saúde, hospitais e firmas que administram planos de saúde sempre procuram médicos treinados por esse Programa de Medicina Integrativa para ocupar posições em suas equipes e cargos de liderança. O curso é oferecido aos médicos, enfermeiros, residentes, estudantes de medicina e outros, tanto em ambientes de aulas locais como a distância.

2. *Iniciativa nacional.* O programa desenvolve a capacidade de liderança dos médicos por todo o país, fornece material curricular, prepara artigos para publicações médicas e ajuda a garantir a participação de médicos que praticam a medicina integrativa na política nacional de saúde.

3. *Pesquisa.* Investigadores mostram para a cética comunidade médica de que forma as abordagens dos tratamentos integrativos complexos podem ser avaliadas com nível elevado de rigor, sem reduzi-las

a intervenções únicas e isoladas de outros fatores do corpo, mente e espírito. Desde 2002, o programa já recebeu mais de 3 milhões de dólares do NIH e de outras fontes para pesquisa e treinamento de pesquisadores em medicina integrativa.

4. *Atendimento clínico*. Mais de 3 mil pessoas receberam tratamento na clínica ambulatorial do programa e a lista de espera é bem longa.

Para obter mais informações, visite www.integrativemedicine.arizona.edu

NOTAS

1. IMORTALIDADE

1 L. Hayflick e P. S. Moorhead, "The Limited In Vitro Lifetime of Human Diploid Cell Strains", *Experimental Aging Research* 25 (1961), pp. 585-621.
2 Leonard Hayflick, *How and Why We Age* (Nova York: Ballantine, 1996), p. 115.
3 Rebecca Skloot, "Henrietta's Dance", *Johns Hopkins University Magazine*, abril de 2000; Beth Potier, "Filmmaker Immortalizes 'Immortal' Cells", *Harvard University Gazette*, 19 de julho de 2001.
4 C. W. Greider e E. H. Blackburn, "Identification of a Specific Telomere Terminal Transferase Activity in *Tetrahymena* Extracts", *Cell* 43 (1985), pp. 405-13.
5 Stem Cell Information: The Official National Institutes of Health Resource for Stem Cell Research, http://stemcells.nih.gov/.
6 Andrew Weil, M.D., *Spontaneous Healing: How to Discover and Enhance Your Body's Natural Ability to Maintain and Heal Itself* [Cura espontânea] (Nova York: Ballantine, 1996), p. 81.
7 F. S. Wyllie et al., "Telomerase Prevents the Accelerated Cell Ageing of Werner Syndrome Fibroblasts", *Nature Genetics* 24, n.º 1 (janeiro de 2000), pp. 16-17.
8 S. Jay Olshansky e Bruce A. Carnes, *The Quest for Immortality: Science at the Frontiers of Aging* (Nova York: W. W. Norton, 2001).
9 S. Jay Olshansky, Leonard Hayflick e Bruce A. Carnes, "Position Statement on Human Aging", *Journals of Gerontology A: Biological Sciences and Medical Sciences* 57 (2002), pp. 292-97.
10 Olshansky e Carnes, *The Quest for Immortality*, pp. 50-79.
11 Ibid., p. 52.
12 Alexander P. Spence, *Biology of Human Aging*, segunda edição (Upper Saddle River, N. J.: Prentice Hall, 1999), pp. 21-22.
13 Thomas Perls, M.D., comunicação pessoal, 2004.
14 Pär Lagerkvist, *The Sybil*, traduzido para o inglês por Naomi Walford (Nova York: Vintage, 1963), pp. 12, 17-18.

2. XANGRILÁS E FONTES DA JUVENTUDE

1 James Hilton, *Lost Horizon* [Horizonte perdido] (Nova York: Pocket Books, 1960), p. 160.

2 Olshansky e Carnes, *The Quest for Immortality*, pp. 44-49.
3 Ibid., pp. 70-72.
4 Hilton, *Lost Horizon*, p. 70.
5 Ibid., p. 136.
6 Ibid., p. 140.
7 Hayflick, *How and Why We Age*, pp. 196-202.
8 John W. Rowe e Robert L. Kahn, *Successful Aging* (Nova York: Pantheon, 1998).
9 The New England Centenarian Study, www.bumc.bu.edu/Dept-/Home.aspx?DepartmentID=361; The Okinawa Centenarian Study, www.okinawaprogram.com; The Georgia Centenarian Study, www.geron.uga.edu/research/centenarianstudy.php.
10 Judy Purdy, "Hale and Hearty at 100", *University of Georgia Research Reporter* 25, n.º 1 (verão de 1995).
11 Bradley J. Willcox, D. Craig Willcox e Makoto Suzuki, *The Okinawa Program: How the World's Longest-Lived People Achieve Everlasting Health – And How You Can Too* (Nova York: Clarkson Potter, 2001).
12 A. Raman e C. Lau, "Anti-diabetic Properties and Phytochemistry of *Momordica charantia* L. (Cucurbitaceae)", *Phytomedicine* 2, n.º 4 (1996) pp. 349-62.
13 http://new-chapter.com/research/turmeric.html.
14 Willcox, Willcox e Makoto, *The Okinawa Program*, p. 5.
15 Ibid., p. 231.
16 Norimitsu Onishi, "On U.S. Fast Food, Okinawans Are Super-Sized", *New York Times*, 30 de março de 2004, p. A-1.
17 Weil, *Spontaneous Healing* [Cura espontânea], pp. 179-80; Andrew Weil, M.D., *8 Weeks to Optimum Health: A Proven Program for Taking Full Advantage of Your Body's Natural Healing Power* [8 Semanas para a saúde perfeita] (Nova York: Ballantine, 1998), pp. 130-32, 136-37.
18 Terry Willard, *Reishi Mushroom: Herb of Spiritual Potency and Medical Wonder* (Issaquah, Wash.: Sylvan Press, 1991); S. Wachtel-Galor, B. Tomlinson e I. F. F. Benzie, "*Ganoderma lucidum* (Lingzhi), A Chinese Medicinal Mushroom: Biomarker Responses in a Controlled Human Supplementation Study", *British Journal of Nutrition* 91, n.º 2 (2004), pp. 263-69.
19 Richard P. Brown, Patricia L. Gerbarg e Barbara Graham, *The Rhodiola Revolution: Transform Your Health with the Herbal Breakthrough of the 21st Century* (Emmaus, Pa.: Rodale Press, 2004); R. P. Brown, P. L. Gerbarg e Z. Ramazanov, "*Rhodiola rosea*: A Phytomedicinal Overview", *HerbalGram* 56 (2002), pp. 40-52.
20 I. I. Brekhman e I. V. Dardymov, "New Substances of Plant Origin Which Increase Non-Specific Resistance", *Annual Review of Pharmacology* 9 (1968), pp. 419-30.
21 Roy G. Smith e Michael O. Thorner, *Human Growth Hormone: Research and Clinical Practice* (Totowa, N.J.: Human Press, 2000).
22 D. Rudman et al., "Effects of Human Growth Hormone in Men over 60 Years Old", *New England Journal of Medicine* 323, n.º 1 (1990), pp. 1-6.
23 Comunicação pessoal, 2004.

3. MEDICINA ANTIENVELHECIMENTO

1. Eric Yudelove e Eric Steven Yudelove, *Taoist Yoga and Sexual Energy: Internal Alchemy and Chi Kung* (St. Paul, Minn.: Llewellyn, 2000).
2. Olshansky e Carnes, *The Quest for Immortality*, p. 41.
3. Peter Axt e Michaela Axt-Gadermann, *The Joy of Laziness: Why Life Is Better Slower – And How to Get There* (Alameda, Calif.: Hunter House, 2003).
4. Robert Thomson, "Niehans Cellular Therapy", *Grosset Encyclopedia of Natural Medicine* (Nova York: Grosset & Dunlap, 1980).
5. www.extendlife.com/livecell.html.
6. www.worldhealth.net.
7. Olshansky, Hayflick e Carnes, "Position Statement on Human Aging".
8. S. J. Olshansky, L. Hayflick e B. A. Carnes, "No Truth to the Fountain of Youth", *Scientific American* 14, n° 3 (2002), pp. 98-102.
9. www.wellnesstoday.com/anti_aging_under_attack.htm.
10. J. F. Fries, "Aging, Illness, and Health Policy: Implications of the Compression of Morbidity", *Perspectives in Biological Medicine* 3, n° 31 (1988), pp. 407-28.
11. Stephen S. Hall, *Merchants of Immortality: Chasing the Dream of Human Life Extension* (Boston: Houghton Mifflin, 2003), p. 203.
12. Ibid., p. 9.
13. A. A. Puca et al., "A Genome-Wide Scan for Linkage to Human Exceptional Longevity Identifies a Locus on Chromosome 4", *Proceedings of the National Academy of Sciences* 98, n° 18 (2001), pp. 10.505-10.508.
14. N. Barzilai et al., "Unique Lipoprotein Phenotype and Genotype Associated with Exceptional Longevity", *Journal of the American Medical Association* 290 (2003), pp. 2.030-40.
15. M. R. Rose, "Genetics of Increased Lifespan in *Drosophila*", *Bioessays* II (1989), pp. 132-35.
16. Hayflick, *How and Why We Age*, pp. 284-95; www.infoaging.org (busque "caloric restriction").
17. Brian Delaney e Lisa Walford, *The CR Diet: A Practical Guide to Living 120 Vital Years* (Nova York: Marlowe, 2004).
18. Hayflick, *How and Why We Age*.
19. C. J. Kenyon et al., "*A. C. elegans* Mutant That Lives Twice as Long as Wild Type", *Nature* 366 (1993), pp. 461-64.
20. Elixir Pharmaceuticals, www.elixirpharm.com.
21. D. E. Duncan, "The Biologist Who Extends Lifespans", *Discover* 25, n° 3 (março de 2004), pp. 16-19.
22. Nicholas Wade, "Study Spurs Hope of Finding Way to Increase Human Life", *New York Times*, 25 de agosto de 2003; K. T. Howitz et al., "Small Molecule Activators of Sirtuns Extend *Saccharomyces cerevisiae* Lifespan", *Nature* 425 (11 de setembro de 2003), pp. 191-96.
23. www.longevinex.com.
24. "The Boomers Are Coming: Challenges of Aging in the New Millenium", testemunho diante do Comitê Especial sobre Envelhecimento no Senado dos Estados Unidos, 8 de novembro de 1999, número de série 106-20

(Washington, D.C.: U.S. Government Printing Office, 2000); F. Torres-Gil, "Toward a New Politics of Aging in America", *In Depth: A Journal for Values and Public Policy* 2, n? 3 (1992), pp. 37-38.
25 H. J. Aron e W. B. Schwartz, *Coping with Methuselah: The Impact of Molecular Biology on Medicine and Society* (Washington, D.C.: Brookings Institution Press, 2004).
26 "Life in the Age of Old, Old Age", *New York Times Magazine*, 22 de fevereiro de 2004, p. 24.

4. POR QUE ENVELHECEMOS

1 Leonard Hayflick, citado em Hall, *Merchants of Immortality*, p. 10.
2 www.agsci.ubc.ca/courses/fnh/410/colour/3_81.htm.
3 J. O'Brien, H. E. Nursten, M. J. C. Crabbe e J. M. Ames, *The Maillard Reaction in Foods and Medicine* (Londres: Royal Society of Chemistry, 1998). Veja também Harold McGee, *On Food and Cooking: The Science and Lore of the Kitchen* (Nova York: Scribner's, 2004), pp. 778-79.
4 Peter Forbes, "Recipe for Success", *Guardian*, 23 de janeiro de 2003.
5 A. Cerami, H. Vlassara e M. Brownlee, "Hypothesis: Glucose as a Mediator of Aging", *Journal of the American Geriatric Society* 33, n? 9 (1985), pp. 626-34.
6 L. Melton, "AGE Breakers", *Scientific American*, julho de 2000, p. 16; L. Lorand, "Neurodegenerative Diseases and Transglutaminase", *Proceedings of the National Academy of Sciences* 93 (1996), pp. 14.310-13.
7 A. Cerami, "Pharmaceutical Intervention of Advanced Glycation End Products", *Novartis Bulletin*, Symposium 235 (2000).
8 www.alteonpharma.com/pimag1.htm.
9 J. V. Neel, "Diabetes Mellitus: A 'Thrifty' Genotype Rendered Detrimental by 'Progress'?" *American Journal of Human Genetics* 14 (1962), pp. 353-62.
10 U. T. Brunk e A. Terman, "Lipofuscin: Mechanisms of Age-Related Accumulation and Influence on Cell Function", *Free Radical Biology & Medicine* 33, n? 5 (2002), pp. 611-19.
11 Leonard Hayflick, *How and Why We Age*, pp. 244-48.
12 Nick Lane, *Oxygen: The Molecule That Made the World* (Nova York: Oxford University Press, 2002), Cap. 9.
13 The Alpha-Tocopherol, Beta-Carotene Cancer Prevention Study Group, "The Effect of Vitamin E and Beta-carotene on the Incidence of Lung Cancer and Other Cancers in Male Smokers", *New England Journal of Medicine* 330 (1994), pp. 1.029-35; G. E. Goodman et al., "The Beta-carotene and Retinol Efficacy Trial: Incidence of Lung Cancer and Cardiovascular Disease Mortality During 6-Year Follow-up after Stopping Beta-carotene and Retinol Supplements", *Journal of the National Cancer Institute* 96, n? 23 (2004), pp. 1.743-50.
14 T. Esch e G. B. Stefano, "Proinflammation: A Common Denominator or Initiator of Different Pathophysiological Disease Processes", *Medicine Science Monitor* 8, n? 5 (2002): HY 1-9.

15 Lane, *Oxygen*, pp. 296-301.
16 http://earthnet.bio.ns.ca/french/geology/qa/land/q4.html.
17 Hayflick, *How and Why We Age*, pp. 257-58; Harold Blum, *Time's Arrow and Evolution* (Princeton, N.J.: Princeton University Press, 1968).

5. A NEGAÇÃO DO ENVELHECIMENTO

1 Don Hopey, "What's an Older Person's Life Worth?" *Pittsburgh Post-Gazette*, 15 de abril de 2003.
2 Ginia Bellafante, "Is This Cream Worth $500?" *New York Times*, 15 de junho de 2003, seção 9, p. 1.
3 www.ibiblio.org/herbmed/archives/Best/1995/yam.html.
4 V. A. Blakesley et al., "Role of the IGF-1 Receptor in Mutagenesis and Tumor Promotion", *Journal of Endocrinology* 152 (1997), pp. 339-44.
5 Veja o site da Internet da American Society of Plastic Surgeons [Sociedade Americana de Cirurgiões Plásticos], www.plasticsurgery.org.
6 Daphne Merkin, "Keeping the Forces of Decrepitude at Bay", *New York Times*, 2 de maio de 2004, seção Style.
7 C. J. Jung, *Man in Search of a Soul* (Nova York: Harcourt Brace, 1936), p. 129.
8 Merkin, "Keeping the Forces of Decrepitude at Bay".
9 Ibid.
10 Ibid.
11 Citado em ibid.

6. O VALOR DO ENVELHECIMENTO

1 www.missionliquor.com/Store/Qstore/Qstore.cgi (procure "Van Winkle").
2 www.Cocktailtimes.com/distillery/ky/4.aging.shtml.
3 Julian Van Winkle III, comunicação pessoal, 2004.
4 www.bbr.com.
5 www.chateauYquem.com.
6 Clifton Fadiman (1904-99), apresentador de rádio, escritor e editor americano.
7 Burkhard Bilger, "Raw Faith", *The New Yorker*, 19 e 26 de agosto de 2003.
8 Sara Davidson, "What They Did for Bliss", *O Magazine*, março de 2004 (disponível em www.saradavidson.com); veja também www.abbeyofreginalaudis.com.
9 www.beefinfo.org/aging.cfm.
10 Richard Chamberlain de Chamberlain's Steak & Chop House, Dallas, Texas, citado em "Almost Everything You Need to Know About Dry Aged Beef", www.askthemeatman.com/dry_aging_beef_info.htm.
11 Jeffrey Steingarten, *It Must Have Been Something I Ate* (Nova York: Alfred A. Knopf, 2002), pp. 460-61.
12 Thomas Pakenham, *Remarkable Trees of the World* (Nova York: W. W. Norton, 2002), pp. 50-51.

13 J. R. R. Tolkien, *The Two Towers: Being the Second Part of the Lord of the Rings* (Boston: Houghton Mifflin, 1993), pp. 66ff.
14 Pakenham, *Remarkable Trees of the World*, pp. 24-29.
15 www.bonsaisite.com.
16 Pakenham, *Remarkable Trees of the World*, pp. 71-77; também em www.sonic.net/bristlecone/growth.html.
17 Hayflick, *How and Why We Age*, p. 35.
18 Richard Ward, comunicação pessoal, 2004.
19 Dennis Gaffney, "A Hand-Woven Treasure", www.pbs.org/wgbh/pages/roadshow/series/highlights/2002/tucson/tucson_follow1.html.
20 John M. Barry, *The Great Influenza: The Epic Story of the Deadliest Plague in History* (Nova York: Penguin, 2004), pp. 197-227.

8. CORPO I: O MEIO QUILO DA PREVENÇÃO

1 Informações sobre o Projeto do Genoma Humano em www.genome.gov.
2 Jeff Wheelwright, "Study the Clones First", *Discover* 25, n.º 8 (agosto de 2004).
3 Para obter mais informações sobre dieta e câncer de mama, veja em http://envirocancer.cornell.edu/Link/Diet/link.diet.cfm.
4 Marshall David Sahlins, *Stone Age Economics* (Chicago: Aldine, 1972).
5 H. Robert Superko (com Laura Tucker), *Before the Heart Attacks: A Revolutionary Approach to Detecting, Preventing, and Even Reversing Heart Disease* (Emmaus, Pa.: Rodale Press, 2003).
6 "American College of Cardiology/American Heart Association Expert Consensus Document on Electron-Beam Computed Tomography for the Diagnosis and Prognosis of Coronary Artery Disease", *Journal of the American College of Cardiology* 36 (2000), pp. 326-40.
7 Paul Campos, *The Obesity Myth: Why America's Obsession with Weight Is Hazardous to Your Health* (Nova York: Gotham, 2004).
8 Ibid.

9. CORPO II: A DIETA ANTIINFLAMATÓRIA

1 A. J. Woolcock e J. K. Peat, "Evidence for the Increase in Asthma Worldwide", *CIBA Foundation Symposia* 206 (1997), pp. 122-39, 157-59.
2 J. Danesh, P. Whincup, M. Walker et al., "Low Grade Inflammation and Coronary Heart Disease: Prospective Study and Updated Meta-Analysis", *British Medical Journal* 321 (2000), pp. 199-204.
3 David Perlmutter, *Brain Recovery.com: Powerful Therapy for Challenging Brain Disorders* (Naples, Fla.: Perlmutter Health Center, 2000).
4 G. Barbara et al., "A Role for Inflammation in Irritable Bowel Syndrome?" *Gut* 51 (2002), pp. 141-44.
5 Veja em http://nobelprize.org/medicine/laureates/1982/.
6 Andrew Weil, M.D., *Eating Well for Optimum Health: The Essential Guide to Bringing Health and Pleasure Back to Eating* [*Alimentação ideal para uma saúde perfeita*. Editora Rocco] (Nova York: Quill, 2001);

Walter C. Willett e P. J. Skerrett, *Eat, Drink, and Be Healthy: The Harvard Medical School Guide to Healthy Eating* (Nova York: Free Press, 2002); Artemis P. Simopoulos e Jo Robinson, *The Omega Diet: The Lifesaving Nutritional Program Based on the Diet of the Island of Crete* (Nova York: HarperPerennial, 1999).

7 R. C. de Groof, "Remodeling of Age-and Diabetes-Related Changes in Extracellular Matrix", *Proceedings of 10th International Association of Biomedical Gerontology* (Nova York: New York Academy of Sciences, 2003).

8 *What Color Is Your Diet?* (Nova York: Regan, 2002).

9 "Special Issue on Anthocyanins – More Than Nature's Colours", *Journal of Biomedicine and Biotechnology* 2004, n? 5 (1? de dezembro de 2004).

10 D. K. Asami et al., "Comparison of the Total Phenolic and Ascorbic Acid Content of Freeze-Dried and Air-Dried Marionberry, Strawberry, and Corn Grown Using Conventional, Organic, and Sustainable Agricultural Practices", *Journal of Agriculture and Food Chemistry* 51, n? 5 (2003), pp. 1.237-41.

11 Izabela Konczak e Wei Zhang, "Anthocyanins – More Than Nature's Colours", *Journal of Biomedicine and Biotechnology* 2004, n? 5 (1? de dezembro de 2004), p. 239.

12 Veja em www.teahealth.co.uk.

13 H. Pfander, "Carotenoids: An Overview", *Methods in Enzymology* 213 (1992), pp. 3-13; H. Nishino, "Cancer Prevention by Carotenoids", *Mutation Research* 402 (1998), pp. 159-63. Veja também em www.astaxanthin.org/carotenoids.htm.

14 Veja em www.barc.usda.gov/bhnrc/pl/.

15 Anne Underwood e Jerry Adler, "Diet and Genes", *Newsweek*, 17 de janeiro de 2005.

10. CORPO III: SUPLEMENTOS

1 "CR Investigates: Dangerous Supplements Still at Large", *Consumer Reports* 69, n? 5 (maio de 2004), p. 12.

2 M. G. Traber e L. Packer, "Vitamin E: Beyond Antioxidant Function", *American Journal of Clinical Nutrition* 62 (1995), pp. 1.501S-1.509S. Veja também em http://ods.od.nih.gov/factsheets/vitamine.asp.

3 Veja nota 13 do Cap. 4.

4 C. M. Cover et al., "Indole-3-carbinol Inhibits the Expression of Cyclin-dependent Kinase-6 and Induces a GI Cell Cycle Arrest of Human Breast Cancer Cells Independent of Estrogen Receptor Signalling", *Journal of Biological Chemistry* 273, n? 7 (1998), pp. 3.838-47.

5 T. N. Hagen et al., "Feeding Acetyl-L-carnitine and Lipoic Acid to Old Rats Significantly Improves Metabolic Function While Decreasing Oxidative Stress", *Proceedings of the National Academy of Sciences* 99, n? 4 (2002), pp. 1.870-75.

6 Veja em www.juvenon.com.

7 Veja em "Wellness Guide to Dietary Supplements: The Latest on ALA". www.berkeleywellness.com/html/ds/dsAlphaLipoicAcid.php.
8 Veja em www.cancer.gov e busque "Coenzyme Q PDQ".
9 Michael Murray e Joseph Pizzorno, eds., *The Textbook of Natural Medicine*, segunda edição (Londres: Churchill Livingston, 1999), pp. 899-902.
10 Veja em www.lef.org/abstracts/codex/alpha_lipoic_acid_abstracts.htm (Busque em "Ames", para encontrar artigos de Bruce Ames).
11 Sobre gengibre, veja Mark Blumenthal et al., eds., *The ABC Clinical Guide to Herbs* (Austin, Tex.: American Botanical Council, 2003), pp. 171-83. Sobre açafrão-da-terra, veja em www.new-chapter.com.
12 Diar Muid Jeffreys, *Aspirin: The Remarkable Story of a Wonder Drug* (Nova York: Bloomsbury USA, 2004). Veja também em www.aspirinfoundation.com/uses/cancer.html.
13 www.nlm.nih.gov/medlineplus/print/druginfo/medmaster/a682159.htm.
14 *The Medical Letter* 47, n.º 1.208 (9 de maio de 2005), pp. 37-38.
15 Dennis J. McKenna, Kenneth Jones, Kerry Hughes e Sheila Humphrey, *Botanical Medicines: The Desk Reference for Major Herbal Supplements*, segunda edição (Nova York: Haworth Herbal Press, 2002), pp. 1-17.
16 Christopher Hobbs e Harriet Beinfield, *Medicinal Mushrooms: An Exploration of Tradition, Healing & Culture* (Santa Cruz, Calif.: Botanica Press, 2003). Veja também em www.fungi.com.
17 McKenna et al., *Botanical Medicines*, pp. 765-808.
18 Ibid., pp. 505-47.
19 Ibid., pp. 255-71.
20 Veja nota 19 do Cap. 2.
21 McKenna et al., *Botanical Medicines*, pp. 169-84.
22 *De Senectute*, traduzido para o inglês por E. S. Shuckburgh; o texto completo está em http://ancienthistory.about.com/library/bl/bl_ text_cicero_desenec.htm.
23 Catharyn T. Liverman, Dan G. Blazer e o National Research Council, *Testosterone and Aging: Clinical Research Directions* (Washington, D.C.: National Academies Press, 2004). Veja também em www.mayoclinic.com/invoke.cfm?id=MC00030.
24 Veja em www.herbmed.org/Herbs/Herb136.htm.

11. CORPO IV: ATIVIDADE FÍSICA

1 John W. Rowe e Robert L. Kahn, *Successful Aging* (Nova York: Pantheon, 1998), pp. 97-111.
2 Anthony Faiola, "Old but Not Retiring: Japan's Astoundingly Healthy Seniors Climb Peaks, Cross Deserts, Sail Seas", *Washington Post*, 10 de outubro de 2004, p. A-1.
3 Barry Yeoman, "Lights Out: Can Contact Sports Lower Your Intelligence?" *Discover* 25, n.º 12 (dezembro de 2004).
4 N. Scarmeas et al., "Premorbid Weight, Body Mass, and Varsity Athletics in ALS", *Neurology* 59 (2002), pp. 773-75.
5 Wayne Westcott et al., "Strength Training Elderly Nursing Home Patients", *Mature Fitness* (ex-*Senior Fitness Bulletin*) 6, n.º 4 (1999), disponível on-line em www.seniorfitness.net/strength.htm.
6 www.pilatesmethodalliance.org.

7 Rodney Yee, *Moving Toward Balance: 8 Weeks of Yoga with Rodney Yee* (Emmaus, Pa.: Rodale Press, 2004).
8 S. L. Wolf et al., "Intense Tai Chi Exercise Training and Fall Occurrences in Older, Transitionally Frail Adults: A Randomized Controlled Trial", *Journal of the American Geriatrics Society* 51, n.º 12 (2003), pp. 1.693-1.701.

12. CORPO V: DESCANSO E SONO

1 Scott S. Campbell et al., "Effects of a Nap on Nighttime Sleep and Waking Function in Older Subjects", *Journal of the American Geriatrics Society* 53, n.º 1 (2005), p. 48.
2 Veja nota 4 do Cap. 8.
3 Comunicação pessoal, 2005. Veja também em www.drnaiman.com.
4 A. Roger Ekirch, *At Day's Close: Night in Times Past* (Nova York: W. W. Norton, 2005).
5 Andrew Weil, M.D., *The Marriage of the Sun and Moon: Dispatches from the Frontiers of Consciousness*, edição revista (Boston: Houghton Mifflin, 2004).
6 Veja em www.thesleepsite.com/hygiene.html. Veja também Andrew Weil, M.D., *Natural Health, Natural Medicine*, edição revista (Boston: Houghton Mifflin, 2004), Cap. 6.
7 www.ahrq.gov/clinic/epcsums/melatsum.htm.

13. CORPO VI: CONTATO FÍSICO E SEXO

1 Robert W. Hatfield, "Touch and Human Sexuality", em V. Bullough e A. Stein, eds., *Human Sexuality: An Encyclopedia* (Nova York: Garland Publishing, 1994).
2 Warren E. Leary, "Older People Enjoy Sex, Survey Says", *New York Times*, 29 de setembro de 1998, p. F-8; Debora Demeter, "Sex and the Elderly", versão do texto completo em www.umkc.edu/sites/hsw/age/.
3 Por exemplo, em www.SeniorMatch.com.

14. MENTE I: ESTRESSE

1 Robert M. Sapolsky, *Why Zebras Don't Get Ulcers: An Updated Guide to Stress, Stress-Related Diseases, and Coping*, segunda edição (Nova York: W. H. Freeman, 1998).
2 Herbert Benson, *The Relaxation Response* (Nova York: HarperTorch, 1976).
3 E. S. Epel et al., "Accelerated Telomere Shortening in Response to Life Stress", *Proceedings of the National Academy of Sciences* 101, n.º 49 (2004), pp. 17.312-15.

15. MENTE II: PENSAMENTOS, EMOÇÕES, ATITUDES

1 L. McGuire et al., "Depressive Symptoms and Lymphocyte Proliferation in Older Adults", *Journal of Abnormal Psychology*, III, n.º 1 (2002).

2 Judith S. Beck, *Cognitive Therapy: Basics and Beyond* (Nova York: Guilford Press, 1995).
3 Ron Leifer, *The Happiness Project: The Three Poisons That Cause the Suffering We Inflict on Ourselves and Others* (Ithaca, N.Y.: Snow Lion Publications, 1997).
4 Veja em www.cognitivetherapy.com.
5 *Learned Optimism* (Nova York: Alfred A. Knopf, 1971).
6 George Lakoff, *Don't Think of an Elephant!* (White River Junction, Vt.: Chelsea Green Publishing, 2004), p. 53.
7 Veja o site do Center for Mindfulness in Medicine, Health Care, and Society (CFM) em www.umassmed.edu/cfm.
8 www.laughteryoga.org.

16. MENTE III: MEMÓRIA

1 R. K. Carlin e P. Siekevitz, "Plasticity in the Central Nervous System: Do Synapses Divide?", *Proceedings of the National Academy of Sciences* 80, n? 11 (1983), pp. 3.517-21.
2 Wanda Hamilton, "Nicotine Benefits", texto completo com referências em www.forces.org/evidence/hamilton/other/nicotine.htm. Veja também A. Ott et al., "Effect of Smoking on Global Cognitive Function in Nondemented Elderly", *Neurology* 62 (2004), pp. 920-24.
3 P. L. LeBars et al., "A Placebo Controlled Double-Blind, Randomized Trial of an Extract of *Ginkgo biloba* for Dementia", *Journal of the American Medical Association* 278 (1997), pp. 1.327-32.
4 www.alzforum.org/drg/drc/detail.asp?id=20.
5 T. H. Crook et al., "Effects of Phosphatidylserine in Age-Associated Memory Impairment", *Neurology* 41, n? 5 (1991), pp. 644-49.
6 E. Bialystock, "Bilingualism May Counter Effects of Aging", *Psychology and Aging* 19 (2004), pp. 290-303.

17. ESPÍRITO I: ESSÊNCIA IMUTÁVEL

1 "Taking a Spiritual Inventory", entrevista na TV PBS de *On Our Own Terms: Moyers on Dying*, 2000, transcrição em www.pbs.org/wnet/onourownterms/articles/inventory2.html.
2 *The Hero with a Thousand Faces*, edição reimpressa (Princeton, N.J.: Princeton University Press, 1972), pp. 56-57.

18. ESPÍRITO II: LEGADO

1 Harold Abrahams, ed., *Hebrew Ethical Wills* (Filadélfia: The Jewish Publication Society of America, 1926; edição fac-símile, 1976).
2 Barry K. Baines, *Ethical Wills: Putting Your Values on Paper* (Cambridge, Mass.: Perseus Publishing, 2001); Barry K. Baines, *The Ethical Will Writing Guide Workbook* (Minneapolis: Josaba Ltd., 2001). Veja também em www.ethicalwill.com.

AGRADECIMENTOS

Para escrever este livro, tive de fazer muita pesquisa. Tive a sorte de contar com a ajuda de muitas pessoas na identificação, coleta e avaliação de informações relevantes, entre elas dr. Howard Silverman, dr. Seymour Reichlin, dr. Jay Olshansky, professor Fernando Gil-Torres, dr. Rubin Naiman e a dra. Victoria Maizes. Agradeço especialmente a Sandra J. Wilmot e à sua equipe editorial da Rebus pela preparação de um excelente sumário de pesquisa sobre o pigmento da idade, a lipofuscina.

Pessoas que providenciaram outro material incluído nestas páginas: Deborah Coryell, Adele Simmons, Kathy Goodman, Paul Stamets, madre Noella Marcellino da abadia de Regina Laudis, Julian P. Van Winkle III da destilaria Old Rip Van Winkle e Richard Ward de Violinos Ifshin.

Agradeço aos meus amigos Tim McLean e Yoshiko Takaoka de Shizuoka, Japão, por terem me apresentado à ilha de Okinawa e dado instruções e prestado serviços de tradução lá, junto com Remi Ie. Os doutores Bradley e Craig Willcox também me ajudaram a conhecer pessoas naquelas ilhas maravilhosas, assim como o dr. David Itokazu e o sr. Hazama Yasuyuki de Ishigaki.

Algumas pessoas leram as primeiras versões do manuscrito e deram sugestões valiosas para melhorá-lo, especialmente Kathy Goodman. Agradeço também a Sara Davidson, dr. Jim Nicolai e dr. Dan Shapiro.

Meu parceiro médico, o dr. Brian Becker, foi o responsável pela verificação dos fatos e pela compilação das referências. Seus serviços foram de primeira e sou muito grato por isso.

No *front* doméstico, tive a maravilhosa ajuda de Richard Baxter, Karen Hill e Dena Jaffee, assim como a companhia agradável de Daisy e de Jambo.

Meu editor na Alfred A. Knopf, Jonathan Segal, executou sua mágica habitual dando polimento ao manuscrito para a publicação. Sua ajuda foi sempre bem-vinda. Como sempre, fico muito satisfeito de ter tido o apoio de Sonny Mehta e do meu agente, Richard Pine.

Vail, Arizona
fevereiro de 2005

Este livro foi impresso na Editora JPA Ltda.,
Av. Brasil, 10.600 – Rio de Janeiro – RJ,
para a Editora Rocco Ltda.